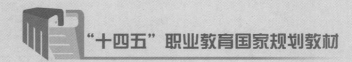

"十四五"职业教育国家规划教材

高职高专医药院校护理专业
"十四五"规划教材(临床案例版)

供护理、助产等专业使用

儿科护理
（临床案例版）

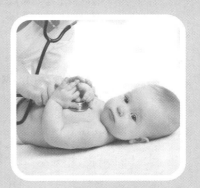

主　编　于　雁　刘金义　张文华

副主编　王秀华　钱　雪　刘　雯

编　者　(以姓氏笔画为序)

于　雁　郑州铁路职业技术学院

王秀华　白城医学高等专科学校

刘金义　随州职业技术学院

刘　雯　郑州铁路职业技术学院

豆银霞　郑州澍青医学高等专科学校

张文华　滁州城市职业学院

陈　慧　天津医科大学

钱　雪　随州职业技术学院

鲍　莹　安顺职业技术学院

U0370346

华中科技大学出版社

http://press.hust.edu.cn

中国·武汉

内 容 简 介

本书是"十四五"职业教育国家规划教材、高职高专医药院校护理专业"十四五"规划教材（临床案例版）。

本书包括绪论、儿科基础知识、住院儿童的护理及家庭支持、儿科护理技术操作、新生儿及患病新生儿的护理、营养障碍性疾病患儿的护理、消化系统疾病患儿的护理、呼吸系统疾病患儿的护理、循环系统疾病患儿的护理、血液系统疾病患儿的护理、泌尿系统疾病患儿的护理、神经系统疾病患儿的护理、内分泌系统疾病患儿的护理、免疫性疾病患儿的护理、遗传性疾病患儿的护理、结核病患儿的护理、常见传染病患儿的护理及寄生虫病患儿的护理。

本书可供全国高职高专医药院校护理、助产等专业学生使用，也可供相关人员学习参考。

图书在版编目（CIP）数据

儿科护理：临床案例版/于雁，刘金义，张文华主编. —武汉：华中科技大学出版社，2016.1（2024.8 重印）
ISBN 978-7-5680-1492-2

Ⅰ.①儿… Ⅱ.①于… ②刘… ③张… Ⅲ.①儿科学-护理学-高等职业教育-教材 Ⅳ.①R473.72

中国版本图书馆 CIP 数据核字（2015）第 319770 号

儿科护理（临床案例版）　　　　　　　　　　　　　　　　　　　于　雁　刘金义　张文华　主编
Erke Huli（Linchuang Anli Ban）

策划编辑：周　琳
责任编辑：熊　彦
封面设计：范翠璇
责任校对：曾　婷
责任监印：周治超
出版发行：华中科技大学出版社（中国·武汉）　　　电话：(027)81321913
　　　　　武汉市东湖新技术开发区华工科技园　　　邮编：430223
录　　排：华中科技大学惠友文印中心
印　　刷：武汉科源印刷设计有限公司
开　　本：880mm×1230mm　1/16
印　　张：15
字　　数：506 千字
版　　次：2024 年 8 月第 1 版第 9 次印刷
定　　价：39.80 元

前言

Qianyan

　　儿科护理是研究胎儿至青少年时期生长发育、营养卫生、保健、疾病护理及预防的临床医学学科,是护理专业的临床专业课程之一。本课程的教学目的是使学生掌握小儿解剖生理特点、预防保健措施及儿科常见病、多发病的发生、发展规律和诊断、护理、防治方法,培养学生熟练掌握护理专业理论和基本技能,能运用所学知识对临床常见病、多发病和重危患儿进行身心护理。

　　教育部相关文件指出,以培养高素质劳动者和技能型、应用型人才为重点,大力发展职业教育;以培养学生创新能力为重点,提高高等教育质量。本书力求适应医学和护理学的不断发展,汲取了国内外护理学发展的经验,并立足我国国情,在内容的选择上力求符合护理专业高职高专的培养要求。各位编委以多年临床医疗护理经验为基础,密切结合临床工作需要,贯彻少而精的原则。在编写体例上,突出重点、增加案例分析,注重实践技能教学和技能培养。适当介绍学科新进展,以提高学生儿科护理理论知识水平。

　　在本书编写过程中,注重与相关课程内容的衔接,知识的交叉渗透,将知识的传授与临床实践能力的培养结合起来,尤其是增强基本理论知识和实际技术操作能力的结合,培养学生独立分析问题和解决问题的能力。

　　本书再版时,将党的二十大精神中关于"健康中国建设"的国家发展战略层面的内容有机融入教材建设,牢牢把握课程思政中融入的育人目标。本书再版时坚持"以服务为宗旨,以就业为导向,以岗位需求为标准,以规范的技能学习为核心"的主线,以培养学生的核心能力为出发点,有效落实"德智体美劳"和"立德树人"的根本任务,同时强化学科交叉融合,结合临床工作任务拓展予以体现。

　　在编写时,本书始终以职业标准、专业标准和课程标准为准绳,在整本书中体现能力培养的全面性,同时也遵循能力形成的一般过程,内容上循序渐进,由浅入深,考虑学生的实际学情,保障本书的教学效能。本书再版时,编者与医院、社区、幼儿园、家庭等岗位保持紧密联系,通过采用与医院深度合作的方式,明确当前儿科护士的职业导向与岗位需求,以使教材内容满足培养学生跨学科思维、职业综合素养以及学生持续学习与发展能力的需求。根据"职教 20 条",本书再版时遵循护理专业职业教育的教学规律、护理技术技能人才培养的规律,并与基于成果导向的课程建设、教学资源同步规划,校企合作协同编写,以期让《儿科护理(临床案例版)》成为更具有专业示范性和标准性的"双元教材"。

　　由于时间紧迫、能力有限,难免存在不足之处,恳请各位同仁批评与指正。

于　雁

目录

Mulu

第一章　绪论　　　　　　　　　　　　　　　　　/ 1
　　第一节　儿科护理学概述　　　　　　　　　　/ 1
　　第二节　小儿年龄分期及各期特点　　　　　　/ 3
　　第三节　儿科护士的角色及素质要求　　　　　/ 4

第二章　儿科基础知识　　　　　　　　　　　　　/ 7
　　第一节　生长发育规律及影响因素　　　　　　/ 7
　　第二节　体格生长　　　　　　　　　　　　　/ 9
　　第三节　小儿营养与喂养　　　　　　　　　　/ 16
　　第四节　儿童保健与疾病预防　　　　　　　　/ 19

第三章　住院儿童的护理及家庭支持　　　　　　　/ 26
　　第一节　儿童医疗机构设置及护理管理　　　　/ 26
　　第二节　住院患儿的心理反应与护理　　　　　/ 29
　　第三节　住院患儿的家庭应对及护理　　　　　/ 32
　　第四节　小儿临终关怀和父母情感支持　　　　/ 32
　　第五节　与患儿及其家长的沟通　　　　　　　/ 34
　　第六节　小儿健康评估的特点　　　　　　　　/ 36
　　第七节　儿童疼痛的护理　　　　　　　　　　/ 41
　　第八节　小儿用药特点及护理　　　　　　　　/ 44

第四章　儿科护理技术操作　　　　　　　　　　　/ 47
　　第一节　一般护理法　　　　　　　　　　　　/ 47
　　第二节　协助检查诊断的操作　　　　　　　　/ 52
　　第三节　协助治疗的操作　　　　　　　　　　/ 54

第五章　新生儿及患病新生儿的护理　　　　　　　/ 60
　　第一节　新生儿分类　　　　　　　　　　　　/ 60
　　第二节　正常足月新生儿的特点和护理　　　　/ 61
　　第三节　早产儿的特点及护理　　　　　　　　/ 64
　　第四节　新生儿黄疸患儿的护理　　　　　　　/ 66
　　第五节　新生儿缺氧缺血性脑病患儿的护理　　/ 69
　　第六节　新生儿颅内出血患儿的护理　　　　　/ 71
　　第七节　新生儿呼吸窘迫综合征患儿的护理　　/ 72
　　第八节　新生儿败血症患儿的护理　　　　　　/ 74
　　第九节　新生儿寒冷损伤综合征患儿的护理　　/ 76
　　第十节　新生儿低血糖患儿的护理　　　　　　/ 78

第六章　营养障碍性疾病患儿的护理　　　　　　　　　　　　/ 82
　　第一节　蛋白质-能量营养不良患儿的护理　　　　　　　　/ 82
　　第二节　肥胖症患儿的护理　　　　　　　　　　　　　　　/ 85
　　第三节　维生素 D 缺乏性佝偻病患儿的护理　　　　　　　　/ 87
　　第四节　维生素 D 缺乏性手足搐搦症患儿的护理　　　　　　/ 91

第七章　消化系统疾病患儿的护理　　　　　　　　　　　　　/ 97
　　第一节　小儿消化系统解剖生理特点　　　　　　　　　　　/ 97
　　第二节　口炎患儿的护理　　　　　　　　　　　　　　　　/ 98
　　第三节　小 儿 腹 泻　　　　　　　　　　　　　　　　　/ 100
　　第四节　小儿液体疗法及其护理　　　　　　　　　　　　　/ 103
　　第五节　肠套叠患儿的护理　　　　　　　　　　　　　　　/ 108

第八章　呼吸系统疾病患儿的护理　　　　　　　　　　　　　/ 112
　　第一节　小儿呼吸系统解剖生理特点　　　　　　　　　　　/ 112
　　第二节　急性上呼吸道感染　　　　　　　　　　　　　　　/ 113
　　第三节　急性支气管炎　　　　　　　　　　　　　　　　　/ 115
　　第四节　肺炎　　　　　　　　　　　　　　　　　　　　　/ 117
　　第五节　急性呼吸衰竭患儿的护理　　　　　　　　　　　　/ 121

第九章　循环系统疾病患儿的护理　　　　　　　　　　　　　/ 126
　　第一节　小儿循环系统解剖生理特点　　　　　　　　　　　/ 126
　　第二节　先天性心脏病　　　　　　　　　　　　　　　　　/ 128

第十章　血液系统疾病患儿的护理　　　　　　　　　　　　　/ 141
　　第一节　小儿造血和血液特点　　　　　　　　　　　　　　/ 141
　　第二节　小儿贫血概述　　　　　　　　　　　　　　　　　/ 142
　　第三节　营养性缺铁性贫血患儿的护理　　　　　　　　　　/ 143
　　第四节　营养性巨幼红细胞性贫血患儿的护理　　　　　　　/ 147
　　第五节　急性白血病患儿的护理　　　　　　　　　　　　　/ 149

第十一章　泌尿系统疾病患儿的护理　　　　　　　　　　　　/ 155
　　第一节　小儿泌尿系统解剖生理特点　　　　　　　　　　　/ 155
　　第二节　急性肾小球肾炎　　　　　　　　　　　　　　　　/ 156
　　第三节　肾病综合征　　　　　　　　　　　　　　　　　　/ 159
　　第四节　泌尿道感染　　　　　　　　　　　　　　　　　　/ 162

第十二章　神经系统疾病患儿的护理　　　　　　　　　　　　/ 167
　　第一节　儿童神经系统解剖生理特点　　　　　　　　　　　/ 167
　　第二节　化脓性脑膜炎患儿的护理　　　　　　　　　　　　/ 169
　　第三节　病毒性脑炎及脑膜炎　　　　　　　　　　　　　　/ 172
　　第四节　小儿惊厥　　　　　　　　　　　　　　　　　　　/ 173
　　第五节　脑性瘫痪　　　　　　　　　　　　　　　　　　　/ 176

第十三章　内分泌系统疾病患儿的护理　　　　　　　　　　　/ 180
　　第一节　先天性甲状腺功能减退症　　　　　　　　　　　　/ 180
　　第二节　儿童糖尿病　　　　　　　　　　　　　　　　　　/ 183

第十四章　免疫性疾病患儿的护理　　　　　　　　　　　　　/ 188
　　第一节　儿童免疫系统特点　　　　　　　　　　　　　　　/ 188
　　第二节　原发性免疫缺陷病　　　　　　　　　　　　　　　/ 189
　　第三节　风湿性疾病　　　　　　　　　　　　　　　　　　/ 190

第十五章　遗传性疾病患儿的护理　/ 197
　　第一节　21-三体综合征患儿的护理　/ 197
　　第二节　苯丙酮尿症患儿的护理　/ 199

第十六章　结核病患儿的护理　/ 203
　　第一节　概述　/ 203
　　第二节　原发型肺结核病患儿的护理　/ 205
　　第三节　结核性脑膜炎患儿的护理　/ 207

第十七章　常见传染病患儿的护理　/ 210
　　第一节　麻疹患儿的护理　/ 210
　　第二节　水痘患儿的护理　/ 212
　　第三节　流行性腮腺炎患儿的护理　/ 213
　　第四节　猩红热患儿的护理　/ 215
　　第五节　百日咳患儿的护理　/ 216
　　第六节　中毒型细菌性痢疾患儿的护理　/ 218
　　第七节　手足口病患儿的护理　/ 219

第十八章　寄生虫病患儿的护理　/ 223
　　第一节　蛔虫病　/ 223
　　第二节　蛲虫病　/ 225

参考答案　/ 227
参考文献　/ 229

第一章　绪　　论

课程思政融入 1

重点：儿科护理的特点。

第一节　儿科护理学概述

任务目标

> **思政素质目标：**
> 具有关爱儿童,向个体、家庭开展健康教育的能力。培养学生的职业荣誉感。
> **知识目标：**
> 能说出小儿各年龄期的特点。（重点）
> **技能目标：**
> 能正确划分小儿各年龄阶段,并根据各年龄期的特点对社区儿童进行保健指导。（难点）

第一章　绪论

案例导入

出生 10 天,男,足月顺产,出生体重 3.1 kg,身长 51.6 cm。该男婴处于哪个年龄期? 小儿年龄分期有哪几期?

儿科护理学(pediatric nursing)是一门研究小儿生长发育规律、小儿保健、疾病防治和护理,以促进小儿身心健康的学科。随着儿科医学研究的进展,儿科护理学也得到不断发展。护理人员通过各种护理、保健措施,促进有利因素,防止不利因素,及时处理各种偏离和异常,从而保障小儿健康成长。

一、儿科护理学的任务和范畴

儿科护理的目的是避免或减少疾病对小儿的伤害,在关注小儿疾病的预防、促进转归过程的同时也关注社会和环境因素对小儿及其家庭健康状况的影响,帮助小儿在疾病及康复过程中尽可能地达到最佳健康状态。

第一章　小儿年龄分期

1. 儿科护理学的任务　儿科护理学的任务是通过研究小儿的生长发育特点、小儿疾病防治和小儿保健规律,根据各年龄阶段小儿的体格、智力发育和心理行为特点提供"以小儿家庭为中心"的全方位整体护理,增强小儿体质,最大限度地降低小儿的发病率和死亡率,提高疾病的治愈率,保障和促进小儿的身心健康。随着社会的进步、医学知识的普及,有关小儿免疫接种、先天遗传性疾病的筛查及小儿康复等内容将会占据越来越重要的地位。

第一章　小儿年龄各期特点

2. 儿科护理学的范畴　儿科护理学与临床儿科学都属于儿科医学范畴,两者是一个紧密联系且不可分割的整体。因为其研究的对象是自胎儿至青春期的小儿,而这一时期在人的一生中占据着特殊的位置,决定了它研究的内容是其他学科极少涉及的方面。随着医学模式的转变,儿科护理学的范畴已由单纯对疾病的护理转变为"以小儿家庭为中心"的身心整体护理;由单纯对患儿的护理扩展为对所有小儿提供有关生长发育、疾病防治、保障和促进小儿身心健康的全面服务;由单纯的医疗保健机构承担其任务逐渐发展为全社会都参与和承担的小儿保健和护理。护理时间和空间也由单纯的住院期间拓展为整个小儿发展阶段。因此,儿科护理将促进全社会为小儿及其家庭提供综合性、广泛性的全面护理,保障小儿健康,提高生命质量。

二、儿科护理的特点及儿科护理的基本原则

小儿与成人的根本差别在于小儿处在一个不断生长发育的过程,在解剖、生理、病理、免疫、疾病诊治、社会心理等方面均与成人不同,且各年龄期小儿也存在差异,因此,儿科护理有其独特之处。

1. 解剖方面 随着体格生长发育的进展,小儿外观不断变化,如体重、身长、头围、胸围、臀围等的增长,身体各部分比例的改变等;小儿的各器官发育也遵循一定规律,如骨骼的发育、牙齿的萌出等。因此,护理人员应遵循小儿的正常生长发育规律,正确对待小儿生长发育过程中的特殊现象,以正确鉴别正常与病态现象。护理人员应将小儿生长发育规律贯穿于护理工作中,如新生儿和小婴儿头部比例相对较大,颈部肌肉和颈椎发育相对滞后,抱婴儿时应注意保护其头部,并且在婴儿平卧时应在其肩下垫软垫抬高 2～3 cm,使颈部稍后伸至中枕位,以保持呼吸道通畅。又如新生儿胃呈水平位,喂奶后易溢乳,因此喂奶后应将小儿竖立并轻拍背部直到打嗝后再放下。再如小儿髋关节附近的韧带较松弛,容易发生脱臼及损伤,护理动作应轻柔,避免过度牵拉等。

2. 生理方面 小儿年龄越小,生长越快,所需营养物质和液体总量相对越高。不同年龄小儿的生理、生化正常值不同,心率、呼吸频率、血压、血清和其他液体的生化检验值等随年龄的变化而变化。婴儿代谢旺盛,消化功能及肾功能较差,故比成人容易发生水、电解质紊乱。因此,只有熟悉这些生理变化特点才能对临床出现的问题做出正确的判断,给予正确的诊疗护理。

3. 病理与临床表现方面 小儿病理变化、疾病种类及临床表现往往与年龄有关,并且对于同一致病因素,小儿与成人,甚至不同年龄小儿的病理反应和疾病过程都会有相当大的差异。如幼儿稍受疾病刺激,即可出现异常血象,甚至肝脾肿大。又如支气管肺炎多见于婴幼儿,而大叶性肺炎多见于青少年和成人。维生素 D 缺乏时婴儿易患佝偻病,而成人则表现为骨软化症。新生儿及体弱儿患严重感染性疾病时,常表现为各种反应低下,如体温不升、拒乳、外周血白细胞不增或降低等。此外,小儿病情变化多端,须密切观察病情并结合必要的辅助检查,才能及时发现问题、及早做出确切诊断,并给予及时、细致的护理。

4. 预后方面 小儿患病时起病急、变化快,病情转归有正、反两方面倾向。从正面而言,如诊治及时、有效,护理恰当,疾病往往迅速好转恢复。由于小儿修复和再生功能旺盛,后遗症一般较成人少。但从反面而言,小儿病情危重,可能在未见明显临床症状时即发生猝死。因此,小儿患病时应严密监护,随时发现病情的微小变化,做好随时积极抢救的准备。

5. 免疫和预防方面 小儿在出生后 6 个月内,因从母体获得的特异性抗体 IgG 暂时形成被动免疫,而很少感染麻疹病毒、腺病毒等。但母体 IgM 不能通过胎盘,故小儿易患革兰阴性细菌感染。同时,小儿皮肤、黏膜娇嫩,淋巴系统发育不成熟,体液免疫和细胞免疫也都不如成人健全,因此,护理中应注意消毒隔离以预防感染。开展计划免疫和加强传染病管理是降低小儿发病率和死亡率的重要环节。及早筛查和发现先天性、遗传性疾病以及视觉、听觉障碍和智力异常,并加以干预和矫正,可防止发展为严重伤残。因此,小儿的健康促进和疾病的预防已成为儿科护理的重点。

6. 心理行为发育方面 小儿期是心理行为发育和个性发展的重要时期。由于小儿身心未成熟,依赖性较强,较不能合作。同时,小儿心理行为发育受家庭、学校和社会的影响,因此护理中应以小儿及其家庭为中心,与小儿父母、幼教工作者、教师等共同配合,全社会共同参与,促进小儿身心健康成长,提高人口素质,并根据不同年龄阶段的心理行为发育特征和需求,采取相应的护理措施。

第二节　小儿年龄分期及各期特点

　　小儿的生长发育是一个动态化的复杂过程,各组织、器官、系统逐渐发育完善,功能不断趋于成熟。根据小儿生长发育不同阶段的特点,将小儿年龄划分为以下 7 个时期。护理人员应以整体、动态的观点认识各期小儿的特点,并采取相应的护理措施。

一、胎儿期

　　从受精卵形成到胎儿出生为止称为胎儿期,约 40 周。胎儿的周龄即为胎龄。该期胎儿生长发育迅速,完全依靠母体生存,因此孕母的健康、营养、情绪等状况对胎儿的生长发育有重大影响。尤其妊娠早期(孕最初 3 个月)母体感染、创伤、滥用药物、接触放射性物质、吸食毒品等均可造成严重的不良后果,如胎儿畸形或宫内发育不良等。由于此期受环境影响大,易造成围生期胎儿与新生儿的发病和死亡,因此应重视孕期保健和胎儿保健。

二、新生儿期

　　自胎儿娩出、脐带结扎到出生后满 28 天称为新生儿期。此期小儿脱离母体开始独立生存,生活空间发生巨大变化。由于其适应能力尚不完善,尤其是生长发育和疾病方面具有非常明显的特殊性,使得在这一阶段发病率高、死亡率也高。因此,新生儿期应注意加强保温、喂养、清洁卫生、消毒隔离等护理,协助小儿安全度过此期。

三、婴儿期

　　自出生到满 1 周岁之前为婴儿期。此期为小儿出生后体格、动作和认知能力生长发育最迅速的时期,该期小儿对热量和营养素尤其是蛋白质的需求量相对较高,但各器官消化吸收功能尚不够成熟、完善,容易发生营养和消化紊乱。同时,婴儿体内来自母体的抗体逐渐减少,自身免疫功能尚未成熟,易患感染性疾病。因此,此期提倡母乳喂养和合理添加辅食,有计划地接受预防接种,重视培养良好的卫生习惯,做好消毒隔离工作。

四、幼儿期

　　自 1 周岁后到满 3 周岁前为幼儿期。此期小儿生长发育速度减慢,但智能发育较前突出,同时活动范围渐广,接触社会事物渐多,语言、思维和社交能力的发育日渐增速,自主性和独立性不断发展。但对危险的识别能力不足,自身防护能力较弱,易受各种不良因素影响导致疾病的发生和性格行为的偏离,故在这一时期应加强防护,注意防止意外创伤和中毒等的发生,及时进行干预和康复治疗,做好预防保健工作。同时,该期小儿消化系统仍不完善,断乳和其他食物添加应在幼儿早期完成,注意防止营养缺乏和消化紊乱。

五、学龄前期

　　自 3 周岁后到 6～7 岁入小学前为学龄前期。此期小儿体格生长发育处于稳步增长状态,中枢神经系统发育逐步趋向完善,智能发育更加迅速,同时小儿语言能力发展,社会关系拓展,自我观念开始形成,好奇多问,模仿性强。由于此期小儿具有高度的可塑性,因此,在这一时期应培养小儿良好的道德品质和生活能力,为入学做好准备。

六、学龄期

　　自入小学前(6～7 岁)到青春期前为学龄期。此期体格生长发育相对缓慢,智能发育更加成熟,除生殖系统外,小儿各系统、器官的外形均已接近成人。该期是接受系统科学文化教育的重要时期,求知能力加强,理解、分析、综合能力逐步完善。应加强教育,促进其德、智、体、美、劳全面发展。家长在这一时期对孩子求成心切,往往会对孩子造成较大的心理负担,影响孩子的正常发展。因此,儿科护理人员又面临着防治小儿精神、情绪和行为异常等方面的问题。

七、青春期

青春期年龄范围一般从 11～20 岁,女孩青春期开始和结束都比男孩早 2 年左右。女孩从 11～12 岁到 17～18 岁,男孩从 13～14 岁到 18～20 岁为青春期。此期小儿的生长发育再次加速,在性激素作用下,第二性征逐渐明显,生殖系统的发育渐趋成熟。男孩肩部增宽、肌肉发达、声音变粗、长出胡须,而女孩则骨盆变宽、脂肪丰满;到青春末期,女孩出现月经,男孩发生遗精。该期以成熟的认知能力、自我认同感的建立为显著特征。这一阶段外界环境对其影响较大,常引起心理、行为、精神方面的不稳定。因此,应进行生理卫生和性知识教育,使之树立正确的人生观和价值观,养成良好的道德品质,建立健康的生活方式。

第三节　儿科护士的角色及素质要求

重点:儿科护士的素质要求。

一、儿科护士的角色

随着医学模式的转变和护理学科的发展,儿科护士的角色发生了很大的转变,已由单纯的疾病护理角色转变为具有专业知识技能的多元角色。

1. 提供直接护理　儿科护士的首要角色是为小儿和家庭提供直接的照顾,以护理程序为框架,评估小儿及家庭对疾病和伤害的反应;以小儿的身心需求为基础,并根据生长发育不同阶段的特点,制订护理计划,实施护理措施,评价护理效果,用自己的知识和技能为小儿提供最佳的护理。同时,儿科护士还应为小儿家庭提供建议,根据小儿年龄特点逐步培养小儿的自理能力,帮助小儿适应医院、社区和家庭的生活。这一系列护理活动的目的是满足小儿及其家属生理、心理及社会的需要。

2. 提供健康教育　健康教育与疾病预防和家庭支持密切联系,包括帮助不同年龄、不同理解能力的小儿和父母了解疾病的治疗和护理过程,向小儿和家庭宣传卫生保健知识,传递健康知识,提供极佳的促进小儿身心健康的各项服务。儿科护士还应向小儿和家庭宣传科学的育儿知识,通过教育改变小儿及其家属的某些不良习惯,并让家长理解在小儿出院后他们的责任及应掌握的照顾技巧,使他们采取健康的态度和行为,帮助小儿建立自我保护意识和养成良好的卫生、生活习惯。

3. 提供健康咨询　咨询,是包含了想法、态度和指导的另一种形式上的健康教育,包括鼓励、支持、教育小儿表达情感和想法,帮助家庭应对危机和压力。因此,儿科护士应鼓励小儿及其家庭询问有关小儿身体和心理方面的问题,解答他们的问题,向他们提供有关治疗和护理的信息,并给予有效的健康指导。

4. 预防疾病和促进康复　小儿在每个年龄阶段都面临着患病和受伤害的可能,预防知识的教育和措施的落实将减少疾病和伤害的发生。护理人员应评估有关小儿营养、免疫、安全、发育、社会影响以及教育等的问题,并在发现问题之后,采取相应的护理措施。另外,护士在注意预防小儿身体疾病和伤害的同时,还应关心小儿可能受到的心理伤害。而且,儿科护士除了预防小儿疾病和伤害外,还应促进小儿的疾病康复。促进康复的重要环节是持续评估和评价小儿的生理状况,通过体格检查、讨论病理生理特点,确定科学的诊疗护理方案,以达到预防小儿疾病、促进小儿康复的目的。

5. 促进协调与合作　儿科护士应与其他专业人员进行协调与合作,成为小儿和其他卫生保健人员的桥梁,构成一个有效的治疗和护理网络,使诊断、治疗、营养、康复等工作互相协调和配合,从而保证小儿获得最适宜的全方位医护照顾。儿科护士还应与小儿及其家庭通过有效的互动和相互合作,保证干预计划的贯彻执行,以满足小儿和家庭的需求。

6. 维护小儿与家庭的权益 儿科护士应充分了解小儿及家庭的需求、家庭资源情况以及他们可从医院及社区获得的卫生保健服务,关心并帮助小儿享用这些服务。护士应让家庭在尽可能的情况下参与小儿的照顾,与小儿及家庭成员共同努力,利用所有可利用的健康平台和经济支持,为小儿和家庭提供有意义的健康服务。儿科护士还应告知小儿和家长治疗和护理的程序,帮助小儿及家庭做出知情性决定,让家庭共同参与小儿的护理过程。在小儿不会表达或表达不清自己的要求和意愿时,护士有责任解释并维护小儿的权益不受侵犯或损害。

二、儿科护士的素质要求

1. 思想道德品质

(1)热爱护理事业,具有高度的社会责任感和同情心,爱护儿童,具有为儿童健康服务的奉献精神。

(2)具有诚实的品格、较高的慎独修养、高尚的道德情操,以理解、友善、平等的心态,为儿童及其家庭提供帮助。

(3)具有正视现实、面向未来的目光,追求崇高的理想,忠于职守,救死扶伤,廉洁奉公,实行人道主义。

2. 科学文化素质

(1)具备一定的文化素养和自然科学、社会科学、人文科学等多学科知识。

(2)掌握基本的计算机应用技术和一门外语,及时了解现代科学发展的最新信息。

3. 专业素质

(1)具有结构合理的专业理论知识和精湛的护理实践技能,操作准确,动作规范。

(2)具有敏锐的观察能力、综合分析的判断能力、快速敏捷的反应能力,能准确、有效、及时地解决问题。

(3)具有熟练运用护理程序对患儿实施整体护理的能力。

(4)具有开展护理科研的意识,了解一定的护理科研方法。

4. 身体心理素质

(1)具有健康的身体和心理,乐观、开朗、平和的心态,宽容、豁达的胸怀,良好的言行举止。

(2)具有良好的沟通能力,能与儿童及其家长建立良好的人际关系,与同事相互尊重、团结协作。

考点链接

1. 根据小儿年龄不同,将小儿时期分为( )。
A. 7个时期　　B. 6个时期　　C. 5个时期　　　D. 4个时期　　E. 8个时期
2. 小儿最易发生意外伤害的时期是( )。
A. 新生儿期　　B. 婴儿期　　C. 幼儿期　　　D. 学龄期　　E. 青春期
3. 儿童死亡率最高的时期是( )。
A. 胎儿期　　B. 围生期　　C. 新生儿期　　D. 婴儿期　　E. 幼儿期
4. 关于胎儿期的特点以下哪项不正确?( )
A. 胎儿完全依赖母体生存
B. 胚胎前3个月易受各种不利因素影响而导致流产或死胎
C. 孕母的健康、营养及疾病对胎儿影响大
D. 孕母所处的工作、生活环境对胎儿影响不大
E. 孕母用药对胎儿影响大

NOTE

5. 小儿生长发育最快的时期是(　　)。

A. 新生儿期　　　B. 婴儿期　　　C. 幼儿期　　　D. 学龄期　　　E. 青春期

6. 通常所说的婴幼儿统指(　　)。

A. 0～12 个月的小儿　　　　　B. 1～12 个月的小儿　　　　　C. 6～12 个月的小儿

D. 0～24 个月的小儿　　　　　E. 0～36 个月的小儿

7. 目前我国采用的围生期的定义是(　　)。

A. 自胚胎形成至出生后 7 天内

B. 自妊娠 20 周(此时胎儿体重约 500 g)至出生后 7 天内

C. 自妊娠 20 周(此时胎儿体重约 500 g)至出生后 28 天内

D. 自妊娠 28 周(此时胎儿体重约 1000 g)至出生后 7 天内

E. 自妊娠 28 周(此时胎儿体重约 1000 g)至出生后 28 天内

8. 最易受不良因素影响而发生流产、死胎或先天畸形的胎龄多为(　　)。

A. 12 周内　　　B. 16 周内　　　C. 20 周内　　　D. 24 周内　　　E. 28 周内

9. 新生儿期是指(　　)。

A. 自出生脐带结扎到 1 周岁　　　　　　　B. 自受孕到出生脐带结扎时

C. 自出生脐带结扎开始到满 28 天　　　　　D. 自出生后第 1 天到出生后第 30 天

E. 自出生后第 1 天到出生后第 40 天

10. 胚胎期是指孕后(　　)。

A. 1 个月以内　　B. 2 个月以内　　C. 3 个月以内　　D. 4 个月以内　　E. 5 个月以内

11. 孕期的保健重点是(　　)。

A. 胎儿期避免物理性、药物性、创伤性、感染性因素影响及营养不良

B. 提高接生技术,防止分娩意外

C. 妊娠后期增加活动量,促进胎儿发育

D. 做好孕妇预防注射,提高胎儿免疫能力

E. 妊娠初期减少活动,防止流产

(王秀华)

岗位任务拓展 1

第二章 儿科基础知识

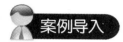案例导入

一婴儿身长 65 cm，头围 44 cm，独坐，用手摇玩具，能辨认熟人和陌生人，该婴儿可能的年龄是多少？

重点：生长发育规律，影响生长发育的因素。

第一节　生长发育规律及影响因素

 任务目标

> **思政素质目标：**
> 学会尊重、态度和蔼、关心体贴患儿。具有良好的护患沟通能力和健康教育能力。
> **知识目标：**
> 能说出小儿不同年龄阶段体格发育常用指标及其意义。（重点）
> **技能目标：**
> 具有对小儿体格发育指标进行正确评价的能力。（难点）
> 能针对不同小儿选择正确的测量方法进行体格测量。

生长发育（growth and development）是儿童与成人区别的重要特点。生长（growth）是指儿童身体各器官、系统的长大，是"量"的变化。发育（development）是指细胞、组织、器官的分化完善和功能成熟，为"质"的改变。生长发育两者紧密相关，不能截然分开，监测和促进儿童生长发育是儿科护理的重要内容。

一、生长发育规律

1. 生长发育的连续性与阶段性　生长发育在整个儿童时期是连续的过程，但各年龄阶段生长发育的速度不同。例如，体重和身长在婴儿期增长最快，尤其是前 3 个月。出生后第 1 年为出生后的第 1 个生长高峰，第 2 年以后增长速度相对减慢，至青春期生长发育速度又加快，出现第 2 个生长高峰。

2. 各系统器官发育的不平衡性　儿童各系统器官的发育顺序遵循一定的规律。神经系统发育较早，生殖系统发育较晚。淋巴系统在儿童期发育迅速，于青春期前达高峰，以后逐渐下降达正常水平。皮下脂肪在年幼时较发达，而肌肉组织则需到学龄期才发育加速。其他系统如呼吸、循环、消化、泌尿等的发育基本与体格生长相平行（图 2-1）。

3. 生长发育的一般规律　生长发育遵循由上到下、由近到远、由粗到细、由简单到复杂、由低级到高级的规律。如出生后运动发育的规律是先抬头、后抬胸，再会坐、立、行（由上到下）；从臂到手，从腿到脚的运动（由近到远）；从全手掌抓握到手指拾取（由粗到细）；先画直线后画圆、画人（由简单到复杂）。认识事物的过程是先会看、听、感觉事物，逐渐发展到有记忆、思维、分析和判断（由低级到高级）。

第二章　儿科基础知识

第二章　小儿生长发育影响因素

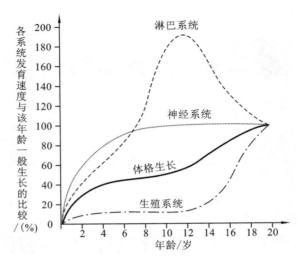

图 2-1　各系统器官发育不平衡

4．生长发育的个体差异性　儿童生长发育虽按一般规律发展,但在一定范围内由于受遗传、环境的影响,存在着较大的个体差异。因此,生长发育的正常值不是绝对的,要充分考虑影响个体发育的不同因素,并应做连续动态的观察,才能做出较正确的评价。

二、影响生长发育的因素

遗传决定了生长发育的潜力,外界环境因素影响着这个潜力,两方面相互作用,决定了个人的生长发育水平。生长发育水平是遗传和环境共同作用的结果。

1．遗传因素　儿童生长发育的特征、潜力、趋向等都受到父母双方遗传因素的影响,种族和家族的遗传信息影响深远,如皮肤、头发的颜色,脸型特征,身材高矮,性成熟的早晚以及对疾病的易感性等都与遗传有关;遗传性疾病对生长发育有显著影响。

男女性别也可造成生长发育的差异,一般女孩平均身高、体重较同龄男孩小,但女孩比男孩早2年进入青春期,此时女孩的平均身高与体重超过同龄的男孩;在骨骼、肌肉和皮下脂肪发育等方面,女孩与男孩也有较大差异。因此,在评估生长发育水平时应分别按男孩、女孩标准进行。

2．环境因素

(1)营养:充足和调配合理的营养素是儿童生长发育的物质基础。宫内营养不良不仅使胎儿体格生长落后,还严重影响脑的发育;儿童出生后营养不良,特别是第1～2年的严重营养不良,可影响体重、身高及智能的发育;儿童摄入过多热量导致的肥胖也会影响生长发育。

(2)疾病:可阻碍儿童正常的生长发育。如:急性感染常使体重减轻;长期慢性疾病可影响身高与体重的增加;内分泌系统疾病常引起骨骼生长和神经系统发育迟缓;先天性心脏病可造成生长迟缓。

(3)孕母情况:孕母的生活环境、营养、情绪及疾病等都会影响胎儿的生长发育。如:孕母妊娠早期的病毒性感染可导致胎儿先天畸形;妊娠期严重营养不良可导致流产、早产和胎儿体格生长及脑的发育迟缓;孕母接受放射线辐射、环境毒物污染及精神创伤等均可能使胎儿生长发育受阻。

(4)生活环境:外界环境、季节、心理及社会因素,运动以及父母的育儿态度与习惯,对儿童体格生长有一定的影响。良好的居住环境,如阳光充足、空气清新和水源清洁,选择健康的生活方式、科学的护理与喂养,为儿童安排有规律的生活制度和适合年龄特点的体格锻炼以及完善的医疗保健服务设施等,是保证儿童体格、神经心理发育达到最佳状态的重要因素。

(张文华)

课程思政融入3

第二节 体格生长

重点及难点:
1. 体格生长的测量及判断(测量方法)、计算公式及正常值。
2. 感知觉发育,运动功能发育,语言发育,小儿心理发展过程和特征。

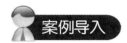案例导入

男婴,10 个月。营养发育中等,体重 7.5 kg,身长 65 cm,能伸臂向前撑身躯稍坐,头围 41 cm,两个下、中切牙正在萌出,请评估该男婴体格发育情况。

一、体格生长常用指标

1. 体重 体重是各器官、组织、体液的总重量。体重最能反映儿童的营养状况,是衡量儿童体格生长最重要的指标,也是临床补液量和给药量的重要依据。

新生儿出生体重与胎次、胎龄、性别及在孕母宫内的营养状况有关。正常新生儿出生时平均体重为 3 kg,我国 2005 年九市城区调查结果显示平均男孩出生体重为(3.3±0.4)kg,女孩为(3.2±0.4)kg,与世界卫生组织(WHO)的参考值相近。出生后第 1 周内由于摄入不足、胎粪排出和水分丧失,可出现暂时性体重下降(生理性体重下降),常于 7~10 天恢复到出生时的体重。

儿童体重的增长不是等速的,儿童出生后第 1 年是体重增长最快速的时期,为第一个生长高峰。出生后前 3 个月每月平均增长 600~1000 g,4~6 个月时每月平均增长 500~600 g,7~12 个月时每月平均增长 300~400 g。一般出生后 3 个月末婴儿体重约为出生时的 2 倍(6 kg),1 岁时婴儿体重约为出生时的 3 倍(9 kg),即第 1 年内婴儿体重在前 3 个月的增加量相当于后 9 个月的增加量。2 岁时体重约为出生时的 4 倍(12 kg)。2 岁后到青春期前体重每年增长约 2 kg。当无条件测量体重时,为便于计算儿童用药量和补液量,可按以下公式粗略估计儿童体重:

1~6 个月:体重(kg)=出生时体重+月龄×0.7
7~12 个月:体重(kg)=6+月龄×0.25
2 岁到青春期前:体重(kg)=年龄×2+8

进入青春期后,体重增长再次加快,进入生长发育第 2 个高峰,每年增加 4~5 kg。

正常同年龄、同性别儿童的体重存在个体差异,一般在 10% 上下,评价儿童的生长发育状况时,应连续定期监测其体重,若有体重增长过多或不足,应寻找原因,给予相应的干预。

测量方法:空腹或排便后,脱去衣裤、鞋袜后进行称量。小婴儿用盘式杠杆秤测量。天气寒冷时,或体温偏低及病重婴儿,可先带包被测量,所测体重减去衣被重量即得婴儿体重。1~3 岁幼儿用坐式杠杆秤测量。3 岁以上儿童用站式杠杆秤测量。称量时儿童不可摇晃或接触其他物体,计算时应准确减除衣物的重量。

2. 身高(长) 身高是指头顶到足底的垂直长度,是反映骨骼发育的重要指标。3 岁以下儿童采用仰卧位测量,称为身长;3 岁以后立位测量,称为身高。身高(长)的增长规律与体重相似,也出现婴儿期和青春期 2 个生长高峰。正常新生儿出生时平均身长为 50 cm,出生后第 1 年身长平均增长 25 cm,上半年增长比下半年快,其中前 3 个月增长 11~12 cm,与后 9 个月的增长量相当,1 岁时身长约 75 cm。第 2 年增加速度减慢,平均增加 10 cm,到 2 岁时身长约 85 cm。2 岁以后身高(长)稳步增长,平均每年增长 5~7 cm。2~12 岁儿童身高(长)可按下列公式粗略计算:

身高(长)(cm)=年龄×7+75

身高(长)包括头、脊柱和下肢的长度,这 3 部分的发育速度并不一致,头部生长较早,而青春期身高增长则以下肢为主。临床上通过测量上部量和下部量来判断头、脊柱、下肢所占身长的比例。上部量为头顶至耻骨联合上缘的距离,反映头和脊柱的长度;下部量为耻骨联合上缘至足底的距离,反映下肢的长度。新生儿上部量大于下部量,中点在脐上;2 岁时中点在脐下;6 岁时中点移至脐与耻骨联合上缘之间;12 岁时上、下部量相等,中点在耻骨联合上缘(图 2-2)。

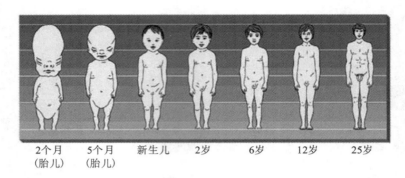

| 2个月
（胎儿） | 5个月
（胎儿） | 新生儿 | 2岁 | 6岁 | 12岁 | 25岁 |

图 2-2 上、下部量

身高（长）的增长与遗传、内分泌、营养等因素有关。某些疾病如甲状腺功能减退症、生长激素缺乏、营养不良等可影响身高（长）的发育，短期的疾病与营养波动不会明显影响身高（长）。

测量方法：3 岁以下儿童用量板于卧位测身长，儿童脱帽、鞋袜及外衣，仰卧于量板中线上。将头扶正，头顶接触头板，测量者一手按直儿童双膝，使其双下肢伸直并拢紧贴底板，一手移动足板使之紧贴足底，读数精确至 0.1 cm。3 岁以上儿童用身高计测量，儿童脱帽、鞋，直立，双眼平视正前方，足跟靠拢，足尖分开约呈 60°，足跟、臀部、两肩胛、枕骨粗隆均同时紧贴测量杆。测量者移动身高计头顶板与儿童头顶接触，板呈水平位时，读数精确至 0.1 cm。

3. 头围 头围指自眉弓上缘经枕后结节绕头 1 周的长度，是反映脑和颅骨生长的重要指标。正常新生儿头围平均为 32～34 cm，在第 1 年的前 3 个月和后 9 个月头围均增长 6 cm，1 岁时头围约为 46 cm；2 岁时约为 48 cm；5 岁时约为 50 cm；15 岁时头围接近成人，为 54～58 cm。头围的监测在出生后头 2 年最有价值，头围过小常提示脑发育不良等，头围增长过快则提示脑积水等。

测量方法：将软尺零点固定于头部一侧眉弓上缘，再将软尺紧贴头皮绕枕骨结节最高点及另一侧眉弓上缘回到零点，读数精确至 0.1 cm。

4. 胸围 胸围是指沿乳头下缘经肩胛角下缘绕胸 1 周的长度，胸围的大小反映肺和胸廓的发育。出生时胸围比头围小 1～2 cm，约 32 cm；1 岁时头围和胸围相等，均为 46 cm；1 岁至青春期前胸围应大于头围，约等于头围加年龄减 1 cm。胸廓的发育与营养和上肢及胸廓锻炼有关。胸廓畸形见于佝偻病和先天性心脏病等。

测量方法：测量胸围时儿童取卧位或立位，儿童两手自然平放或下垂，测量者一手将软尺零点固定于一侧乳头下缘（乳腺已发育的女孩，固定于胸骨中线第 4 肋间），一手将软尺紧贴皮肤，经两侧肩胛角下缘回到零点，取平静呼气和吸气时的平均值，读数精确至 0.1 cm。

5. 上臂围 上臂围反映上臂骨骼、肌肉、皮下脂肪和皮肤的发育，是儿童营养状况的评估指标。出生后第 1 年内增长迅速，1～5 岁增长缓慢，在无条件测量体重和身高的情况下，上臂围可用于 5 岁以下儿童营养状况的筛查，评估参考值为：上臂围＞13.5 cm 为营养良好，12.5～13.5 cm 为营养中等，＜12.5 cm 为营养不良。

测量方法：儿童双上肢自然平放或下垂，取左上臂肩峰至尺骨鹰嘴连线中点的水平，用软尺固定紧贴皮肤绕臂 1 周，读数精确至 0.1 cm。

6. 体格生长的评价 体格发育评价包括发育水平的评价、发育速度的评价、身体匀称度的评价。儿童处于快速生长发育阶段，充分了解儿童生长发育规律和特点，正确评价其生长发育状况，给予适当的指导和干预，对促进儿童的健康成长十分重要。

1）评价方法

（1）标准差法：根据不同年龄、性别固定分组，通过大量人群的横断面调查算出均值和标准差（SD），以均值加减标准差来表示。由此可制订出三个或五个等级进行评估（表 2-1）。

表 2-1　体格生长等级评估

均值加减标准差	−2S 以下（～P_3）	−(1～2)S（P_3～P_{15}）	±1S（P_{15}～P_{85}）	+(1～2)S（P_{85}～P_{97}）	+2S 以上（P_{97}～）
三等级分类	下	中			上
五等级分类	下	中下	中等	中上	上

（2）百分位数法：常用百分位数（P_3、P_5、P_{10}、P_{20}、P_{30}、P_{40}、P_{50}、P_{60}、P_{70}、P_{80}、P_{90}、P_{95}、P_{97}）、中位数（M、P_{50}）、均数（X）和标准差。

百分位数代表个体在总体为 100 分布序列中的某一位置。百分位中有一特殊的位置 P_{50}，即代表一个样本的中间位置，称之为中位数（M）。一般而言，我们利用百分位数评价儿童的生长发育水平时，将 P_3 以下评定为下等，P_3～P_{20} 评价为中下等，P_{20}～P_{80} 评价为中等，P_{80}～P_{97} 评价为中上等，P_{97} 以上评价为上等。

评价时只要将所选择的评价指标在其参考值表中找到相应的位置即可，也可在相应的生长发育监测图中找到相应的位置，即可评价儿童的生长发育情况。P_3 以下即需要我们引起足够的重视，即有可能为中重度低体重、消瘦、生长迟缓等。P_{97} 以上也需引起足够的重视，即可能发展为超重或肥胖。有时提醒我们应注意可能是相应的疾病（如 XXY 染色体病、脆性 X 染色体综合征等），有时提醒家长要注意给儿童添加营养物质。

（3）指数法：

①BMI 指数：儿童 BMI 值在 P_{85}～P_{95} 为超重，大于 P_{95} 为肥胖。

②Koup 指数：15～18 正常，18 以上有肥胖倾向。

2）评价意义

（1）体重：按年龄评价体重数值在小于等于 P_3 的范围内，被称为体重低下。如果单项按年龄评价体重小于 WHO 标准的体重均数减去 2 个标准差的值，则被诊断为 WHO 的中重度营养不良。

（2）身高：按年龄评价身高数值在小于 P_3 的范围，被称为生长迟缓。

（3）体型：按身高评价体重，数值在小于 P_3 的范围内，说明儿童消瘦；数值在大于 P_{97} 的范围内，说明儿童过胖。

（4）头围：采用均数标准差法进行评价。头围测量的数值在均数加减 2 个标准差范围以内，均可评价为正常。

（5）胸围：在采用均数标准差法进行评价的同时，还应以头围与胸围之间的比作为参考（出生时头围应大于胸围，周岁时头围、胸围相等，周岁后胸围逐渐超过头围）。

通常仅在目测儿童体型异常时，即上下身比例可能失调，怀疑内分泌系统疾病时才准确测量，采用均数标准差法进行评价。

二、骨骼和牙齿的发育

1. 骨骼的发育

（1）颅骨的发育：根据头围、囟门大小以及骨缝和前、后囟门闭合时间来评价颅骨的发育。颅骨缝出生时尚分离，于 3～4 个月时闭合。后囟是由顶骨和枕骨构成的三角形间隙，出生后已闭合或出生后 6～8 周闭合。前囟是由额骨和顶骨形成的菱形间隙，在出生时为 1.5～2 cm（对边中点连线长度），以后随颅骨发育而增大，6 个月后逐渐骨化而变小，1～1.5 岁时闭合（图 2-3）。前囟检查在儿科非常重要，前囟早闭或过小见于小头、畸形等；前囟迟闭或过大见于佝偻病、脑积水、甲状腺功能减退症等；前囟饱满提示颅内压增高；前囟凹陷则多见于脱水或极度消瘦者。

（2）脊柱的发育：脊柱的增长反映脊椎骨的发育。出生后第一年脊柱的增长快于四肢，以后四肢增长快于脊柱。脊柱在发育过程中会形成 3 个自然弯曲，新生儿出生时脊柱仅轻微后凸，3 个月左右随着抬头动作的发育出现颈椎前凸，6 个月会坐时出现胸椎后凸，1 岁左右开始行走时出现腰椎前凸，至 6～7 岁时脊柱的自然弯曲才被韧带所固定。

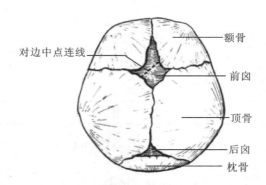

图 2-3 颅骨、前囟与后囟的发育

（3）长骨的发育：随年龄的增长，长骨干骺端的骨化中心按一定的顺序和部位有规律地出现，骨化中心的出现反映长骨的生长成熟程度。通过 X 线测定不同年龄儿童长骨干骺端骨化中心出现的时间、数目、形态变化，并将其标准化，即为骨龄。出生时腕部尚无骨化中心，股骨远端及胫骨近端已出现骨化中心，故婴儿早期应摄膝部 X 线片，年长儿摄左手及腕部 X 线片，来判断长骨的生长。出生后腕部骨化中心的出现顺序为：头状骨、钩骨（3 个月左右），下桡骨骺（约 1 岁），三角骨（2～2.5 岁），月骨（3 岁左右），大、小多角骨（3.5～5 岁），舟骨（5～6 岁），下尺骨骺（6～7 岁），豆状骨（9～10 岁）。10 岁时出全，共 10 个，1～9 岁腕部骨化中心的数目约为其岁数加 1。骨龄落后应考虑甲状腺功能减退症、生长激素缺乏症等，骨龄超前可见于中枢性性早熟、先天性肾上腺皮质增生症等。

2. 牙齿的发育 牙齿的发育与骨骼发育有一定的关系。人一生有两副牙齿，即乳牙（共 20 个）和恒牙（共 32 个）。儿童一般在 4～10 个月开始出牙，2～2.5 岁出齐，2 岁以内乳牙的数目为月龄减 4～6。12 个月尚未出牙者可视为异常。乳牙萌出顺序见图 2-4。恒牙的骨化从新生儿开始，6 岁左右开始萌出第一磨牙，6～12 岁乳牙逐渐被同位恒牙替换，12 岁左右出现第二磨牙，18 岁以后出现第三磨牙，也有人终身不出。

出牙是一个生理过程，个别儿童会伴有一些不适，如低热、短暂的睡眠不安、流涎等。佝偻病、营养不良、甲状腺功能减退症、21-三体综合征等患儿出牙延迟，牙质欠佳。

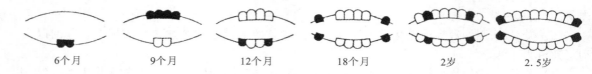

| 6个月 | 9个月 | 12个月 | 18个月 | 2岁 | 2.5岁 |

图 2-4 乳牙萌出顺序

3. 生殖系统的发育 受下丘脑-垂体-性腺轴的控制，生殖系统迟至青春期前才开始发育，持续 7～10 年，即女孩为 12～18 岁，男孩为 13～20 岁。将此期划分为以下 3 个阶段。

（1）青春前期：指第二性征出现之前体格形态开始加速发育的阶段。女孩 9～11 岁、男孩 11～13 岁开始，体格生长明显加速，出现第二性征，历时 2～3 年。

（2）青春中期：指从第二性征出现开始到性发育成熟的阶段。体格生长速度达高峰，第二性征全部出现，性器官在解剖和生理功能上均已成熟，历时 2～4 年。

（3）青春后期：指从第二性征已经发育似成人到体格停止生长为止。体格生长停止，第二性征发育完成，生殖系统发育完全成熟，此期为 3～4 年。青春期开始和持续时间受多种因素影响，个体差异较大。

三、神经心理发育

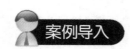 案例导入

正常女婴，体重 7.2 kg，能独坐一会儿，能用手摇晃玩具，能辨认熟人与陌生人，请评估该婴儿的年龄。

1. 神经系统的发育

（1）脑的发育：儿童神经系统最先开始发育，出生时大脑重量约 370 g，占体重的 10％～12％。新生儿脑的形态和结构与成人基本相似，有主要的沟回，但脑回较宽，脑沟较浅，皮层较薄。新生儿大脑皮层神经细胞数目与成人相同，但其分化较差，3 岁时细胞分化基本完成，8 岁时接近成人水平。婴幼儿神经髓鞘发育不完善，神经冲动传导慢且易泛化，故婴幼儿睡眠时间长，易出现惊厥、昏迷。神经纤维的髓鞘化 4 岁时基本完成。

（2）脊髓的发育：出生时脊髓结构已较完善，功能基本具备。出生时脊髓末端位于第 2 腰椎下缘，4 岁时达第 1 腰椎，故婴幼儿腰椎穿刺位置宜低，以第 4～5 腰椎间隙为宜，4 岁后与成人相同。

2. 感知觉的发育

（1）视感知发育：新生儿已有视觉感应功能，瞳孔有对光反射。新生儿有眼球震颤现象，于 3～4 周内自动消失。在安静状态下有短暂的注视能力，但只能看清 15～20 cm 内的物体。第 2 个月起可有头眼协调，3～4 个月时头眼协调较好，可追寻人或移动的玩具，头随物体水平移动 180°，见到母亲表示喜悦；5～7 个月时目光可随上、下移动的物体在垂直方向转动，出现眼手协调动作；8～9 个月时开始出现视深度的感觉，能看到小物体；18 个月时能区别各种形状；2 岁时两眼调节好，可区别垂直线和横线；5 岁时能区别颜色；6 岁时视深度已充分发育。

（2）听感知的发育：出生时中耳内有羊水潴留，无空气，听力差，3～7 天后听觉已相当良好；3～4 个月时头可转向声源（定向反应），听到悦耳声音时会微笑；6 个月时对父母言语有清楚的反应；7～9 个月时能确定声源，区别言语的意义；1 岁时能听懂自己的名字；4 岁时听觉发育完善。听感知的发育与儿童的语言发育直接相关，听力障碍如不能在语言发育的关键期内（6 个月）或之前得到确诊和干预，则可因聋致哑。

（3）味觉和嗅觉的发育：出生时味觉已发育完善，4～5 个月的婴儿对食物的微小改变已很敏感，故应适时添加各类换乳期食物，使之习惯不同味道的食物。新生儿嗅觉已发育完善，3～4 个月时能区别好闻与难闻的气味，7～8 月时开始对芳香气味有反应。

（4）皮肤感觉的发育：皮肤感觉包括触觉、痛觉、温度觉和深感觉。新生儿眼、口周、手掌及足底等部位的触觉已很灵敏，而前臂、大腿、躯干触觉较迟缓。新生儿对痛觉的反应迟钝，2 个月后对刺激才表现出痛苦。新生儿温度觉很灵敏。

（5）知觉的发育：与上述感觉的发育密切相关。5～6 个月以后随着动作的发育及手眼协调动作，能对一个物体的属性产生初步的综合性知觉，随着语言的发展，幼儿开始学会用词汇来概括某些感知的综合概念。1 岁时开始有时间和空间知觉，2 岁能辨上、下，4 岁能辨前、后，5 岁能辨自身左、右，4～5 岁时有早上、晚上、白天、明天、昨天的时间概念。

3. 运动的发育

（1）平衡与大运动（gross motor）的发育：儿童的姿势或全身活动称为大运动，如抬头、翻身、坐、爬、站、走、跑、跳跃等。婴儿 2～3 个月俯卧抬头 45°～90°；4 个月俯卧抬胸，竖头稳定；4～6 个月会翻身，扶坐时能独坐一会儿，扶站自动跳跃；8 个月独坐稳，会爬行；10 个月会扶栏杆横走，12 个月从一个物体到另一物体能走几步；12～15 个月的幼儿学习独自走路，练习爬上台阶；15 个月应该走得稳；18～24 个月的幼儿会拉玩具倒退行走，自己扶栏上、下台阶；2 岁会跑、双脚跳、扔球和踢球；3 岁能两脚交替上下楼梯，会骑小三轮车。

（2）精细动作（fine motor）：儿童手、手指的运动和手眼协调操作物体的能力称为精细动作，如抓饼干、捏小米花、握笔绘画、使用剪子等。精细动作多为小肌肉运动，在全身大肌肉发育后迅速发育。而且随着精细动作水平的提高，手眼协调能力占越来越重要的地位，并贯穿于精细动作中。新生婴儿不会主动抓握，4～5 个月的婴儿开始伸出双臂抓取面前的物品，最初用手掌尺侧，6 个月用全掌，8 个月发展到桡侧掌或桡侧指抓握，10 个月为拇、食指对指抓握，12 个月能灵巧地捏起小丸，并且会轻轻地抛球。随着儿童年龄增长，双侧肢体的配合性动作越来越多。如：1～2 岁儿童可一手扶瓶子，一手捡豆粒放入瓶中，双手折纸、玩橡皮泥；2～3 岁儿童会画画、穿珠子、系纽扣等。应给儿童提供各种活动机会,帮助儿童提高精细动作技能,开发其创造潜能。

4. 语言的发育 语言的发育与大脑和发音器官的正常发育以及听觉的完善有关,要经过发音、理解和表达 3 个阶段。新生儿已会哭叫;3～4 个月咿呀发音;7～8 个月能发出"爸爸""妈妈"等语音,但无意识;10 个月左右能有意识地喊"爸爸""妈妈"等;1 岁时能叫出物品的名称;1.5～2 岁时能讲 2～3 个字的词组,能说出自己身体的部位;3～4 岁时能说短小的歌谣,会唱歌;5～6 岁时能讲完整的故事等。

四、心理活动的发展

儿童出生时不具有心理现象,待条件反射形成时即标志着心理活动开始发育,且随儿童生长发育而逐步发展。

1. 注意的发展 人对某一部分或某一方面环境的选择性警觉,或对某一刺激的选择性反应称为注意。注意分无意注意和有意注意,婴儿以无意注意为主,随年龄的增长,逐渐出现有意注意。5～6 岁后儿童才能较好地控制自己的注意。

2. 记忆的发展 记忆是将所获得的信息"储存"和"读出"的神经活动过程,可分为感觉、短暂记忆和长久记忆 3 个不同的系统。长久记忆可分为再认和重现,再认是以前感知的事物在眼前出现时能被认识;重现是以前感知的事物虽不在眼前出现,但可在脑中出现,即被想起。1 岁以内的婴儿只有再认而无重现,随年龄的增长,重现能力也增强。幼儿只按事物的表面性质记忆信息,即以机械记忆为主。随年龄的增长和理解、语言、思维能力的加强,抽象逻辑记忆开始逐渐发展。

3. 思维的发展 思维是运用理解、记忆、综合分析能力来认识事物的本质和掌握其发展规律的一种精神活动。思维分具体形象思维和逻辑思维。儿童 1 岁以后开始产生思维,婴幼儿的思维为直觉的活动思维,3 岁以后开始建立初步抽象概括性思维,6～11 岁以后逐渐学会综合分析、分类比较等抽象思维方法,进一步发展独立思考能力。

4. 想象的发展 想象是人感知客观事物后在脑中创造出新的思维活动。新生儿无想象能力,3 岁以后儿童开始初步的有意想象,学龄期儿童有意想象和创造性想象迅速发展。

5. 情绪、情感的发展 情绪是个体生理和心理需要是否得到满足时的心理体验和表现,情感是在情绪的基础上产生的对人、物的关系的体验。新生儿因出生后不易适应宫外环境,较多处于消极情绪中,表现为不安、啼哭,而哺乳、抱、摇、抚摸等则可使其情绪愉快;婴幼儿情绪表现特点为时间短暂、反应强烈、容易变化、外露而真实等。随年龄的增长,儿童能够有意识地控制自己,情绪趋向稳定。

6. 意志的发展 意志是自觉的、有目的地调节自己的行为、克服困难以达到预期目的或完成任务的心理过程。新生儿没有意志,随着年龄增长,语言和思维发展逐渐深入,社会交往也越多。在成人教育的影响下,意志逐步形成和发展。

7. 个性和性格的发展 个性是个人所表现出来的与他人不同的习惯行为和倾向性。性格是人的个性特征的一个重要标志。婴儿期一切生理需求完全依赖亲人,建立了对亲人的依赖性和信任感。幼儿期产生一种自主感,但并没有完全脱离对亲人的依赖,任性与依赖行为交替出现。学龄前期儿童主动性增强,一旦主动性行为失败,易产生失望与内疚。学龄期儿童开始正规学习生活,对自己的评判能力很差,如不能发现自己的学习潜力将产生自卑心理。青春期少年体格生长和性发育开始成熟,社交增多,心理适应能力加强但容易波动,在感情问题、伙伴问题、职业选择、道德评价和人生观等问题上处理不当时,易发生性格变化。性格一旦形成即相对稳定。

小儿神经心理发育见表 2-2。

五、神经心理发育的评价

儿童神经心理发育的水平表现在感知、运动、语言和心理过程等各种能力及性格方面,对这些能力和特征的评价称为心理测试。心理测试需由经专门训练的专业人员根据实际需要选用。

表2-2　小儿神经心理发育

年龄	动作发育	精细动作	适应能力	语言	社交行为
1个月	先天性反射活动	触碰手掌紧握拳	听声音有反应	自发细小喉音	能跟踪走动的人，喜欢看人脸
2个月	拉腕坐起，头竖直短	拨浪鼓留握片刻	立刻注意大玩具	会发a,o,e等元音（喉音）	反应性微笑
3个月	俯卧抬头45°，抱直头稳定	两手握在一起，拨浪鼓摇摆0.5min	眼睛可跟随色彩鲜艳的移动物体转180°，瓷醒时间延长	会笑出声	出现自发性微笑
4个月	俯卧抬头90°，扶坐头竖直	能摇动并注视拨浪鼓	会寻找声源，吸吮手指	会咿呀学语	能分辨熟人
5个月	轻拉腕即坐起，独坐头及上身略前倾	会伸手够近处的玩具	开始有向成人索取玩具的要求	对人或物发出声音	见食物兴奋
6个月	会仰卧翻身	会撕纸，会全掌握物	能传递物体，玩具失落会找	叫名字有反应	拒绝把玩具拿走，会自己吃饼干
7个月	独坐自如	能玩小球形玩具	会伸手够到玩具	会发"de-de"单音	对镜子游戏有反应
8个月	可扶物站立，能从卧位坐起	拇、食指捏小丸	会有意识地摇铃	会模仿他人的声音	懂得成人的面部表情，会玩躲猫猫游戏
9个月	会爬	拇、食指动作熟练	会格积木对敲	会拍手或摇手再见	会表示不要
10个月	能扶物站起，扶栏杆走	拇、食指取小丸	会寻找遮盖物体里面的东西	能有意识地叫爸爸、妈妈	懂得常见物及人的名称
11个月	可扶物蹲下取物，能独站片刻	能找到藏起来的玩具	能将物体从容器中拿出、放进	能理解一些词句，并说"不"	故意扔东西
12个月	能独站，牵着手会走	全手掌握笔	会盖奶瓶盖	能清晰地叫"爸爸""妈妈"	穿衣服懂得配合
18个月	会奔跑，能后退走，扶着栏杆上楼梯	会自发乱画，能模仿画直线	能搭四层积木，能搭八层积木	能按要求指出眼、耳、鼻，能说出2～3个字的句子	白天能控制大小便，会脱袜子，会模仿做家务，会用杯子喝水
2岁	会跑，能踢球，双足可跳离地面	能用粗线穿过扣眼	认识大小，认识两种颜色，懂得里、外，能搭10层塔，知道1和许多数	能回答简单的问题，能说两句儿歌，能说出自己的姓名	会表达这个人的需要，会用电视机是看画片的用途，如电视机是看画片的
3岁	能独自上下楼梯，能单脚站立片刻，两脚能交替跳，会骑小三轮车	会模仿画圆线，或模仿画圆画"十"字，能穿扣子3～5个	认识三角形、圆形和方形，单的形状	会说8～10个字的句子，会说出自己的性别，理解"冷""累"和"饿"，能说出14张图片	会穿衣裤，会穿鞋，会扣子
4岁	两脚会交替上楼梯，手举过肩扔球	会模仿画方形，能画出人像的7个部分	会做简单的加、减法	会说反义词，会扳手指头数数	会穿上衣，认识多种色
5岁	会跳绳，会跑着做游戏	会画三角形，会折纸	能数百以内的数	语言能力和成人接近，会讲复杂的句子	喜欢交往
6岁	能进行简单的家务劳动	会做手工	—	有2500多词汇	爱听故事，并能复述和理解

1. 能力测验 能力测验包括筛查性测验和诊断性测验。

1)筛查性测验

(1)丹佛发育筛查测验(DDST):主要用于6岁以下儿童的智能筛查,共104个项目,内容包括应人能、细动作-应物能、语言能、粗动作能4个能区,检查时逐项检测并评定其通过或不通过,最后评定结果为正常、可疑、异常、无法判断4种。对可疑或异常者应进一步做诊断性测试。

(2)图片词汇测验(PPVT):适用于4~9岁儿童,尤其适用于语言或运动障碍者。共有120张图片,每张有4幅图。检查时测试者讲一个词汇,要求儿童指出与其相对应的图片,以此评估其智力水平。

(3)绘人测验:适用于5~9.5岁儿童。测验要求儿童根据自己的想象在一张白纸上用铅笔画一全身人像,然后根据所画人像身体部位、各部比例和表达方式的合理性进行评分。

2)诊断性测验 诊断性测验测试范围广,内容详细,所需时间较长,可得出发育商(DQ)或智商(IQ)。

(1)Bayley婴幼儿发育评估量表:适用于2~30个月的婴幼儿,包括精神发育量表、运动量表和婴儿行为记录等。

(2)Gesell发育诊断量表:适用于4周~3岁的婴幼儿,从大运动、精细动作、个人-社会、语言能、适应性行为5个方面进行检查,测得结果以发育商表示。

(3)Stanford-Binet智能量表:适用于2~18岁的儿童及青少年,测试内容包括幼儿的具体智能如感知、认知和记忆,年长儿的抽象智能如思维、逻辑、数量和词汇等,用以评价儿童学习能力和对智能迟滞者进行诊断及程度分类,结果以智商表示。

(4)韦氏学龄前儿童及初小儿童智力测验量表(WPPSI):适用于4~6.5岁儿童,测试内容包括词语类及操作类两大部分,得分综合后可了解儿童的全面智力才能,客观反映学龄前儿童的智能水平。

(5)韦氏儿童智能量表修订版(WISC-R):适用于6~16岁儿童,内容与评分方法同WPPSI。

2. 适应性行为测试 智力低下的诊断和分级必须结合适应性行为评定结果。国内现多采用日本S-M社会生活能力检查,即婴儿-初中学生社会生活能力量表,此表适用于6个月~15岁儿童社会生活能力的评定。

（于 雁）

第三节 小儿营养与喂养

 任务目标

思政素质目标:
尊重小儿及其家长,具有认真、负责的工作态度。
知识目标:
能根据小儿具体情况选择正确的喂养方法,(难点)并对家长提供护理指导。(重点)
技能目标:
能对人工喂养儿进行乳量的计算并正确配乳。(难点)

一、营养素的需要

1. 能量的需要 儿童所需要的能量主要来自食物中的宏量营养素,其中蛋白质产能16.8 kJ/g(4 kcal/g)、脂肪产能37.8 kJ/g(9 kcal/g)、碳水化合物产能16.8 kJ/g(4 kcal/g),能量是维

NOTE

持儿童健康的必要前提。1 岁以内婴儿所需总能量约为 462 kJ(110 kcal)/(kg·d)。儿童总的能量消耗包括以下 5 个方面。

(1) 基础代谢率:婴幼儿时期基础代谢相对较高,所需能量占所需总能量的 50%～60%,约为 231 kJ(55 kcal)/(kg·d)。随着年龄增长而逐渐减少,至成年时只占所需总能量的 25%。

(2) 食物的热力作用:蛋白质的特殊动力作用最高,故以奶类为主要食物的婴儿此项能量占所需总能量的 7%～8%,而混合膳食的年长儿仅占 5%。

(3) 活动消耗:此项所需能量与儿童活动强度及持续时间有关,个体差异较大,小婴儿除啼哭、哺食外活动较少,婴儿需 63～84 kJ(15～20 kcal)/(kg·d)。爱哭闹、活动多的儿童,此项能量需要比安静者高出 3～4 倍。12～13 岁时约需 126 kJ(30 kcal)/(kg·d)。

(4) 生长所需:儿童特有的能量需要,与生长发育的速度成正比。生后第一年和青春期是生长发育的高峰期,能量的需要相对增加。婴儿期用于生长发育的能量为 126～168 kJ(30～40 kcal)/(kg·d),占所需总能量的 25%～30%。

(5) 排泄消耗:食物在体内不能完全消化吸收,残余部分排出体外,损失部分能量,此项约占摄入量的 10%,腹泻时丢失增加。

2. 营养素的需要

1) 宏量营养素

(1) 碳水化合物:供给人体能量的主要物质。所供给的能量占总能量的 55%～65%。

(2) 脂类:脂肪、胆固醇、磷脂的总称。脂类是供给能量的重要营养素,有助于脂溶性维生素的吸收。它也是神经系统发育必不可少的物质。脂肪所供的能量约占婴儿每天所需总能量的 45%(35%～50%)。

(3) 蛋白质:构成人体组织细胞的重要成分,也是保证生理功能的重要物质。儿童生长发育迅速,所需蛋白质相对较多,以后随年龄增长逐渐下降。蛋白质所供的能量占每天所需总能量的 8%～15%。

2) 微量营养素

(1) 维生素:人体正常生理活动所必需的营养素,不产生能量,但因体内不能合成,必须由食物供给。按其溶解性可分为脂溶性(维生素 A、维生素 D、维生素 E、维生素 K)与水溶性(B 族维生素和维生素 C)两大类。

(2) 矿物质:①常量元素:钠、钙、磷、镁、钾、氯、硫。②微量元素:铁、硒、锌、碘、铜、氟等。婴幼儿最易缺乏的元素是钙、铁、锌。

3. 其他膳食成分

(1) 膳食纤维:包括纤维素、半纤维素、木质素、果胶、树胶等,谷类、新鲜蔬菜、水果可以提供。有吸收大肠水分、软化大便、增加大便体积、促进肠蠕动等功能。

(2) 水:参与体内所有的物质代谢和生理活动,是机体重要的组成部分。婴儿每天需水量约为 150 mL/kg,以后每长 3 岁减少约 25 mL/kg,至成人每天需 40～45 mL/kg。

二、婴儿喂养

1. 母乳喂养

(1) 母乳成分的变化:初乳为产后 4～5 天内的乳汁,量少,每天为 15～45 mL,含脂肪低而含蛋白质较高,又富含微量元素及免疫物质,对新生儿的生长发育和免疫能力非常重要;产后 5～14 天为过渡乳,含脂肪最高而蛋白质和矿物质逐渐减少;产后 14 天～9 个月为成熟乳,每天乳量达 700～1000 mL,营养成分适当;10 个月后为晚乳,各种营养成分均有所下降,量也减少。

(2) 母乳喂养的优点:

①成分构成合适。母乳所含蛋白质、脂肪、糖的比例适当,为 1∶3∶6,符合儿童的消化能力和生长发育的需要。钙磷比例(2∶1)适宜,易于吸收,母乳喂养婴儿较少发生低钙血症。铁的含量虽与牛乳相同,但其吸收率却是牛乳的 5 倍,故母乳喂养者较少发生缺铁性贫血。

②易消化、吸收和利用。母乳蛋白质总量虽较少,但其中白蛋白多而酪蛋白少,在胃内形成的凝块小。脂肪中含不饱和脂肪酸多,又有较多的解脂酶,有利于消化吸收。母乳中的糖类为乙型乳糖,有利于双歧杆菌生长。

③母乳缓冲力小,对胃酸的中和作用弱,对消化有利。

④母乳具有增进婴儿免疫力的作用,母乳含有分泌型 IgA(SIgA),可增强肠黏膜的免疫能力,同时减少过敏反应产生。母乳含有较多乳铁蛋白,还含有巨噬细胞、T 淋巴细胞、B 淋巴细胞、补体、溶菌酶及双歧因子等可抑制大肠杆菌和白色念珠菌生长。

⑤母乳的量随儿童的生长需求增加而增加,温度和泌乳速度也适宜,不需加热,不易污染,直接喂哺,经济方便。

⑥母乳喂养有利于促进母子感情,便于母亲密切观察儿童变化,随时照顾护理,也有利于母亲产后的子宫恢复。

(3) 母乳喂养的方法:

①尽早开奶,按需哺乳:新生儿可在出生后 15 min～2 h 内尽早开奶。2 个月内婴儿应按需哺乳,通过多次吸吮,刺激乳汁分泌增加。

②促进乳汁分泌:两侧乳房应先后交替进行哺乳,每次哺乳应让乳汁排空。吸空一侧乳房再吸另一侧,每次哺乳时间 15 min 左右即可。

③正确的喂哺技巧:喂前洗双手、乳头、乳晕,母亲一般采用坐位,一手怀抱婴儿,使其头、肩部枕于母亲哺乳侧肘弯部,另一手拇指和其余四指分别放在乳房上、下方,手掌托住乳房,将整个乳头和大部分乳晕置于婴儿口中。每次喂哺后将婴儿竖起,头部紧靠在母亲肩部,轻拍背部将空气排出,防止溢奶和呕吐。哺乳后婴儿取右侧卧位。

④保证合理的营养和社会、家庭的支持:乳母膳食应富含蛋白质、维生素、矿物质及充足的能量;只有社会和家庭的支持,乳母才能心情愉快以及营养充足。

⑤母乳喂养禁忌:母亲感染 HIV,患有严重疾病如活动性肺结核病、糖尿病、严重心脏病等应停止哺乳。乙肝病毒携带者并非哺乳禁忌。

⑥断乳:一般出生后 10～12 个月断乳,最迟不得超过 1 岁半,遇到夏季炎热或婴儿患病时可暂缓断乳。

2. 部分母乳喂养　母乳与配方乳或其他食物同时喂养婴儿为部分母乳喂养,方法有补授法和代授法。

3. 人工喂养　以配方奶或其他代乳品完全替代母乳喂养的方法,称为人工喂养。牛乳、羊乳、马乳等均为代乳品。

(1) 婴儿配方奶:以母乳的营养素含量及其组成为生产依据,对牛乳进行改造的奶制品。其营养成分接近母乳,但不能完全代替母乳,在不能母乳喂养时首选配方奶。

(2) 全牛奶的家庭改造:由于牛乳成分不适合婴儿,故采用牛乳喂养婴儿时,需进行稀释、加糖、加热的改造,使之适合婴儿的消化能力和肾功能。

(3) 人工喂养的注意事项:①选用适宜的奶嘴:奶嘴孔的大小以奶瓶倒置时液体呈滴状连续滴出为宜。②测试乳液的温度:喂哺前先将乳汁滴在成人手腕掌侧测试温度,若无过热感,则表明温度适宜。③避免空气吸入:喂哺时持奶瓶呈斜位,使奶嘴及奶瓶的前半部充满乳汁。④加强奶具卫生:在无冷藏条件下,乳液应分次配制,每次配乳所用奶具等应洗净、消毒。⑤及时调整奶量:婴儿获得合理喂养的标志是发育良好、二便正常、食奶后安静。

4. 婴儿辅食添加

(1) 辅食添加的原则:引入食物的质与量应循序渐进,从少到多,从稀到稠,从细到粗,从一种到多种,逐渐过渡到固体食物。天气炎热和婴儿患病时应暂停引入新食物。

(2) 食物转换的步骤和方法:①0～3 个月龄:添加鱼肝油、菜汁。②4～6 个月龄:首先添加含铁的米粉,其次引入根块茎蔬菜、水果,并将食物做成泥状。③7～9 个月龄:添加饼干、馒头片、烂粥、碎菜、肉末、肝泥等。④10～12 个月龄:食物的性状由泥状过渡到碎末状。

三、儿童、少年的膳食安排

1. 幼儿期膳食 1岁后儿童生长速度减慢,对能量的需求较婴儿期相对减少,食欲有所下降。幼儿好奇心、自我进食欲望强,应允许幼儿参与进食,培养其独立进食能力。幼儿喜好模仿,家庭成员是幼儿的榜样,因此家长应注意不挑食、不偏食、不暴饮暴食,进食要按时定量、细嚼慢咽。蛋白质每天40 g左右,其中优质蛋白应占总蛋白的1/2。蛋白质、脂肪和碳水化合物产能比约为1∶3∶6。此期儿童以一日四餐(奶类2,主食2)为宜。

2. 学龄前期儿童膳食 与成人饮食接近,但要做到粗细粮合理搭配,以一日三餐为宜,多吃蔬菜和水果,每天喝牛奶。培养良好的饮食习惯。

3. 学龄期儿童膳食 7～12岁儿童食物种类与成人相同,每天需能量1600～2400 kcal/kg;蛋白质要选用优质蛋白,每日总量在60～80 g,占总能量的12%～14%;碳水化合物占供能总量的60%;脂肪不宜过多,占总能量的25%～30%。饮食应多样化、荤素搭配、平衡饮食,避免偏食。

4. 青春期少年膳食 青春期是生长发育的第二次高峰,满足其营养需要,才能增强体质,促进身心健康。青春发育期能量的需要个体差异较大,一般女孩每日需能量2000～2500 kcal/kg,男孩需能量2500～3000 kcal/kg。蛋白质每日70～90 g,同时注意维生素和钙、铁、碘等微量元素的供给,以满足骨骼生长需要,预防青春期贫血和青春期单纯性甲状腺肿。

(刘 雯)

第四节 儿童保健与疾病预防

课程思政融入4

 任务目标

> **思政素质目标:**
> 具有关爱儿童,向个体、家庭和社区提供保健服务和开展健康教育的基本能力。
> **知识目标:**
> 叙述小儿预防接种后的反应及进行护理。(难点)
> **技能目标:**
> 能进行早教指导及体格锻炼指导。(重点)

一、各年龄期儿童的保健重点

1. 胎儿期保健 胎儿期保健是通过对孕母的保健达到保护胎儿在宫内健康成长,直至安全娩出,从而降低围生儿死亡率。

(1)预防遗传性疾病与先天畸形:应大力提倡和普及婚前遗传咨询,禁止近亲结婚,有遗传病家族史者应做好疾病风险率预测和产前检查。

(2)保证充足营养:妊娠后期应加强铁、锌、钙、维生素D等重要营养素的补充,但也应防止营养摄入过多而导致胎儿体重过重,影响分娩。

(3)给予孕母良好的生活环境:注意劳逸结合,避免环境污染,保持心情轻松、愉快。

(4)避免妊娠期并发症的发生:加强高危孕妇的随访,预防流产、早产、异常妊娠的发生。

2. 新生儿期保健 新生儿各器官系统发育不完善,应合理喂养、注重保暖及预防感染。出生后1周内的新生儿发病率和死亡率极高,故新生儿期保健重点应在出生后第1周。建立和加强

重点与难点:

1. 计划免疫的程序和注意事项。

2. 各年龄期小儿的保健要点。

新生儿家庭访视制度,初次访视于出院回家后1～2天内,随后每周1次,异常新生儿应提早家庭访视并增加访视次数,及早发现问题。

3. 婴儿期保健 婴儿期的体格生长十分迅速,营养素需要量大,而消化和吸收功能尚未成熟,故易发生消化紊乱和营养不良等疾病。因此,应提倡纯母乳喂养至4～6个月,部分母乳喂养或人工喂养婴儿应选择配方奶粉。4～6个月以上应添加换乳食物,根据具体情况指导断奶。婴儿期是感知觉发展的快速时期,要利用带有声音、不同颜色的玩具促进感知觉发育,训练认识周围的人和物,培养其观察力。按照计划免疫程序,在1岁内完成各种疫苗的基础免疫。坚持户外活动,增强婴儿对外界环境的适应能力。

4. 幼儿期保健 由于感知能力和自我意识的发展,对周围环境产生好奇、乐于模仿,幼儿期是社会心理发育最为迅速的时期。该时期应重视与幼儿的语言交流,通过做游戏、讲故事、唱歌等促进幼儿语言发育与大运动能力的发展。同时,应培养幼儿的独立生活能力,安排规律生活,养成良好的生活习惯,如睡眠、进食、排便、游戏等。每3～6个月应进行一次体格检查,预防龋齿。指导家长防止意外发生,如异物吸入、中毒、烫伤、跌伤等。

5. 学龄前期保健 此期儿童智力发展快、独立活动范围大,是性格形成的关键时期,具有较大的可塑性。因此,加强学龄前期儿童的教育显得尤为重要,应注意培养其学习习惯、想象与思维能力,使之具有良好的心理素质。家长有意识地引导儿童进行较复杂的智力游戏,增强其思维和动手能力。

6. 学龄期保健 此期儿童智力发育更加成熟,对事物具有一定的分析、理解能力,认知能力发展非常迅速,是儿童接受科学文化教育的重要时期。同伴、学校和社会环境对其影响较大。应提供适宜的学习条件,培养良好的学习习惯;宣传常见传染病的知识,预防常见病的发生;引导其积极开展体育锻炼,加强素质教育,促进德、智、体、美、劳全面发展。

7. 青春期保健 此期是体格发育的第二个高峰期,是一生中决定体格、体质、心理和智力发育的关键时期。应加强锻炼,供给充足营养,加强青春期生理和精神卫生教育,促使形成健康的生活方式。开展正确的性教育,使其在生理和心理上有正确的认识。

二、儿童保健的具体措施

1. 计划免疫 儿童计划免疫(planned immunization)是根据免疫学原理、儿童的免疫特点和传染病疫情的监测情况制订的免疫程序,是有计划、有目的地将生物制品接种到婴幼儿体中,以确保儿童获得可靠的抵抗疾病的能力,从而达到预防、控制乃至消除相应遗传病的目的。预防接种是计划免疫的核心。

1) 免疫方式与常用制剂

(1) 主动免疫及常用免疫制剂:主动免疫是给易感者接种特异性抗原,以刺激机体产生特异性抗体,从而获得主动免疫力,这是预防接种的主要内容。主动免疫制剂在接种后经过一定时间产生抗体,在持续1～5年后逐渐减少,还要适时地安排加强免疫,以巩固免疫效果。主动免疫制剂统称为疫苗(vaccine)。按其生物的性质可分为灭活疫苗、减毒活疫苗、类毒素疫苗、组分疫苗(亚单位疫苗)及基因工程疫苗。

(2) 被动免疫及常用免疫制剂:被动免疫是指未接受主动免疫的易感者在接触传染病后,给予相应的抗体,使儿童在短期内(一般约3周)获得被动免疫力。主要用于应急预防和治疗,包括特异性免疫血清(如抗毒素、抗菌血清、抗病毒血清)以及丙种球蛋白等。此类制剂来自于动物血清,对人体是一种异性蛋白,注射后容易引起过敏反应或血清病,尤其是重复使用时,特别要慎重。

2) 免疫程序 2008年我国卫生部颁布了《扩大国家免疫规划实施方案》,要求婴儿在1岁以内必须完成卡介苗、脊髓灰质炎疫苗、百白破混合制剂、麻疹疫苗、乙肝疫苗的接种。此外,还可根据流行地区和季节或家长的意愿,选择性地接种。建立计划免疫卡可保证接种对象和接种项目能够准确、按时接种,避免发生错种、漏种和重种。儿童计划免疫程序见表2-3。

3)预防接种的准备与注意事项

(1)环境准备:接种场所应光线明亮、空气新鲜、温度适宜,接种及急救物品摆放有序。

(2)心理准备:做好解释、宣传工作,消除家长和儿童的紧张、恐惧心理;接种不宜空腹进行,以免晕针。

(3)严格掌握禁忌证:通过询问病史及体格检查,了解儿童有无接种禁忌证。

(4)严格执行免疫程序:掌握接种剂量、次数、间隔时间和不同疫苗的联合免疫方案。及时记录及预约,交代清楚接种后的注意事项及处理措施。

(5)严格执行查对制度及无菌操作原则:认真核对姓名、年龄和疫苗名称;接种活疫苗时,只用70%～75%酒精消毒;抽吸后如有剩余药液,放置不能超过2 h;接种后剩余的活菌苗应烧毁。

(6)其他:

①1个月以上婴儿接种卡介苗前应做结核菌素试验,阴性者才能接种。

②脊髓灰质炎疫苗糖丸应用冷开水送服或含服,且服用后1 h内禁热饮。

③接种麻疹疫苗前1个月及接种后2周避免使用胎盘球蛋白、丙种球蛋白制剂。

4)预防接种的反应与处理

疫苗对人体来说是一种异物,在诱导人体免疫系统产生对特定疾病的保护力的同时,疫苗本身的生物学特性和人体的个体差异(如健康状况、过敏性体质、免疫功能、精神因素等)可能导致少数儿童出现一些不良反应。

(1)一般反应:由疫苗本身所引起的反应,多为一过性。

①局部反应:接种后24 h内出现,表现为发热和局部出现红、肿、热、痛,可伴有食欲减退、全身不适等。一般持续2～3天自行消退,无需特殊处理,注意适当休息、多饮水即可。

②全身反应:主要表现为发热,一般在接种后5～6 h体温升高,持续1～2天,多为低热或中度发热。反应较重时,可对症处理,如物理降温、局部热敷等;反应严重时,如高热持续不退则应到医院诊治。

(2)异常反应:较少数儿童可能出现晕针、过敏性休克、皮疹、血管神经性水肿等。

①晕针:在疫苗注射后即刻或几分钟内发生。患儿可以突然丧失知觉,呼吸减慢。多见于体弱儿童。常与空腹、疲劳、室内空气不好、精神紧张或恐惧有关。应立即使患儿平卧、头放低,保持安静和空气新鲜,并喂些开水或热茶,一般过一会儿就可恢复。

②过敏反应:预防接种引起过敏反应者极少,如果发生面色苍白、心跳加快、脉搏可能摸不到或很细弱、手足发凉、口唇发绀、抽风、昏迷等症状,要立即让患儿平卧,给予0.1%肾上腺素(皮下),小儿为每次0.01 mL/kg,最大量为0.33 mL(1/3支),并尽快请医生救治。

2. 儿童体格锻炼与游戏

1)体格锻炼 应从小开始,根据儿童的年龄、体质情况和环境的特点,选择合适的方式,循序渐进。通过体格训练能提高机体对外界环境的耐受力和抵抗力,培养儿童坚强的意志和性格,促进儿童德、智、体、美、劳全面发展。

(1)户外活动:一年四季均可进行,可增强儿童体温调节功能及对外界气温变化的适应能力,提高机体免疫力。户外活动开始每日1～2次,由每次10～15 min,逐渐延长到1～2 h。年长儿除恶劣气候外,应在户外玩耍。

(2)空气浴:利用气温和体表温度之间的差异形成刺激,气温越低,作用时间越长,刺激强度越大,可以使皮肤的血液循环加快,促进新陈代谢,从而减少呼吸道疾病的发病率,增强机体对外界不良因素的抵御能力。健康儿童从出生时即可进行。接触新鲜空气是锻炼的第一步。从2～3个月的婴儿开始,逐渐减少衣服至只穿短裤,室温不低于20 ℃,习惯后可进行户外锻炼。宜从夏季开始,随着气温降低而使机体逐渐适应。空气浴应在婴儿精神饱满时进行,要随时观察儿童的反应,若儿童有寒冷的表现,应立即穿衣。

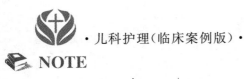

NOTE

表2-3 儿童计划免疫程序

预防病名	结核病	乙型肝炎	脊髓灰质炎	百日咳、白喉、破伤风	麻疹	流行性乙型脑炎	A群流行性脑脊髓膜炎
免疫原	卡介苗（减毒活结核杆菌混悬液）	乙肝疫苗	脊髓灰质炎减毒活疫苗糖丸	百白破疫苗	麻疹减毒活疫苗	乙脑减毒活疫苗	A群流脑疫苗
接种方法	皮内注射	肌内注射	口服	肌内注射	皮下注射	皮下注射	皮下注射
接种部位	左上臂三角肌上缘	上臂三角肌	—	上臂外侧	上臂外侧	上臂外侧	上臂外侧
初种次数	1	3	3（同隔1个月）	3（同隔4~6周）	1	1	2（同隔3个月）
每次剂量	0.1 mL	5 μg	每次1丸三型混合糖丸疫苗	0.2~0.5 mL	0.2 mL	0.5 mL	0.5 mL
初种年龄	出生后2~3天到2个月内	第1次出生时，第2次1个月，第3次6个月	第1次2个月，第2次3个月，第3次4个月	第1次3个月，第2次4个月，第3次5个月	8个月以上	8个月	第1次6个月，第2次9个月
复种	—	周岁时复查免疫成功者3~5年，加强免疫失败者重复基础免疫	4岁时加强口服三型混合糖丸疫苗	1.5~2岁用百白破混合制剂，7岁用吸附白破二联类毒素各加强一次	7岁时加强1次	2岁时加强1次	
注意点	1个月以上婴儿接种前应做结核菌素试验，阴性才可接种	—	冷开水服或含服，服用1 h内禁热饮	—	接种前1个月及接种后2周避免使用胎盘球蛋白或丙种球蛋白制剂	—	—

（3）日光浴：日光中的紫外线能使皮肤中的 7-脱氢胆固醇转变为维生素 D，预防小儿佝偻病的发生。同时，日光中的紫外线、红外线，可促进皮肤血管扩张，使血液循环加速，增加儿童心肺功能，促进儿童生长发育。日光浴适用于 1 岁以上的儿童，宜在气温为 22 ℃以上且无大风天气时进行。为了防止皮肤灼伤而又有足够的日照，一般冬季可在接近中午，其他季节可在上午或下午阳光不是很强时进行。最好选择在饭后 1～1.5 h，每次时间不超过 20 min，并注意适当补充水分。日光浴场所应空气流通且无强风。日光浴时，随时注意观察儿童的反应，如出现头晕、头痛、出汗过多、脉搏增快、体温上升或神经兴奋等情况应立即停止。

（4）水浴：利用身体表面和水的温差来锻炼身体，可增强机体对温度变化的适应能力。不同年龄及体质的小儿应选择不同的水浴方法。

①温水浴：由于水的传热能力比空气强，可提高皮肤适应冷热变化的能力，故温水浴不仅能保持皮肤清洁，还可促进新陈代谢，增加食欲，有利于睡眠和生长发育，有益于抵抗疾病。婴儿在脐带脱落后即可在 35～37 ℃的水中行温水浴，每日 1～2 次，每次浸泡时间为 5 min 左右。每次浴毕可用温度 33～35 ℃的水冲淋小儿，随即擦干，用温暖毛巾包裹，穿好衣服。冬季要注意水温、室温，做好温水浴前的准备工作，以减少体表热量的散发。

②擦浴：适用于 7～8 个月及以上的婴儿。擦浴时室温保持在 16～18 ℃，开始水温可为 32～33 ℃，待婴儿适应后，每隔 2～3 日降 1 ℃，婴儿水温可逐渐降至 26 ℃，幼儿可降至 24 ℃，学龄前儿童可降至 20～22 ℃。先将吸水性好而软硬度适中的毛巾浸入水中，拧半干，从婴儿四肢做向心性擦浴，擦毕再用干毛巾擦至皮肤微红。

③淋浴：一种较强烈的锻炼，适用于 2～3 岁及以上的儿童，效果比擦浴好。时间一般安排在早餐前或午睡后，每日 1 次，每次淋浴时间为 20～40 s，室温保持在 18～20 ℃，水温 35～36 ℃。淋浴时，儿童立于有少量温水的盆中，喷头不高于儿童头顶 40 cm，从上肢到胸背、下肢，不可冲淋头部。待儿童适应后，幼儿水温可逐渐降至 26～28 ℃，年长儿可降至 24～26 ℃。浴后用干毛巾擦至皮肤微红。

④游泳：有条件者可从小训练，但应有家长在旁照顾。环境温度不低于 26 ℃，水温不低于 25 ℃。浴场应选择平坦、活水、水底为沙质、水质清洁、附近无污染源的地方或游泳池。开始时间每次 1～2 min，逐渐延长。如有寒冷或寒战等不良反应立即出水，擦干身体，并做柔软操以取暖。在空腹或刚进食后不可游泳。

（5）婴儿抚触：可刺激皮肤，有益于循环、呼吸、消化、肢体肌肉的放松与活动。从新生儿开始，每天 1～2 次，每次 10～15 min，从头部、胸部、腹部、四肢、背部有规律地进行，逐渐增加抚触力度，以婴儿舒服、合作为宜。

（6）体操：可促进肌肉、骨骼生长，增强呼吸、循环功能和新陈代谢，达到增强体质、预防疾病的目的。常见有婴儿被动操、婴儿主动操、幼儿体操和儿童体操。

① 婴儿被动操：适合于 2～6 个月的婴儿。婴儿完全在成人的帮助下完成四肢的伸屈运动，每日 1～2 次。婴儿被动操可促进婴儿大运动的发育，改善全身血液循环。

② 婴儿主动操：适合于 6～12 个月的婴儿，有部分主动动作，在成人的适当扶持下可以进行爬、坐、仰卧起身、扶站、扶走、双手取物等动作的训练。婴儿主动操可扩大婴儿的视野，促进其智力的发育。

③ 幼儿体操：适合于 12～18 个月尚走不稳的幼儿，在成人的扶持下进行有节奏的活动，主要训练走、前进、后退、平衡、扶物过障碍物等动作。

④ 儿童体操：广播体操和健美操等适用于 3～6 岁的儿童，以增强大肌群、肩胛带、背及腹肌的运动，增加手脚动作协调性，有益于肌肉、骨骼的发育。在集体儿童机构中，应每天按时进行广播体操，四季不可间断。

2）游戏　游戏是儿童生活中的重要组成部分。通过游戏，儿童能够识别自我及外界环境，发展智力及动作的协调性，初步建立社会交往模式，学会解决简单的人际关系问题等。游戏是儿童的全球性语言，是儿童与他人沟通的一种重要方式。

（1）游戏的功能：

① 促进儿童感觉运动身体的发展：通过捉迷藏、踢足球、骑车等活动，儿童的感觉功能及运动能力得到积极发展，提高动作的协调性和复杂性。

② 促进儿童智力的发展：通过游戏，儿童可以学习识别物品形状、大小、质地及用途，理解数字的含义，了解时间和空间等抽象概念，增进语言表达能力及技巧，获得解决简单问题的能力。

③促进儿童的社会化及自我认同：婴幼儿可通过游戏探索自己的身体，并能将自己与外界环境分开。通过一些集体游戏，儿童学会与他人分享，关心集体，认识自己在集体中所处的地位，并能适应自己的社会角色。同时，儿童在游戏中能够测试自己的能力，逐渐调整自己的行为举止，遵守社会所接受的各种行为准则，建立一定的社会关系，并学习解决相应的人际关系问题。

④ 促进儿童的创造力：在游戏中，儿童可以充分发挥自己的想象力，绘制新的图案，发明新的游戏，创造新的模型等。不管结果如何，成人对他们的想法或试验应适时给予鼓励，将有助于其创造力的发展。

⑤治疗性价值：对于住院患儿来说，游戏还有一定的辅助治疗作用。患儿可通过游戏发泄不良情绪，缓解其紧张或压力；护理人员可观察患儿病情变化，了解患儿对疾病的认识程度，对住院、治疗及护理等经历的感受；游戏还为护理人员向患儿解释治疗和护理过程、进行健康教育等提供了机会。

（2）不同年龄段游戏的特点：

① 婴儿期：多为单独性游戏。婴儿自己的身体往往就是他们游戏的主要内容，玩手脚、翻身、爬行和学步等身体动作带给他们极大的乐趣，他们喜欢用眼、口、手来探索陌生事物，对一些颜色鲜艳、能发出声响的玩具感兴趣。

②幼儿期：多为平行性游戏，即幼儿与其他小朋友一起玩耍，但没有联合或合作性行动，主要是独自玩耍，如看书、搭积木、奔跑等。

③学龄前期：多为联合或合作性游戏。许多儿童共同参加一个游戏，彼此能够交换意见并互相影响，但游戏团体没有严谨的组织、明确的领袖和共同的目标，每个儿童可以按照自己的意见去表现。此期儿童想象力非常丰富，模仿性强，搭积木、绘画、剪贴和做模型的复杂性、技巧明显增加。

④ 学龄期：多为竞赛性的游戏。儿童在在游戏中制订一些规则，彼此遵守，并进行角色分配，以完成某个目标。游戏的竞争性和合作性高度发展，并出现游戏的中心人物。此期儿童希望有更多的时间与同伴一起玩耍。

⑤青春期：青少年的游戏内容因性别不同而有很大的差异。女孩一般对社交性活动感兴趣，男孩则喜欢运动中的竞争及胜利感。青少年对父母的依赖进一步减少，主要从朋友处获得认同感。

案例总结

婴儿，男，12个月。出生时体重3.3 kg。到儿保门诊体检：体重9.2 kg，身长76 cm。问题：

（1）该婴儿的体重、身长正常吗？

（2）该婴儿的头围、胸围应为多少？

（3）该婴儿应该有几颗乳牙？

考点链接

1. 婴儿体重4 kg，前囟1.5 cm×1.5 cm，后囟0.2 cm，能微笑，头不能竖起，最有可能的月龄是（　　）。

　　A. 出生后15天　　　　　　　B. 出生后28天内　　　　　　C. 出生后1～2个月

　　D. 出生后2～3个月　　　　　E. 出生后3～4个月

2. 女孩 3 岁,身高 90 cm,体重 14 kg,牙齿 20 枚,可考虑(　　)。
   A. 在正常范围内　　　　　　B. 肥胖　　　　　　　　C. 身材高大
   D. 体重、身高略低　　　　　E. 营养不良

3. 1 岁小儿,体重 8 kg,身高 70 cm,头围 40 cm,前囟已闭。能独坐一会,不会扶站,考虑可能是(　　)。
   A. 营养不良　　　　　　　　B. 佝偻病　　　　　　　C. 先天性脑积水
   D. 小头畸形　　　　　　　　E. 先天性甲状腺功能减退症

4. 女孩 7 天,出生时体重 3.5 kg,现在体重 3.1 kg,医生诊断为生理性体重下降,下列哪项不是生理性体重下降的特点?(　　)
   A. 发生于出生后 1 周内　　　　　　　　B. 由于母乳不足
   C. 由于水分丧失及胎粪排出所致　　　　D. 体重在出生后 10 天内恢复
   E. 体重下降达到出生时体重的 10%～12%

5. 36 个月小儿体重、身长、头围分别是(　　)。
   A. 6 kg、50 cm、34 cm　　　B. 9 kg、75 cm、14 cm　　　C. 12 kg、85 cm、48 cm
   D. 12 kg、90 cm、49 cm　　　E. 14 kg、90 cm、49 cm

6. 反映小儿体格发育状况最重要的指标是(　　)。
   A. 身长　　　B. 体重　　　C. 头围　　　D. 胸围　　　E. 上臂围

7. 2 岁小儿正常体格发育应达到以下指标,哪一项除外?(　　)
   A. 体重 12 kg　B. 身长 85 cm　C. 头围 46 cm　D. 牙齿 20 枚　E. 腕部骨化中心 3 个

8. 脊髓灰质炎混合疫苗在 1 岁以内应服用几次?(　　)
   A. 1 次　　　B. 2 次　　　C. 3 次　　　D. 4 次　　　E. 5 次

9. 婴儿期施行的预防接种疫苗种类及所预防的病种是(　　)。
   A. 3 种疫苗,5 种疾病　　　B. 4 种疫苗,6 种疾病　　　C. 5 种疫苗,7 种疾病
   D. 6 种疫苗,8 种疾病　　　E. 7 种疫苗,9 种疾病

10. 母乳成分中含量较低的是(　　)。
    A. 蛋白质　　B. 脂肪　　C. 碳水化合物　　D. 矿物质　　E. 酶类

11. 按热量计算,体重 5 kg 的婴儿每日需要 5% 糖牛乳量为(　　)。
    A. 200～220 mL　　　B. 400～440 mL　　　C. 500～550 mL
    D. 600～660 mL　　　E. 700～770 mL

12. 儿童计划免疫过程中,接种方法为口服的是(　　)。
    A. 卡介苗　　　　　　　B. 脊髓灰质炎疫苗　　　　C. 麻疹减毒活疫苗
    D. 乙肝疫苗　　　　　　E. 百日咳菌液

(13～14 题共用题干)
体重 7 kg,身高 65 cm,头围 44 cm。能翻身,两手能在眼前玩耍。

13. 最可能的月龄是(　　)。
    A. 4 个月　　B. 5 个月　　C. 6 个月　　D. 7 个月　　E. 8 个月

14. 应该添加的辅食是(　　)。
    A. 蛋黄　　B. 菜泥　　C. 稀粥　　D. 鱼泥　　E. 肉糜

(刘　雯)

岗位任务拓展 2

第三章　住院儿童的护理及家庭支持

课程思政融入 5

第一节　儿童医疗机构设置及护理管理

任务目标

> **思政素质目标：**
> 对儿童具有高度的责任心、各项护理技术操作要按照规范要求一丝不苟认真练习。护理过程中要体现人文关怀，动作要轻柔、快捷。
>
> **知识目标：**
> 描述儿科医疗机构组织特点和儿科病房护理管理特点。
>
> **技能目标：**
> 能与小儿及家长进行有效的沟通。能够对各年龄期小儿给予正确的护理，能参加各年龄期小儿的预防接种，能掌握给药方法。

重点：儿科病房与急诊的护理管理。

第三章　住院儿童的护理及家庭支持

　　小儿处在生长发育的动态变化过程中，生理、心理特点因不同年龄阶段而异，所患的疾病及患病过程也有不同特点，抵抗力弱，易发生感染性疾病和交叉感染，也容易发生意外。另外，患病和住院不仅给小儿的身体带来痛苦，而且极易造成其身心创伤，影响小儿今后的人格发展。儿科医疗机构应根据上述特点合理安排，为患儿及其家庭提供帮助，以促使患儿尽快恢复健康。儿科医疗机构应设儿科门诊、急诊及病房三大部分。

一、儿科门诊、急诊、病房设置

1. 儿科门诊的设置特点

　　（1）预诊处：预诊的主要目的是及时发现传染病，并与其他患儿隔离，避免交叉感染。预诊还可以协助患儿家长选择就诊科别，减少就诊的时间。预诊用"一问二看三检查四分诊"的简单扼要的评估方式，在较短时间内做出判断，同时预诊过程中发现危重患儿可立即护送至急诊室，争取抢救时间。

　　预诊处应设在儿童医院的大门口或综合医院儿科门诊的入口处，使患儿在就诊前首先到达此处。室内备有检查台、手电筒、洗手设备等。患儿可随时做检查，不应长时间停留。预诊处应设两个出口，一个通向门诊候诊室内，另一个通向传染病隔离室。隔离室作为专门诊治可疑传染病患儿时使用，室内备有消毒、隔离设备，如紫外线灯、隔离衣等。如有条件，应多设几间隔离室，以便消毒诊室时交替使用。

　　预诊检查主要为简要的问诊、望诊及体检。力求抓住关键，在较短的时间内迅速做出判断，区分病情的轻重缓急，也便于尽早发现传染病患儿。遇危重患儿时，应由预诊护士立即护送至抢救室。对明确诊断的传染病患儿，应立即转到传染病门诊，并及时进行疫情报告；未明确诊断者，送隔离室诊治，避免发生交叉感染。因此，预诊工作应由具有经验丰富、决断力强、动作迅速的护士担任。

　　（2）门诊部：门诊部设体温测量处、候诊室、诊查室、化验室、治疗室、饮水处等。

①体温测量处：发热小儿在就诊前需先测试体温（腋温），该处设有候诊椅。如体温高达39 ℃以上者，应酌情先退热处理，以防高热惊厥。

②候诊室：由于小儿看病时均有家长陪护，故候诊室要空气流通、宽敞、明亮，备有足够的候诊椅，设1～2张小床供包裹患儿、换尿布时使用。室内可利用墙报、电视、实物模型等向家长和患儿进行卫生宣教。

③诊查室：应设多个诊查室，每间最多不超过两套诊查桌椅，最好设单间诊室，减少就诊患儿相互干扰。室内设有诊查台、桌椅、检查用具及洗手设备等。

④化验室：应设在诊查室附近，便于患儿就近化验检查。

⑤治疗室：备有治疗所需的各种设备、器械和药物，可随时进行各种必要的治疗，如各种注射、穿刺、灌肠等。

⑥饮水处：多数患儿患病后需要多饮水，所以门诊要有专人负责供应饮用水、消毒杯等，以便于患儿饮水、服药，家长为患儿热奶等。

除此之外，小儿门诊根据医院条件还应设有挂号室、收费室、厕所等。各室的布置应符合儿童心理特点，如在墙壁上张贴图画等营造使患儿欢乐的气氛，消除患儿的紧张与不安。

2. 儿科急诊 小儿急诊的特点是起病急、病情变化快、意外事故较多，如误服毒物、吞食异物等，而有些疾病在典型症状尚未出现之前，即可危及生命，如中毒性痢疾等。因此急诊的护士应有敏锐的观察力和判断力，对危重患儿就诊应先抢救后挂号，先用药后交费，争取时间；候诊中病情有变化的患儿，护士可让其提前诊治。急诊室应24 h开放、接诊。

（1）急诊部的设置：儿科急诊部应设有抢救室、诊查室、治疗室、观察室、隔离观察室，儿童医院内的急诊科应设有各科急诊室、小手术室、药房、化验室、收费处等，形成一个独立的单位，以保证24 h工作的连续进行。

（2）仪器设备：小儿急诊是抢救患儿生命的第一线。许多需要住院的危重患儿须经急诊抢救，待病情稳定后才能移至病房。为保证抢救工作顺利完成，急诊各诊室均需配备必要的仪器设备及药物等。

抢救室内设病床2～3张，配有人工呼吸机、心电监护仪、气管插管和气管切开用具、供氧设备、吸引装置、雾化吸入器、洗胃用具等必要的设备，以及各种穿刺包、切开包、导尿包等用具。室内放置抢救车一台，车内备有常用的急救药品、物品、记录本及笔，以满足抢救危重患儿时的需要。为便于小婴儿的抢救，可备有远红外线辐射式抢救台。

观察室的设备与病房相似，除设有病床及常规抢救设备外，还可备有供氧和吸引装置、婴儿温箱等，按要求备有各种医疗文件。有条件者可配备监护仪器。

小手术室除一般手术室的基本设备外，应准备清创缝合小手术、大面积烧伤初步处理、骨折固定等的器械用具及抢救药品。

3. 儿科病房的设置

（1）病室：分大、小两种。每间大病室内放4～6张床；小病室放1～2张床，以便隔离、观察及较重患儿的使用。床间距、床与窗台的距离为1 m，一个床单位占地至少2 m²，病床应有床栏，窗外设有护栏。各病室采用玻璃隔断，以便医护人员观察病情，患儿也能隔玻璃观望，减少寂寞。病室内设有洗漱及照明设备方便患儿使用。墙壁、窗帘、卧具等宜采用明快的颜色，并用图画或玩具进行室内装饰，使病室气氛欢快、活泼，以适应儿童心理，减少患儿的恐惧感。

（2）重症监护室（ICU）：室内各种抢救设备应齐全，以收治病情危重、需要观察及抢救者。ICU与医护人员办公室之间由玻璃隔断，以方便观察患儿。待患儿病情稳定后可转入一般病室。

（3）护士站与医生办公室：设在病房中间，靠近危重病室，以便随时观察和抢救。

（4）治疗室：分为内、外两小间，中间有门相通。各种注射及输液的准备工作在一间进行，另一间则进行各种穿刺，以利于无菌操作，同时也减少其他患儿的恐惧。室内应备有各种治疗所需的设备、器械和药品等。

（5）配膳（奶）室：最好设在病房的入口处。内设配奶用具、消毒设备、冰箱、配膳桌、碗柜及分发膳食用的餐车等,由配膳员将营养室配好的膳食按医嘱分发到患儿床前。病房负责配奶时应在配膳室进行,如为营养部门集中配奶,每次送到病房的奶应立即放入冰箱,另备有加热奶的用具。

（6）游戏室:供住院患儿游戏、活动时使用。摆放与患儿高度相适应的桌椅、可清洁的玩具及图书等,有条件时可放置电视机。室内阳光充足,地面采用木板或塑料等防滑材料。游戏室应设置在病房一端,以免喧哗声影响其他患儿。

（7）厕所与浴室:厕所的便池及浴池的设置要适合患儿年龄特点。幼儿专用厕所可不设门;学龄儿童用可有门但不加锁,以防意外发生。浴室要稍宽敞,便于护士协助小儿沐浴。此外,病房需设有库房、值班室、仪器室等。一般儿科病房收住 30～40 名患儿,应按此数量配备所有仪器设备。

二、护理管理

1. 儿科门诊的护理管理

（1）组织管理:儿科门诊的特点是人员流动量较大,陪伴患儿就诊的家属多。护理人员要做好就诊前的准备、诊查中的协助及诊后向家属的解释工作,保证就诊秩序有条不紊。

（2）病情观察:小儿病情变化快,在候诊过程中,护士要经常巡视,注意观察患儿的面色、呼吸、神态等变化,发现异常情况及时处理。

（3）预防院内感染:严格执行消毒隔离制度,遵守无菌技术操作规程。及时发现传染病的可疑征象,并予以处理,消除可能使患儿院内感染的各种因素。

（4）杜绝事故差错:儿科门诊由于时间和季节的特点,就诊患儿往往比较集中,应根据患儿就诊量合理安排人力,缩短候诊时间。护士的班次应合理安排,同时,应严格执行查对制度,在给药、注射、测量等各项工作中一丝不苟,以防止因忙乱而发生差错。

（5）卫生宣教:根据季节、疾病发生情况及儿科护理特点等,在候诊时向患儿家长进行科普宣传。宣教可采用集体指导、个别讲解或咨询等方式,使患儿家长能在短时间内获得保健及护理常识。

2. 儿科急诊的护理管理

（1）重视五要素,确保急诊抢救质量:急诊抢救的 5 个重要因素为人、医疗技术、药品、仪器设备及时间,其中人起最主要的作用。急诊护士应有高度的责任心、良好的医德修养、敏锐的观察力和坚定的抢救意志,决不轻易放弃抢救希望。抢救时技术精湛、药品种类齐全、仪器设备先进、时间上争分夺秒都是保证抢救成功缺一不可的重要环节。

（2）执行急诊岗位责任制度:坚守岗位,随时做好抢救准备;随时巡视,及时发现病情变化。对抢救设备的使用、保管、补充、维护等应有明确的分工及交接班制度,以争取时间、高质量地完成各种抢救任务。

（3）建立小儿各科常见急诊的抢救护理常规:儿科急诊的护理人员应熟练掌握常见疾病的抢救程序、护理要点,加强平时训练,以提高抢救成功率。

（4）加强急诊文件管理:急诊应有完整的病历,记录患儿就诊时间、诊治过程等。紧急抢救中遇有口头医嘱时,必须当面复述确保无误后方可执行,执行时须经他人核对药物,用过的安瓿保留备查,待抢救工作告一段落后督促医生开处方并及时补记于病历上,使抢救工作保持连续性,为进一步治疗、护理提供依据,也便于追踪分析、总结。

3. 儿科病房的护理管理

（1）环境管理:病房环境要适合儿童心理、生理特点,病室的窗帘及被服色彩明快,张贴或悬挂卡通画,使病房气氛欢快。要保持室内空气流通和清洁,采用湿式清洁法。室内温、湿度依患儿年龄大小而定,新生儿适宜的室温为 22～24 ℃,婴幼儿为 20～22 ℃,相对湿度为 55%～65%。儿童病室的温度应为 18～20 ℃,相对湿度为 50%～60%。新生儿、危重儿病室一定要有充足的照明,以便观察;而较大儿童病室夜间灯光应较暗,以免影响睡眠。病房内要保持安静,工作人员要做到四轻,即走路轻、说话轻、关门轻、操作轻,尽量减少患儿的哭闹,不适宜的玩具不应带入病房,避免产生噪声。

（2）生活管理：患儿的饮食既要符合疾病治疗的需要,还要满足其生长发育的要求。对个别患儿的特殊饮食习惯,护士应与家长及营养部门取得联系给予相应的调整。食具应由医院供给,做到每次用餐后都进行消毒。医院负责提供式样简单、布料柔软舒适的患儿衣裤,经常换洗、消毒,保持整洁、卫生。根据患儿的病情、年龄,决定患儿的活动与休息,合理安排作息时间。通过建立规律的生活制度,帮助患儿消除或减轻因住院而出现的心理问题,尤其对长期住院的患儿更为重要。

（3）安全管理：好奇心强、好动且无防范意识是小儿的共同特点,因此,小儿病房的设施、设备及日常的治疗、护理操作,均要考虑患儿的安全问题,如药柜要上锁、电源应放在小儿不能接触之处、暖气应有防护罩、禁止玩刀剪、不让小儿自己取用热水等,防止意外伤害。给患儿做治疗时,要用一定的约束固定技巧,以防脱针、断针等意外发生。治疗与护理完毕后应清点用品,以防针头、玻璃瓶之类的物品遗留在床上造成患儿损伤。病房中用于特殊情况的消防、照明器材,应有固定位置、专人管理。出口要保持通畅。

（4）预防感染：小儿患病期间身体抵抗力较低,易发生各种感染,护理人员应给予高度重视,严格执行清洁、消毒、隔离、陪伴和探视制度,积极预防。如根据季节、气候情况每日定时通风;按时进行空气、地面的消毒;医护人员注意个人卫生,护理患儿前后均应洗手;不同病种患儿尽量分室护理;对特殊患儿实施保护性隔离;做好陪伴家属及探视人员的管理工作。

（5）传染病管理：病房中发现传染病患儿,应立即报告疫情并及时转院或转入传染病室;病情不允许转院者,应立即将患儿转移至单间病室,由专人护理,并严格执行消毒隔离制度。对曾与其接触的易感儿隔离检疫,采取相应的被动免疫（注射抗体）或预防性服药等措施予以保护,并对患儿的污物及曾住的病室及时进行消毒和处理。

（钱　雪）

第二节　住院患儿的心理反应与护理

重点:住院患儿的心理护理。

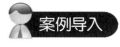 案例导入

患儿,女,3岁,与奶奶在公园游玩时不慎摔伤致右手臂骨折。住院时奶奶一直说:"都是我没看好孙女才会这样的。"住院后患儿一直哭闹:"我要回家。"不肯配合治疗并拒绝任何食物、玩具。请问患儿及家庭的反应属于哪种心理反应? 你应当如何对其进行护理?

住院会引发患儿的各种心理问题,如沉默、哭泣、抵触,甚至会剧烈反抗。特别是曾有负性住院经历的患儿入院后的心理问题往往表现得更为严重。由于发育水平的差异,不同年龄阶段的患儿对疾病的成因和后果、住院和各种治疗的理解有很大差异,了解各年龄段的患儿对疾病和住院的心理反应,有助于帮助患儿尽快适应疾病和住院导致的变化,尽量避免患儿产生负性的心理反应。

一、小儿对疾病的认识

儿童对自己的身体与健康、疾病的联系等知识了解十分有限,对疾病的认识主要基于其认知发展水平及以往的经历。

1. 婴儿　婴儿6个月后可以认识其主要照顾者,当与父母分离,和陌生人接触时会感到焦虑。因此患病住院对儿童是一个创伤性的经历,尤其当父母不能陪伴患儿时,会使他们产生分离性焦虑。

2. 幼儿和学龄前儿童 小儿知道身体各部位的名称,但不知道其功能;开始了解和知道疾病,但不知道患病的原因。他们常会把两个不相关的事物赋予因果关系,认为外界事物、某些神奇的力量或自己的不良行为是引起疾病的原因。例如,小儿会说"疾病是由魔术变出来的",或回答"因为早上没有听妈妈的话,忘了吃鸡蛋,所以下午手指被扎破了,流了好多血"。此期儿童会十分害怕自己的身体残缺不全和发生改变,仍然怕与父母分离和被抛弃。

3. 学龄儿童 此期儿童对身体各部分功能的了解开始成熟,并且知道一些疾病的真实原因,但尚不能用特别的术语表达。由于学龄儿童已有了较好的时间概念,知道父母会定期来看望他们,因此,住院与父母分别时的分离性焦虑程度降低。

4. 青少年 他们更加了解疾病或受伤的生理和心理因素,知道疾病与某些器官功能不良有关,认识到心理或态度可影响健康状态或疾病的发生。他们对疾病的发生和治疗有一定见解及自我控制能力。青少年更关注患病或受伤对其身体形象的影响以及隐私等问题,与同伴分离给他们带来痛苦和不安。

二、患儿对住院的心理反应

患病住院无论对小儿生理还是心理都会造成很大的影响。疾病的痛苦、陌生的人和环境、有限的活动空间与时间、服药及注射等一系列的治疗,使小儿处于生理、心理、社会的应激状态,这种影响的大小与所患疾病的严重程度及所处的环境有密切的关系。护理人员要了解每个住院患儿的心理反应,有的放矢地进行护理,帮助小儿尽快适应医院生活。

小儿住院后的心理反应,与其个人的年龄、所患的疾病及生活经历(散居、入托或上学等)都有密切的关系。现将住院患儿的心理特点按不同年龄期分述如下。

1. 婴儿期 婴儿期是小儿身心发育最快的时期,对住院的心理反应随月龄的增加而有明显的差别。

6个月以内的患儿,如能够及时满足其生理需要,入院后一般比较平静、较少哭闹。即使与母亲分离,心理反应也不太明显,但容易因缺乏外界有益的刺激,使感知觉和动作方面的发育受到一定影响。

6个月后患儿开始认生,对抚育者尤其对母亲的依恋性越来越强。住院后反应强烈,对陌生环境与人持拒绝态度,多以哭闹表示与亲人分离的痛苦。

2. 幼儿期 幼儿对父母及其他亲人的爱护与照顾有着亲身的体验,住院后的心理变化比婴儿更加强烈。如为无陪伴医院或父母因故不能陪伴患儿,幼儿常常误认为住院是父母对自己的惩罚,又因对医院的陌生环境缺乏安全感、担心遭到父母的抛弃等而产生分离性焦虑;对住院限制自己的活动产生不满情绪;同时受语言表达与理解能力的限制,在表达需要、与他人交往上出现困难,感到苦恼;出现担心自身安全受到威胁等各种心理反应,其中幼儿住院的反应主要是分离性焦虑,使患儿拒绝接触医护人员。具体表现分为反抗、失望、否认三个阶段。

3. 学龄前期 学龄前期的患儿智能发展更趋完善,思维能力进一步提高,主动控制和调节自己行为的能力逐渐增强。他们住院存在的主要心理问题仍然是分离性焦虑,惧怕陌生环境,怀疑被父母遗弃,担心身体的完整性因疾病或治疗受到破坏。但表现较温和,如悄悄哭泣、难以入睡、不能按时按量吃饭等,能把情感和注意更多地转移到游戏、绘画等活动中,来控制和调节自己的行为。

4. 学龄期 此阶段小儿的日常生活已从游戏为主转为学校学习为主,学校生活在他们心目中占有较重的位置。其接触的范围更广,能更好地控制自己,住院与父母暂时分离并不是焦虑的主要原因,入院后的焦虑与不安主要来自于与学校的分离。主要的心理反应:与同学分离,感到孤独;耽误了学习,担心会落后;对疾病缺乏了解,害怕病情恶化、自己会残疾或死亡;比较注意医护人员查房时的表现、动作、讨论等,以此作为对自己病情的估计;因怕羞而不愿配合体格检查;唯恐因自己住院给家庭造成严重的经济负担而感到内疚等。由于此阶段患儿自尊心较强、独立性增加,尽管心理活动很多,但表现比较隐匿,努力做出若无其事的样子来掩盖内心的恐慌,所以更需要关怀。

三、住院患儿的心理护理

1. 婴儿期 心理护理的要点如下。

6个月以内的患儿,护理人员应尽可能多与患儿接触,给予抚摸、怀抱、微笑,在护理中与患儿建立感情。同时多提供适当的颜色、声音等感知觉的刺激,协助患儿进行全身或局部的动作训练,维持患儿正常的发育。

6个月后的患儿,护理人员应特别注意给患儿留下较好的初次印象,使小儿产生安全感。向家长了解患儿住院前的生活习惯,把患儿喜爱的玩具或物品放在床旁,同时呼唤其乳名,使患儿感到熟悉和亲切。通过耐心、细致的护理,使其对护士从逐渐熟悉到产生好感。在日常的护理中耐心、主动,增加小儿的信任,逐渐使小儿对护理人员表示友好。

2. 幼儿期 心理护理的要点如下。

(1)由责任护士负责护理患儿:了解患儿表达需要和要求的特殊方式,护理中尽可能接近患儿原有的生活习惯,使其感到亲切。以患儿能够理解的语言讲解医院的环境、生活安排。

(2)有意识地多与患儿沟通:运用沟通技巧,多与患儿交谈,鼓励其谈论自己喜欢的事情,并注意倾听,以促进患儿语言能力的发展,防止因住院使小儿在语言方面的发育迟缓,同时也使小儿获得情感上的满足。

(3)对患儿行为方面的护理:允许患儿以哭闹的方式发泄自己的不满情绪,对患儿入院后出现的反抗予以理解;不当众指责患儿的退行性行为,而是在病情允许时努力帮助其恢复;为患儿创造表现其自主性的机会,如自己洗手、吃饭等,满足其独立行动的愿望。

3. 学龄前期 心理护理的要点如下。

(1)重视患儿入院时的介绍:介绍病房环境及同病室的其他小病友,使之尽快熟悉环境、同伴,帮助其减轻陌生感。以患儿容易理解的语言,解释所患的疾病、治疗护理的简要过程及其必要性,使患儿清楚疾病和住院治疗不会对自己的身体构成威胁。

(2)根据患儿的病情组织适当的游戏活动:用讲故事、做游戏、看电视、绘画等方法,使患儿参与愉快的活动,忘记痛苦烦恼,发泄恐惧心理,减少焦虑情绪。也可组织一些治疗性的游戏,分别扮演医护的不同角色,模拟打针、手术等操作,使患儿在游戏中较好地理解治疗、护理,表达、发泄情感,并促进患儿主动遵守各项制度,配合医护工作。

(3)鼓励患儿参加一些力所能及的工作:在病情允许时,鼓励患儿适当地自我照顾,使患儿看到自己的作用,以帮助其树立自信心。

4. 学龄期 心理护理的要点如下。

(1)和患儿交谈:要与患儿开诚布公地交谈,介绍有关病情、治疗和住院的目的,解除患儿疑虑,取得患儿的信任,密切护患关系。

(2)帮助患儿与学校保持联系:鼓励患儿给同学打电话等,允许同学来医院探视、交流学习情况,使之感觉到自己仍是集体的一员,仍属于学校。

(3)组织学习活动,增强战胜疾病的信心:在与患儿共同计划一日生活安排时,一定要包括学习,鼓励患儿每日定时坚持学习,使其保持信心。这意味着疾病可以"治疗",并可回到学校,不会因住院而荒废学业。

(4)关心患儿:注意听取患儿的意见,并尽量满足他们合理的要求。对患儿进行体格检查及各项操作时,要采取必要的措施维护患儿的自尊。提供自我护理的机会,发挥他们独立自主的能力,引导他们情绪稳定地接受治疗。

(钱 雪)

NOTE

第三节　住院患儿的家庭应对及护理

一、家庭对住院患儿的反应

1. 家庭对患儿住院的心理反应

（1）家长对儿童患病住院的最初反应往往是否认,不相信自己的孩子会出现如此严重的健康问题,继而他们会感到内疚,认为是由于自己的过失而使小儿生病,尤其是由于对小儿疾病开始时的症状注意不够而使治疗不及时或照顾不周而使病情加重。发生原因不明的畸形或遗传性疾病时,更使母亲感到不安和内疚。若儿童病情较重,家长会产生恐惧、焦虑、抑郁和挫折感,对自己能否胜任照顾者的角色表示怀疑,同时担忧住院的高额花费。小儿患病住院往往导致其正常的家庭秩序和角色发生紊乱。

（2）兄弟姐妹在患儿住院的初期可能感到内疚,对自己的身体健康表示担忧,产生焦虑和不安全感。随着住院时间的延长,则可能产生嫉妒和怨恨的心理。

2. 患儿住院对家庭功能的影响

（1）确诊疾病和住院初期:调整、妥协,重心放在患儿身上。

（2）患病和住院的延续期:家庭重心偏移,家庭成员感到筋疲力尽。

二、住院患儿的家庭支持

儿科护理强调以家庭为中心,护士应与患儿家庭合作,帮助家庭应对危机,维持正常的家庭功能。

1. 对患儿父母的支持

向父母介绍医院环境、工作人员;鼓励父母探视或陪护患儿,鼓励和提醒父母休息、活动和摄取足够营养;安排家庭成员轮换陪护患儿;对患儿家长介绍患儿病情、治疗方案和护理计划,邀请父母参与患儿护理;组织住院患儿的父母们座谈;安排充足的时间与父母沟通。

2. 对患儿兄弟姐妹的支持

向患儿的兄弟姐妹解释患儿病情,允许到医院探视或通过电话与患儿交流,鼓励参与对患儿的护理,鼓励家庭集体活动,帮助父母理解应对患儿兄弟姐妹所经历的反应。

（钱　雪）

第四节　小儿临终关怀和父母情感支持

一、小儿临终关怀

小儿临终关怀是向临终患儿及其家属提供全面的照护,包括生理、心理、社会等方面。其宗旨是满足临终患儿身心的需要,最大限度地减少死亡之前的痛苦,提高生命质量,使其能舒适、安详、有尊严地度过人生的最后时期,以及协助家庭成员为患儿的死亡做好准备。

1. 不同年龄阶段儿童对死亡的认识

儿童对死亡的认识与其认知水平的发展有密切联系。

（1）婴幼儿:并不理解死亡是什么,濒死儿童只会用哭闹表达他们的不舒适。

（2）学龄前儿童:对死亡逐渐有所认识,如从日常生活中看到鸟的死亡或其宠物的死亡。但他们认为死亡是暂时的,像睡觉一样,不知道死后不能复生。他们还会把死亡与自己的不良行为联系起来,认为死亡是一种惩罚。学龄前儿童最害怕与父母分别,因此,他们对死亡的恐惧是长眠不醒所带来的分离和孤独。只要能在父母身边,就感到一切安全。

(3)学龄儿童:通过个人经验,如看电影、电视上人物的死亡,逐步了解死亡的概念。9岁以上儿童知道死亡是生命的终结,是普遍存在的、不可避免的,并把死亡和痛苦、伤害等联系起来,开始惧怕死亡。有时他们会认为死亡与自己的不良行为有关而有罪恶感。

(4)青少年:对死亡的认识和成人相似,但他们很难接受生命的终止,特别是恐惧自己的愿望实现前就死去。

2. 家庭对儿童临终的反应 临终儿童父母的心理反应过程可分为5个阶段。

(1)否认或震惊:当父母知道自己的子女濒临死亡的消息时,首先的反应是"那不是我的孩子",这时,他们对任何人的语言和解说均不能接受,认为这是不可能的事。家长会带着孩子四处求医,不但浪费了财力,而且忽视了对孩子的照顾。护士应帮助家长尽快度过这个时期。

(2)愤怒:当孩子濒死的事实无法否认时,父母的反应是"为什么发生在我的孩子身上""这不公平"。父母会将愤怒发泄到医生、护士及周围人的身上,同时也责怪自己没有很好地照顾子女,感到内疚。此时,护士应更多地倾听家长的感受,并可组织有类似经历的家长相互交流,会对他们有所帮助。

(3)协议或磋商:此时家长对医护人员抱以过高期望,祈求医生、护士,有的祈求神灵,只要治愈孩子的绝症,家长愿意做出任何努力和牺牲。

(4)抑郁:此期父母真正意识到将要发生什么,从而对将要失去自己的爱子无比忧伤。他们往往独自回忆过去,不愿和任何人交谈。

(5)接受:最后,父母认识到"那是没有办法的事",接受既成的事实。但是,很少有父母在孩子去世前能达到此阶段,往往在孩子死后几年父母才能接受这一现实。

以上5个阶段并不是直线式进行的,随着患儿病情的反复,父母的心理反应也在变化,而且每个阶段持续的时间也不相同。

临终前患儿的心理反应过程也会经过否认、愤怒、协议、抑郁、接受5个阶段,但患儿和父母的心理反应阶段不是同时发生的。患儿经历每个阶段的时间较短,也会因病情的变化而发生反复。年龄较小的儿童心理反应过程少于5个阶段。

二、对临终患儿的情感支持

对临终患儿的情感支持应包括对患儿和家庭两个方面的情感支持。

(1)护理人员应尽可能固定,有益于给患儿以支持和安慰,也易于获得父母的信任。

(2)为临终患儿提供全面的照顾以及最大程度地减轻其痛苦,尽可能使其生活和要求得到满足。

(3)鼓励父母多陪伴患儿,允许父母对患儿做其愿意做的、力所能及的护理工作,因为父母感到能为临终子女多做一些事情是一种心理安慰。护士应给父母提供护理患儿方面的指导。临终患儿常希望得到身体上的接触,应鼓励父母搂抱、抚摸患儿。

(4)减轻心理的痛苦:隐瞒病情可使患儿产生被亲人孤立的感觉,产生孤独、焦虑等心理反应。根据情况,可鼓励父母循序渐进地、与年龄相适应地告知患儿实情,父母和护士应经常询问和聆听患儿的需求和想法,并针对患儿的心理状态进行支持。

(5)医护人员需充分认识家长各阶段的心理反应,根据不同阶段提供适当的护理服务。护士要控制自己的情感,真正理解、关心、同情患儿及家长。

(6)患儿死后,父母常需要在患儿身边停留一些时间,护士应尽量满足其要求。如果患儿死亡时父母不在现场,事后要求看望及介绍死亡过程,护士应理解和同情,并满足其要求。

(7)在医院应安排僻静的场所,让父母表达和发泄内心的悲痛,医护人员应适当给予劝解和抚慰。正确理解患儿死亡后父母的心理反应,尊重患儿家庭的宗教文化习俗。对悲伤流泪的父母,可在一旁静静陪同,轻握其手或轻抚其背以安抚情绪,鼓励他们哭泣,以宣泄内心的痛苦。对患儿父母在愤怒时的一些过激行为,应采取理解和克制的态度。

(8)临终患儿同胞兄弟姐妹会产生孤独感、被遗弃感,同时对自身健康忧虑,产生愤怒、抑郁、负罪感等。医护人员应进行及时干预,保持其日常生活作息,解释疾病和死亡,聆听他们的需求和想法,进行沟通交流,也可让其通过游戏释压。

(钱 雪)

第五节 与患儿及其家长的沟通

重点:与患儿及家长的沟通方法。

一、与患儿的沟通

人与人之间信息交流的过程称为沟通,它可以通过语言、文字、表情、手势等方法来交换彼此的意见、情感等。作为健康照顾者,与患儿沟通的任务是要为患儿提供信息,帮助患儿适应环境,取得患儿的信任,解决患儿的健康问题。因小儿处在生长发育阶段,心理发展尚不成熟,与成人相比,与患儿的沟通需采用特殊的技巧,同时还应注意与患儿家长的沟通。

1. 小儿沟通特点

(1)不能清楚、准确地表达情感:由于发育水平所限,不同年龄阶段的小儿表达个人需要的方式不同。1岁以内的婴儿语言发育尚不成熟,多以不同音调、响度的哭声表示心身需要,如需要水、需更换尿布、需被爱抚等。

1~2岁小儿开始学习语言,常有吐字不清楚、用词不准确、重复字较多的现象,不仅自己表达不清,也使对方难以理解。因此,婴幼儿尚不能或不能完全通过语言进行沟通。随着年龄的增长,小儿的语言表达能力逐渐增强。3岁以上小儿可通过语言并借助肢体动作形容、叙述某些事情,但容易夸大事实,掺杂个人想象,缺乏条理性、准确性。

(2)缺乏认识、分析问题的能力:在小儿出生后的前几年内,依照不同年龄,分别以直觉活动思维和具体形象思维占重要地位,对事物的认识、对问题的理解有一定的局限性,直至学龄初期,才逐步过渡到以抽象逻辑思维作为主要的思维方式。学龄儿童逐步学会正确地掌握概念,组成恰当的判断,进行合乎逻辑的推理,但尽管如此,仍具有很大成分的具体形象性。因此,小儿时期对问题的理解、认识、判断、分析的能力较成人差,容易影响沟通的进展与效果。

(3)模仿能力强,具有很强的可塑性:随着小儿年龄的增长,其智力发育日趋完善,思维能力进一步发展,他们注意模仿成人的一言一行,设法了解和认识周围环境。在不同的环境里,小儿模仿的内容不同,如果成人能进行有目的的引导,就能获得事半功倍的效果。

2. 与小儿沟通的途径

(1)语言沟通:口头和书面的沟通统称为语言沟通。由于小儿书写能力欠缺,一般与小儿的语言沟通多指面对面的口头沟通。口头沟通的优点是能较清楚、迅速地将信息传递给对方。护士能将有关医院环境、治疗等情况向小儿及家长进行详细解释,小儿也可将自己的生理需求、情绪感受及时向护士倾诉。但由于小儿的语言表达能力有限,不同程度地影响了沟通效果,因此,有效地沟通必须采用双方能懂的话语。

(2)非语言沟通:通常是指利用非语言行为进行的沟通,又称为身体语言,包括面部表情、姿态、手势、动作、抚摸等。通过无声的交流,使护患双方有效地分享信息,对语言表达或理解能力差的小儿尤为重要。护士和蔼友好的微笑、亲切轻柔的抚摸,都能给患儿带来心灵上的慰藉,使患儿感到安全与舒适。

(3)游戏:儿童时期生活中重要的不可缺少的活动是游戏。儿童可以从游戏中学习知识,认识世界,处理周围的关系,适应社会的要求。同样,适当的游戏可很快缩短护士与患儿间的距离,促进相互了解。患儿以游戏表达他们对家庭、医院的感受,发泄自己的情感。护士在与患儿做治疗性游戏的同时,可鼓励、帮助、教育患儿,使之消除不良情绪。

(4)绘画:儿童图画可有各种含义,多与个人熟悉的、体验到的事情有关。通过绘画患儿可表达愿望、宣泄感情。护士可通过绘画与患儿进行交流,了解和发现存在的问题。绘画可分为两种,一种为自发性绘画,患儿按照自己的兴趣、想象画出随意图画;另一种为目标性绘画,即患儿根据给出的内容、范围要求进行绘画,如绘人物、画风景等。

(5)与患儿家长的沟通:与患儿的沟通多需其家长协助完成,且因小儿患病,家长常有内疚、焦虑的心理,这些情绪同样可引起患儿的不安。因此,与患儿家长的沟通,一方面可借助家长促进与患儿的交流,另一方面还可使家长放松紧张、焦虑的情绪,进而使患儿及其家长能够保持情绪稳定,安心接受治疗。

3. 与患儿沟通的技巧

1)交谈技巧

(1)主动介绍:初次接触患儿及其家长时的自我介绍对进一步沟通具有重要意义。护士应主动介绍自己,亲切询问患儿的乳名、年龄、学校或幼儿园名称等患儿熟悉的生活与事情。

可缩短与患儿及家长的距离。同时应鼓励患儿自己做介绍或提出疑问,避免将所有问题只向家长询问,由家长全部代替表达,从而形成替代沟通的局面,挫伤患儿主动合作的积极性。

(2)使用适当方式:护士需了解不同年龄患儿的语言表达能力及理解水平,在谈话中尽量不用“是不是”“要不要”等模棱两可的语言,不用否定方式,而采用其能理解的方式。如患儿对“拿笔画画”的建议能愉快地采纳,而对“不能咬笔”的劝告则可能持反抗态度。使用肯定的谈话方式、患儿熟悉的词句,不仅有助于患儿理解,也能促进主动配合。如体格检查胸部需解开衣服时,可向患儿解释“我来听听你的胸部,需要你解开衣扣,要我帮忙吗?”避免说“我来查体,你要不要解开衣扣?”

(3)真诚理解:护士对患儿某些幼稚、夸大的想象、分析,应采取诚恳的态度,表示接受与理解,不能敷衍了事,更不能以此作为讥讽、取笑患儿的话题,而失去患儿的信任。此外,由于患儿的语言表达能力较差,有时出现叙述不清、语句不连贯等情况,护士在认真倾听的基础上,要加以分析,了解其中含义,不随意打断患儿的谈话,只在交谈中适时帮助患儿修正词句、弄清事实,以获得准确的资料。

(4)注意声音效果:护士应掌握谈话时声音的技巧,注意语气、顿挫、声调、音量、速度,以促进沟通的顺利进行。如谈话中稍加停顿,给患儿理顺思路的时间;稍慢的速度、适当的音量、亲切的语气能引起患儿的注意与反应。

2)非语言沟通技巧

(1)亲切和蔼的情感表达:在非语言沟通中,无论采用何种方式,亲切和蔼的情感表达都是必不可少的。它有助于患儿消除紧张情绪,增加交流的主动性。如恼怒或快乐、软弱或坚强、振奋或压抑的面部表情,都会有意无意地表现出来,对患儿情绪产生影响。即使是不会用语言表达的婴儿,若看到护士表情严肃地面对自己时,也会很紧张,甚至啼哭。因此,护士要保持良好的情绪,除特殊需要,一般不戴口罩,以使患儿经常能见到护士的微笑,缩短双方感情上的距离。对婴幼儿来说,抚摸是更有利于情感交流的形式,护士利用怀抱、抚摸向患儿传递“爱”的信息,患儿也从中感受到护士的和蔼可亲,得到情绪上的满足。

(2)平等尊重的体态动作:儿科护士的服务对象虽然是年龄小、经验经历少,甚至是对外界一无所知的患儿,但仍要平等相待,尊重患儿。如与患儿保持较近的距离,采取蹲姿以达到与患儿眼睛在同一水平线,不厌其烦地满足患儿的要求,都可给患儿留下深刻的印象,使他们感到了安全,维持了自尊。

3)游戏沟通技巧

(1)了解游戏:为了适应沟通的需要,护士应对游戏的内容、规则有所了解,以加快与患儿熟悉的过程。如在游戏开始时对规则、程序的制订,游戏结束后对结果的议论等,护士都能参与其中,使患儿在不知不觉中消除陌生、拘束感,将护士作为朋友对待。

(2)合理安排:在组织游戏中,要考虑患儿的不同年龄与心理发展阶段,安排适当的、患儿感兴趣的游戏。婴幼儿只能做简单的类似藏猫游戏,通过反复与护士保持一定距离的目光接触,患儿对护士从开始的生疏逐渐转变为熟悉,如同对自己的家人一样。对好奇心很强的学龄前患儿,可与之做具有探索性的纸牌魔术等游戏,引起患儿探索的兴趣,加快沟通的过程。

4)分析绘画技巧 对患儿的绘画应在仔细观察的基础上参考以下几个方面进行分析。

(1)整体画面:如画面多处涂擦、重叠,与患儿矛盾、焦虑的心理有关。

(2)个体形象的大小:较大的形象反映在患儿心目中重要的、有力的、权威的人或事。

(3)画面出现的次序:反映患儿对人或事依其重要性排列的次序。先出现的较之后来的在患儿心目中要重要得多。

(4)患儿在图中的位置:患儿在画包括自己在内的家庭或集体的图画中,自己及其他成员所在的位置,表示患儿认为自己所处的地位。

绘画可帮助小儿表达感觉,反映复杂的心理状态。在分析图画时,切不可机械地套用上述几方面便简单地得出结论,应结合患儿的背景资料、具体情况进行全面、细致的分析。

二、与患儿家长的沟通

1. 建立良好的第一印象 初次接触,积极热情,展现良好的专业素质,耐心倾听,取得患儿家长的信任。

2. 使用开放性问题鼓励交谈 针对家长的不安情绪,与家长的谈话最好以询问普遍性问题开始,如"孩子现在怎么样?"家长能在轻松的气氛下谈各方面的内容,护士获得的信息量较多。避免在谈话开始时使用如"是不是""有没有"的闭合性问题,虽可省时、提高效率,但不利于家长表露情感及提供患儿的有关信息。其他成人常用的沟通技巧,如倾听、适当的沉默、及时做出反应等,在与患儿家长沟通时也可使用。

3. 恰当地处理冲突 应换位思考,理解家长心情,避免搪塞应付、使用难以理解的医疗术语。操作前耐心解释,对患儿表现关心爱护。

(钱 雪)

第六节 小儿健康评估的特点

重点:小儿病史采集内容及护理体检。

小儿的心理、生理均处在不断成长、发展的过程中,特别容易受到各种因素的影响,使自身功能发生改变。因此,需要掌握小儿身心特点,运用多方面的知识以获得全面、正确的客观资料,为护理方案的制订打下良好的基础。同时还需要根据患儿快速变化的病情做出决定,及时采取有效的护理措施。

一、健康史的采集

健康史由患儿、家长、其他照顾者及医生的叙述获得,对护理计划的正确制订起着重要的作用。

1. 内容

1)一般情况 一般情况包括患儿姓名、乳名、性别、年龄(刚出生数小时的记录小时龄,新生儿记录日龄,婴儿记录月龄,年长儿记录到几岁几个月)、民族、入院日期及诊断,父母或抚养人姓名、年龄、职业、文化程度、通信地址、联系电话,代述病史者与患儿的关系等。

2)入院时主要病史 入院时主要病史指到医院就诊的主要原因。按疾病症状出现的先后顺序,了解发病情况、症状特征,如发生的时间、经过、部位、性质以及检查治疗情况等。

3）既往情况　既往情况包括出生、发育、喂养、生活习惯、预防接种、患病、过敏情况,根据患儿的年龄及病种,了解以下重点内容。

（1）出生情况:患儿是第几胎、第几产;是否足月、早产或过期,其母孕期情况及生产方式;出生体重、身长,有无窒息、产伤,Apgar 评分情况等。

（2）发育情况:常规了解患儿的体格、语言、动作及神经精神方面的发育情况。如:前囟门闭合及乳牙萌出时间、数目;会抬头、独坐、站、走及会说话的时间;会笑、认人及控制排尿、排便的时间。根据年龄了解患儿能否理解成人指令、日常行为表现、在幼儿园或学校的学习状况及与同伴间的关系。

（3）喂养情况:患儿自幼喂养方式,哺喂次数、食量,添加辅食及断奶时间,有无异常或特殊饮食习惯等。

（4）基本生活习惯:包括饮食、睡眠、排泄、清洁卫生习惯及自理情况。

①饮食:主要饮食,是否定时、定量,用餐方式、食具使用,有无挑食、偏食及吃零食的习惯。

②睡眠:每次睡眠时间,有无午睡习惯,入睡方式,有无夜啼、盗汗等异常情况。

③排泄:大小便次数及量,有无失禁,是否需要协助,有无表达排泄需求的特殊语言或动作。

④清洁卫生:了解患儿洗漱、更衣的习惯及自理程度。

（5）患病情况:曾于何时患过何种疾病及治疗结果,尤其应了解传染病的患病情况。

（6）预防接种情况:各种疫苗是否按时接种,接种后有无不良反应。

（7）过敏情况:有无药物、食物或对某种物质过敏的历史。

（8）性格特征:是否开朗、活泼、好动或喜静、合群或孤僻、独立或依赖。

4）对住院反应的评估　是否了解住院的原因,对医院环境能否适应,对治疗能否主动配合,对医护人员是否信任。

2. 注意事项　收集健康史时,要采取耐心听取与重点提问相结合的方法,精神集中,注意倾听,不随意打断家长的诉说,不使用暗示的语言引导家长做出护理人员期待的回答。对年长儿可让其补充叙述病情,以取得直接的感受,但要注意分辨真伪。询问时避免使用医学术语,态度要和蔼,取得对方的信任,以获得准确、完整的资料,为护理诊断提供可靠的依据。病情危急时,应重点简要地问明主要病史,边询问边检查和抢救,以免耽误救治,详细的询问可在病情稳定后进行。

二、体格检查

护理体检的目的是通过对身体进行全面检查,对患儿在身心、社会方面的功能进行评估,为制订护理计划提供依据。

1. 内容和方法

1）一般测量　一般测量包括体温、脉搏、呼吸、血压、身高、体重的测量,必要时测量头围、胸围等。

（1）体温:测量方法视小儿年龄和病情而定。能配合的年长儿可测口温,37.5 ℃以下为正常。小婴儿可测腋温,36～37 ℃为正常,但气候寒冷或测温时间不足时,测得的温度可能会偏低。肛温最准确,但对小儿刺激大,36.5～37.5 ℃为正常。耳内测温法准确、快速,不易造成交叉感染,但仪器价格较贵。

（2）呼吸、脉搏:应在小儿安静时测量呼吸、脉搏,呼吸频率可通过听诊或按小腹起伏计数,还可用少量棉花纤维粘贴于鼻孔边缘,观察棉花纤维扇动计数。除呼吸频率外,还要注意呼吸节律及深浅度。年幼儿腕部脉搏不易扣及,可计数颈动脉或股动脉搏动,也可通过心脏听诊测得。各年龄小儿呼吸脉搏正常值见表 3-1。

NOTE

表 3-1　各年龄小儿呼吸、脉搏频率及其比例

年　　龄	呼吸/(次/分)	脉搏/(次/分)	呼吸与脉搏比值
新生儿	40～45	120～140	1∶3
1 岁以内	30～40	110～130	(1∶4)～(1∶3)
2～3 岁	25～30	100～120	(1∶4)～(1∶3)
4～7 岁	20～25	80～100	1∶4
8～14 岁	18～20	70～90	1∶4

（3）血压：根据小儿年龄不同选择不同宽度的袖带，宽度以上臂长度的 2/3 为合适。新生儿及小婴儿可用简易潮红法或多普勒超声诊断仪测定。不同年龄血压正常平均值可用公式推算：收缩压(mmHg)＝80＋(年龄×2)，舒张压为收缩压的 2/3。

（4）体重：小儿在测体重时，要将衣帽、鞋袜脱去，如室温过低可酌情减脱衣服，但要预估衣服重量并扣除其重量，以保证体重的准确性。以晨起空腹排尿后或进食后 2 h 称量为佳。小婴儿用盘式杠杆秤测量（图 3-1）。1～3 岁的幼儿用坐式杠杆秤测量（图 3-2）。3 岁以上用站式杠杆秤测量（图 3-3）。测量前必须对体重计的零点进行校正。称量时小儿不可接触其他物体或晃动。

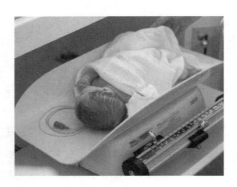

图 3-1　盘式杠杆秤测量体重

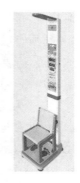

图 3-2　坐式杠杆秤
测量体重

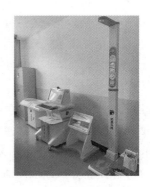

图 3-3　站式杠杆秤测量体重

（5）身高（长）：不同年龄小儿选用不同的身高测量方法。3 岁以内的小儿用量板卧位测身长。小儿脱帽、鞋、袜及外衣，仰卧于量板中线上。助手用双手固定小儿的头部，并使头顶部接触到头板。测量者位于小儿的右侧，左手固定小儿双膝使其双下肢处于伸直状态，右手移动足板使其接触到小儿双侧足跟部，当量板左右两侧标尺的读数一致时即为测量值，记录至小数点后 1 位数（图 3-4）。3 岁以上小儿可用身高计或将皮尺钉在平直的墙上测量身高（图 3-5）。

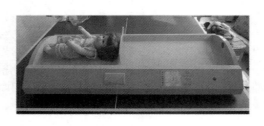

图 3-4　身长的测量

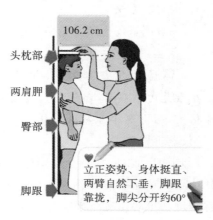

106.2 cm

头枕部

两肩胛

臀部

脚跟

♥ 立正姿势、身体挺直、两臂自然下垂，脚跟靠拢，脚尖分开约60°

图 3-5　身高测量

要求小儿脱鞋、帽,直立,背靠身高计的立柱或墙壁,抬头挺胸,两眼平视前方,腹微收,两臂自然下垂,手指并拢,脚跟靠拢,脚尖分开约 60°,使足跟、臀部和两肩胛间同时接触立柱或墙壁。测量者移动身高计头顶板与小儿头顶接触,板呈水平位时读立柱上数字(cm),记录至小数点后 1 位数。

(6)头围:测量时小儿取坐位,测量者左手拇指将皮尺的零点固定于小儿头部的右侧,用软皮尺自眉弓上方最突起处,再经枕骨后结节绕头一周所测得的长度即为头围(图 3-6)。测量时皮尺应紧贴小儿头部的皮肤,两侧对称。测量值以厘米(cm)为单位,读数应精确至小数点后 1 位数。头围测量在 2 岁前最有价值。

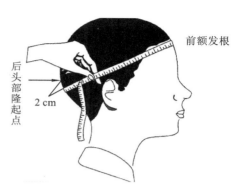

前额发根

后头部隆起点

2 cm

图 3-6 头围测量

(7)胸围:小儿取卧位或立位(3 岁以上不宜取坐位),双手自然平放或下垂,测量者用左手拇指使软皮尺的零点固定于小儿胸前乳头下缘(乳腺已发育的女孩,固定于胸骨中线第 4 肋间),右手将皮尺绕经右侧背部以两肩胛骨下角下缘为准,经左侧回至零点,取平静呼吸时的中间读数或吸、呼气时的平均数,误差不超过0.1 cm。

2)整体情况 对发育及营养状况、面容、神态、对外界刺激的反应、体位、步态、哭声,语言的流畅、清晰程度及患病后的情绪反应等进行评估。

3)皮肤、皮下脂肪及毛发 最好在明亮的自然光线下观察皮肤有无颜色苍白、潮红、黄疸、发绀、皮疹、淤点、脱屑、色素沉着、毛发异常等变化。用手触摸皮肤湿润度、弹性及皮下组织厚薄和充实度,观察有无脱水、水肿及其程度,必要时应测皮脂厚度。评估毛发颜色、光泽,有无干枯、易折、脱发。

4)淋巴结 检查枕后、颈部、耳后、腋窝、腹股沟等处淋巴结大小、数目、质地、活动度及有无压痛等。正常小儿也可扪到单个质软、状似黄豆的淋巴结,可移动,无压痛。附近部位有炎症时淋巴结可肿大,有压痛。

5)头部

(1)头颅:注意检查头颅大小、形状,前囟大小和紧张度,是否隆起或凹陷。小婴儿须触摸顶部及枕部颅骨有无软化呈乒乓球样感觉,枕部有无枕秃。新生儿注意有无产瘤、血肿等。

(2)面部观察:有无特殊面容,眼距大小、鼻根高低,双耳大小、形状等,某些遗传性疾病有异常面容。

(3)眼、耳、鼻:注意有无眼睑红肿、下垂、闭合不全;有无结膜充血、脓性分泌物;有无角膜混浊、溃疡;瞳孔大小、形状、对光反射。检查双耳外形、外耳道分泌物、局部红肿情况、提耳有无疼痛等,必要时做耳镜检查鼓膜情况。观察鼻形状、鼻翼扇动情况、鼻分泌物性状、鼻阻塞情况等。

(4)嘴唇、口腔:嘴唇有无苍白、发绀、湿润、干燥,有无张口呼吸、口角糜烂,唇内侧黏膜、牙龈、颊黏膜有无充血、溃疡、黏膜斑、鹅口疮,腮腺开口处有无红肿及分泌物等,牙的数目和排列、龋齿数,舌质、舌苔情况。小儿咽部检查应在体检最后进行,家长抱住小儿固定其手脚,护士一手固定其头部面向光源,一手持小压舌板,趁小儿张口时伸入口腔后部压下舌根。小儿反射性地将口张得更大暴露咽部的短暂一瞬间,快速观察扁桃体是否肿大,有无充血、分泌物、假膜,咽部有无充血、溃疡、疱疹,咽后壁有无脓肿等情况。

6)颈部 有无斜颈、短颈、颈蹼等畸形或转动受阻,甲状腺有无肿大,颈淋巴结大小、活动度、质地等,气管位置,颈静脉充盈、搏动情况等。

7)胸部

(1)胸廓:外形有无异常,小儿要特别注意佝偻病引起的胸廓畸形,如肋串珠、肋膈沟、肋缘外翻、鸡胸、漏斗胸、慢性肺气肿引起的桶状胸,胸廓两侧是否对称,有无呼吸运动异常、心前区局部隆起、肋间隙饱满等。

（2）肺部：注意呼吸快慢、深浅，有无节律异常、呼吸困难。小儿胸壁薄软，当发生吸气性困难时可出现"三凹征"，即胸骨上窝、肋间隙及锁骨上窝，在小儿吸气时向内凹陷。语颤触诊可在小儿啼哭或讲话时进行。小儿胸壁薄，叩诊反响比成人清，故胸部叩诊时要轻，诊断有无异常浊音、鼓音或实音。因小儿肋间隙窄，胸部听诊器胸件宜用小号。听诊时正常小儿呼吸音较成人响，呈肺泡支气管呼吸音，可能误诊为异常，小儿不会按要求深呼吸，可趁啼哭后出现深吸气时听诊，肺炎时可听到细湿啰音。

（3）心脏：望诊要注意心前区是否隆起（提示慢性心脏扩大），心尖搏动是否移位。叩心界时宜轻，以分辨清浊音界限，小儿各年龄的心界位置可参考表3-2。

表3-2　小儿各年龄的心界

年　龄	左　界	右　界
<1岁	左乳线外1～2 cm	沿右胸骨旁线
2～4岁	左乳线外1 cm	右胸骨旁线与右胸骨线之间
5～12岁	左乳线上或乳线内0.5～1 cm	接近右胸骨线
>12岁	左乳线内0.5～1 cm	右胸骨线

8）腹部　观察腹部大小及形状，腹壁有无静脉曲张，有无脐疝，能否见到蠕动波及肠型，新生儿要特别注意脐部有无出血、炎症和分泌物。扪诊腹壁紧张程度如何，有无压痛和肿块。扪诊应在小儿安静时或婴儿哺乳时进行。如哭闹可利用吸气时做快速扪诊。婴幼儿有时肝边缘在肋下1～2 cm处扪及属正常。小婴儿有时也可触及脾脏，肝脾均质软，无压痛，6～7岁不应再摸到。叩诊有无移动性浊音，听诊肠鸣音是否正常。

9）脊柱和四肢　观察有无畸形，四肢活动度是否正常，肌力是否正常。如佝偻病时下肢出现"O"形或"X"形腿，"手镯征"，"足镯征"，脊柱侧弯等。

10）神经系统　按年龄、病种、病情等选择必要的检查。

（1）一般检查：包括神志、精神状态、面部表情、前囟门饱满度、反应灵敏度、动作语言发育、有无异常行为、肢体动作能力等。

（2）脑膜刺激征：一般重点查颈项强直、克氏征（Kernig征）及布氏征（Brudzinski征）、肌张力等，小儿哭闹导致肢体强亢时不易准确，要反复检查。

（3）神经反射：新生儿期检查某些生理反射是否存在，如吸吮反射、握持反射、拥抱反射等。小婴儿的提睾反射、腹壁反射均较弱或引不出，但可出现踝阵挛，2岁以下婴幼儿巴氏征（Babinski征）可呈弱阳性，应根据年龄特点判断。

上述体检结果不论检查实施的早晚，资料登记时均按上述顺序系统书写，不仅阳性结果不可遗漏，重要的阴性结果也要记录。

2. 注意事项

（1）环境准备：体格检查所用的房间应光线充足、温度适宜、周围安静。检查用品齐全、适用。

（2）体位要求：小儿年龄及所需检查部位决定应采取的体位姿势。如为较小婴儿，需检查肺部，可由父母抱于胸前，横坐在父母腿上进行。

（3）检查者准备：检查者的手要保持清洁、温暖，态度和蔼、动作轻柔，对已认生婴幼儿，检查前可先让小儿熟悉一些检查用品，以解除其防御、惧怕甚至抗拒的心理状态。对儿童，可向其说明要检查的部位、有何感觉，使小儿能自觉配合，而不用命令的口吻。

（4）检查顺序：一般遵循自上而下的原则，但为获得准确的结果，可视具体情况合理调整顺序。如咽部检查，容易造成小儿不适感，可放在最后进行。当小儿安静时，可进行心、肺部听诊和腹部触诊，或趁小儿啼哭出现深吸气时进行肺部听诊，因哭闹间歇时的深吸气能使肺部细小啰音较为清晰。对不能很好配合检查的婴幼儿，可分段进行。如在睡眠状态下做心脏听诊，则效果较好。对不能确定的项目，应反复检查，直至得出最终的结论。对急诊及抢救病例，先重点检查生命体征及与疾病有关的部位，边检查边抢救，全面的体检待病情稳定后再进行，以免耽误救治。

三、家庭评估

家庭是社会最基本的单位,小儿是家庭中最弱小、最需要被保护的对象。家庭的结构与功能如何,无不对小儿身心产生影响。因此,家庭评估在对小儿的健康评估过程中起着重要作用。

1. 家庭结构评估 家庭结构指家庭组成的类型及各成员之间的关系。

(1)家庭类型:了解患儿生长的环境,是人数少、结构简单、关系单纯的核心家庭,还是与祖父母或其他亲戚一起居住的大家庭。是否是单身父母或重组家庭。

(2)角色情况:父母是否近亲结婚,是否为独生子女,父母职业及教育情况,每个家庭成员在家庭中的地位等。

2. 家庭功能评估 家庭功能是指家庭在满足个体需求、维护家庭及符合社会的期望方面的能力。

(1)情感状况:家庭是否有凝聚力,成员之间是否彼此亲近、相互关心,有无偏爱、溺爱、冲突、紧张状态,能否使小儿获得爱与安全。

(2)健康状况:家庭中有无遗传性疾病、过敏性疾病或急、慢性疾病,患儿与家中传染病患者有无隔离措施。

(3)社会化状况:患儿通常是否去托幼机构;家庭是否具有使患儿生理、心理和社会性成熟的条件,以帮助患儿完成社会化进程;与社会有无联系,能否从中获取支持。

(4)经济情况:父母有无固定收入,是否能够满足家庭成员的日常生活所需,是否因资金问题影响患儿的治疗。

(5)保健照顾情况:家庭能否提供小儿身体、生活照顾,有无科学育儿的一般知识,对患儿所患疾病有无认识,有无提供照顾的时间与能力。

3. 家庭居住环境

(1)住宅:住房类型、居住面积、室内温度及光线等。

(2)环境:居住在城市或农村,附近空气如何、有无噪声、人口密度大小、是否新近迁入、与周围邻居关系和上学交通状况等。

健康家庭的标准:有良好的交流氛围,相互了解、关心、尊重,增进家庭成员的发展;以足够的自由空间和情感支持、促进小儿的成长;能积极地面对矛盾并解决问题;有健康的居住环境及生活方式;科学地安排营养、运动及作息时间;与社区保持联系,做到不脱离社会。根据健康史采集、体格检查及家庭评估的结果综合分析,确定患儿主要的健康问题,同时综合考虑小儿生长发育的需要及家长认知水平,提出适当的护理诊断,制订切实可行的护理计划。在实施中取得患儿和家长的配合,并应在实践中继续收集资料,了解患儿的反应如何,是否出现新问题,护理措施实施后是否实现了预期目标等。得出客观的评价后,再进一步修订护理计划或重新确定护理目标,采取更加有效的护理措施。这种有条理的、高质量的、全面护理的方法,称为整体化护理程序。正确地应用护理程序,可以促进患儿恢复健康,提高护理工作质量。

(钱 雪)

第七节 儿童疼痛的护理

重点:儿童疼痛的评估。

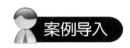 **案例导入**

患儿,女,5岁。因全身多处热水烫伤伴疼痛半小时入院。患儿面色苍白、哭闹不安、精神疲倦。专科检查:面部下方、躯干、四肢、臀部创面肿胀,大部分表皮脱落,基底潮红,痛觉敏感,创面边缘见大小不等的水疱。作为儿科护士,该如何对患儿进行疼痛的评估及护理?

疼痛是正在经历着疼痛的人所说的一种感觉，它可存在于任何时刻。疼痛是一种不愉快的感受和情感经历，常伴随实际的或潜在的组织受损。

由于小儿的生理特点，尤其是婴幼儿往往对疼痛的表述不清，因此在临床上小儿疼痛一直未得到应有的重视和控制，有相当一部分小儿生活在痛苦之中。为合理控制小儿疼痛，有必要对小儿疼痛的评估及其常用的护理进行深一步的了解。

一、小儿疼痛的评估

1. 小儿疼痛的特点

（1）早发性：以往的观点认为低龄小儿对疼痛的刺激较不敏感，因此小儿疼痛不被重视。目前通过研究认识到在孕 20 周时胎儿皮肤及黏膜表面即有感受疼痛的神经末梢，且这些神经末梢的分布密度与成人相似或超过成人。对神经解剖结构的研究显示在胎儿发育期间已经完成了疼痛的传导通路。胎儿出生后随着神经系统的继续发育，中枢神经系统的结构和功能进一步重塑，体内、外环境的进一步刺激，最终奠定了小儿疼痛的生理基础。

（2）敏感性：以往观点认为小儿对于疼痛不敏感，事实上 26 周的胎儿已经具有对疼痛刺激发生反应的神经解剖和生物化学基础。在同等条件下，小儿年龄越小越易感知疼痛，这是由小儿神经系统的特征所决定的。小儿神经系统发育相对不健全，感觉传导通路中含有较多的无髓神经纤维，神经元兴奋性较低，这些均有利于信号的传导。

此外，由于小儿大脑发育不全，中枢疼痛的下行抑制系统对信号的控制能力较差，所以小儿对疼痛较为敏感。以往认为小儿对疼痛不敏感，即使有疼痛的体验也不会形成记忆的说法缺乏足够的科学依据。

（3）高应激反应性：小儿对疼痛的刺激具有高度的反应性，由疼痛引起的应激反应并未因年龄较小而程度减轻，相反应激反应程度比成人强烈。即使是对新生儿实施如包皮环切等小手术，应激反应程度也较大。

（4）回避性：小儿疼痛的一个突出特点。小儿对疼痛的回避性主要表现在两个方面。一方面小儿由于恐惧住院、打针、服药物进行疼痛性治疗，以及对疼痛引起的病情认识不足，故经常隐瞒疼痛病情。这不仅影响到疼痛的及时纠治、耽误病情，而且可以影响到小儿的心理发育。另一方面是小儿由于疼痛的刺激常以某种特定的姿势，甚至肢体的畸形或放弃某一部分肢体的功能为代价，来避免或减轻疼痛，如斜颈、驼背、跛行等。因此，在小儿疼痛的评估上，要认真注意这些症状的内在联系性。

（5）易疲劳性：易疲劳是小儿疼痛的又一个特点，这是由于小儿神经系统发育不全，突触形成较少，神经介质产生释放较少，从而使神经冲动的传导出现易疲劳性。在临床上常常看到，同样的身体病变在成人可引起长时间的疼痛，在小儿却表现为短痛，即使致痛因素持续存在，小儿也常表现为阵发性疼痛。因此，在治疗和用药时，应认真考虑小儿疼痛的易疲劳性对治疗和用药的影响。

2. 不同年龄阶段小儿对疼痛的反应

（1）婴儿：研究表明，新生儿能够感觉疼痛，并且长时间、强的疼痛刺激会对小儿今后的成长发展产生影响。6 个月以前的婴儿对疼痛刺激的反应表现为大声哭泣、身体僵直或扭动的全身性动作，也可使受刺激的部位有局部的反射性退缩，面部有疼痛的表情如皱眉、紧闭双眼、嘴巴张开呈方形等。6 个月以后的婴儿疼痛时除哭泣外，更多表现为身体局部的退缩，以及身体的抵抗动作，如在受到疼痛刺激后推开刺激物，面部出现愤怒的表情，眼睛睁开。

（2）幼儿和学龄前儿童：小儿在疼痛刺激开始前就企图推开刺激物。疼痛时大声哭、尖叫，用语言表达"不要"，挥动四肢反抗，不合作，有时需要某种身体束缚。同时，祈求结束治疗过程，要求感情上的支持，如抱住父母、护理人员等。儿童对持续性的疼痛会表示不安和易激惹。许多小儿在预感将有疼痛经历时就会表现出以上行为。

（3）学龄儿童：此期小儿也可有以上所述的行为。同时他们会用语言拖延治疗、护理过程的开始,如"等一会儿,我还没有准备好"。疼痛时会表现出肌肉僵直,如握紧拳头、咬紧牙关、收缩肢体、闭眼、皱眉等。

(4)青少年:疼痛时较少有语言上的反抗和肢体的动作,但可用语言表达疼痛的程度,以及肌肉紧张和对自己身体的控制。

3. 小儿疼痛的评估方法　疼痛是一种感觉和情绪的体验,因此对疼痛的评估应该包括疼痛的性质和程度的评估。疼痛的性质的评估包括疼痛的部位、持续的时间和疼痛的特性,疼痛的程度的评估采用疼痛评分法。

由于新生儿、婴幼儿语言表达能力差,难以恰当描述疼痛的性质和严重程度,因此,小儿疼痛的评估有其特殊性和困难。小儿疼痛的评估常用自我评估法、行为评估法和生理评估法综合评定的结果。关键在于选用适合患儿年龄和发育水平的评估方式,通过结合患儿的病史资料,询问、观察和测定患儿的各项反应进行评估。

(1)自我评估法:包括语言评估和视觉模拟评估。语言评估虽然比较敏感,但仅适用于 7 岁以上的小儿。临床上应用较广的视觉模拟评估有两类:一类是线性图,长度为 10 cm,从左至右标有从白到红的颜色,左端代表无痛,向右疼痛加重,此类适用于 5 岁以上小儿。另一类是面部疼痛等级评定量表法,画有多幅易为小儿理解的笑及哭的脸谱,小儿可从中选择一个面孔来代表自己的疼痛感受,适用于更小的患儿(图 3-7)。

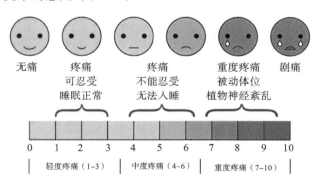

图 3-7　面部表情疼痛测量图

(2)行为评估法:通过包括患儿声调、语言、身体姿态、面部表情等各个疼痛反应的行为表现来加以评估。适用于较小的小儿。

(3)生理评估法:类似于其他应激反应,只有在剧烈疼痛时才出现明显的生理改变,因此不具有疼痛的特异性。由于大多数患儿没有自我评估的能力,因此,行为评估法和生理评估法在小儿疼痛评估中应用更为广泛。

二、儿童疼痛的护理

疼痛的处理原则:①询问及评估。②相信。③选择:选择合适的疼痛控制方法。④给予:及时给予减轻疼痛的方法。⑤鼓舞与促进。

1. 疼痛教育　对患儿及家属进行疼痛相关知识的宣教,使患儿对术后疼痛有足够的心理准备。教会患儿使用疼痛评估表,以利于客观评估、准确用药,保证疼痛治疗的有效性。

指导患儿进行疼痛的自我管理,如对自控镇痛的患儿,护士必须向患儿及家属讲授有关疼痛评估、给药时机、仪器操作方法及药物作用的特点、副作用评价等方面的内容。

2. 早期开展疼痛评估　疼痛评估是进行有效疼痛控制的第一步,通过沟通或观察患儿的面色、体态以及各项生命体征等客观表现,判断疼痛是否存在。评估疼痛的部位、性质、程度并制订相应的护理措施。

3. 非药物干预

(1)分散注意力:

①主动型:需要患儿的参与。如非营养性吸吮、游戏、改变体位、活动肢体、调整呼吸等。

② 被动型:只需家长或医务人员进行分散患儿注意力的行为即可,如皮肤刺激、抚慰、轻轻摇晃、抱、听妈妈的心跳声、用襁褓包起来。

(2) 冷热疗法:热疗使肌肉放松,冷疗可减轻水肿 。

(3) 给予蔗糖溶液或葡萄糖溶液:疼痛性操作前 2 min,口服 12%～24%蔗糖溶液 2 mL,早产儿可根据孕周适当降低口服量,一般不低于 0.5 mL。

4. 药物性干预 遵医嘱给予止痛药。术后患儿在 ICU 时,用静脉持续泵入或单次剂量的镇静剂或麻醉剂治疗患儿的疼痛和焦虑。转到病房后,通常用口服止痛药。

目前推荐在一些检查中可用水合氯醛作为小儿检查前用药,必要时给予超过首剂的更大剂量。在需要保持神志清醒时,咪达唑仑是很好的止痛选择,可以在轻度疼痛时单独使用,剧烈疼痛和严重的焦虑时要与阿片类药物联合应用。

监测患儿的生命体征及阿片类药物的反应,如呼吸抑制;观察止痛药的其他副作用,如镇静、恶心、呕吐、瘙痒、便秘等。经常评估患儿的疼痛水平,判断止痛药是否有效。

(钱　雪)

第八节　小儿用药特点及护理

课程思政融入 6

重点与难点:
1. 小儿药物选择。
2. 小儿药物剂量的计算。

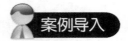案例导入

给体重 10 kg 的小儿肌内注射苯巴比妥钠,应抽取注射液多少毫升?(苯巴比妥钠小儿剂量为每次 5～8 mg/kg。该药注射剂为粉剂,每支 0.1 g,于注射前用 2 mL 注射用水冲化)。

一、药物的选择

药物治疗是疾病综合治疗中的重要组成部分,合理、及时地用药可促进患儿康复,但药物的毒副作用也会给患儿带来不良影响。小儿正处于生长发育阶段,肝、肾功能不成熟,不同年龄期药物在体内的吸收、分布、代谢及排泄过程各有差异,故小儿用药在药物的选择、剂量等方面须慎重、准确、针对性强,做到合理用药。

1. 小儿用药特点 神经系统发育尚未成熟,氨茶碱易引起神经系统的过度兴奋;新生儿应用吗啡可有明显的呼吸中枢抑制作用;对巴比妥类药物的耐受性较高。

小儿尤其是新生儿、早产儿,肝酶系统发育不成熟,肝脏解毒的功能不足,使药物的半衰期延长,加大了药物的血药浓度及毒性作用。如新生儿和早产儿应用氯霉素可引起"灰婴综合征"。

新生儿特别是未成熟儿的肾脏排泄功能不成熟,磺胺、卡那霉素等从肾脏排泄的药物,排出慢、易蓄积中毒,故不宜使用或应减量使用。

乳儿可受母亲用药的影响。乳母用药后,有些药物在乳汁中含量较大,可以影响到乳儿,放射性药物、抗癌药、抗甲状腺激素药物在乳汁中浓度较高,哺乳期应禁用。

氯霉素可抑制造血功能,链霉素能损害听神经等。较长时间应用抗生素,易造成肠道菌群失调。

2. 药物的选用

(1) 抗生素:在使用中应严格掌握抗生素的用药指征,注意毒副作用。滥用抗生素可引起菌群失衡,体内微生态紊乱,出现真菌感染或细菌耐药,对小儿的健康产生不利影响。临床应用某些抗生素时必须注意其毒副作用,如肝、肾毒性,神经损害,造血功能抑制等,药物剂量不宜过大,疗程不宜过长。

(2) 糖皮质激素:长期使用可抑制骨骼生长,降低机体免疫力,应严格掌握使用指征,在诊断未明确时避免滥用,以免掩盖病情;患水痘时用此药可使病情加重,应禁止使用。

（3）退热药：常用对乙酰氨基酚和布洛芬，剂量不宜过大，虽可反复使用，但用药时间不宜过长，用药后须观察患儿体温、出汗情况等。婴幼儿禁用复方解热止痛片，因其可引起白细胞减少、再生障碍性贫血、过敏等副作用，大量服用会出现体温骤降，甚至虚脱。

（4）镇静药：常应用于高热、烦躁不安、过度兴奋的患儿。惊厥患儿可用苯巴比妥、水合氯醛、地西泮等，但须注意观察患儿有无呼吸抑制。

（5）镇咳、平喘药：婴幼儿一般不用镇咳药，而用祛痰药或雾化吸入稀释分泌物，配合体位引流排痰。哮喘患儿应用平喘药应观察精神状态、有无惊厥等。

（6）止泻药及泻药：腹泻患儿一般不用止泻药，应先调整饮食，口服补液防止脱水、电解质紊乱，适当使用保护肠黏膜的药物，调节肠道的微生态环境。小儿便秘先调整饮食，一般不用缓泻药。

二、给药方法

根据患儿的年龄、疾病种类、病情轻重，选择给药剂型、给药途径、给药时间、给药次数。

1. 口服法 口服法是使用最为普遍的给药方法，对患儿身心的不良影响小，故应尽量采用口服给药。对儿童应鼓励其自己服药；对婴幼儿，可将药片捣碎加水调匀，抱起小儿或抬高其头部后喂服，以防呛咳。

2. 注射法 此法给药比口服法起效快，多用于急重症及不宜口服药物的患儿。常用肌内注射、静脉推注及静脉滴注法，其特点是对小儿精神刺激较大，易造成患儿恐惧，宜在注射前做适当解释，注射中给予鼓励。肌内注射一般选择臀大肌外上方，对哭闹挣扎的婴幼儿，可采取"三快"的特殊注射技术，即进针快、注药快、拔针快，以缩短时间，防止发生意外。注射次数过多易造成臀肌损害，使下肢活动受影响。静脉推注多用于抢救，在推注时速度要慢，并密切观察，勿使药液外渗。静脉滴注应用广泛，不仅用于给药，还可补充水分及营养、供给热量等，在临床应用时需注意保持输液的通畅，根据患儿年龄、病情调控滴速，加强观察，避免不良后果。

3. 外用法 外用药以软膏为多，也有水剂、混悬剂、粉剂等。使用时根据不同的用药部位对患儿的手进行适当约束，以防止药物误入眼、口而发生意外。

4. 其他方法 雾化吸入较常应用，主要用于呼吸系统疾病的患儿。鼻饲法一般用于昏迷的患儿，用胃管灌入只能口服的药物。灌肠给药、含剂、漱剂在小儿时期使用不便，应用较少。

三、小儿药物剂量的计算

1. 按体重计算 按体重计算是最常用、最基本的计算方法，计算公式为：

$$每日（次）剂量＝每日（次）每千克体重所需药量×体重（kg）$$

体重应按患儿实际所测结果，可使药物剂量更加准确。若计算结果超出成人剂量，则以成人剂量为限。

2. 按体表面积计算 由于许多生理过程（如基础代谢、肾小球滤过率等）与体表面积关系密切，按体表面积计算药物剂量较其他方法更为准确，但计算过程相对复杂。计算公式为

$$每日（次）剂量＝每日（次）每平方米体表面积所需药量×体表面积（m^2）$$

3. 按年龄计算 适用于剂量幅度大、不需精确计算的药物，如止咳药、营养药等。

4. 以成人剂量折算 不作为常规使用的计算方法，仅用于某些未提供小儿剂量的药物，剂量多偏小。计算公式为

$$小儿剂量＝成人剂量×小儿体重（kg）/50$$

采用以上各种方法计算的结果，要结合小儿的具体情况，定出较为确切的药物用量。如新生儿肾功能不足，一般用药剂量应偏小。同一种药在治疗不同疾病时的剂量可有较大差异，如用青霉素治疗化脓性脑膜炎时其剂量较一般感染时的用量要大几倍。

（钱 雪）

NOTE

考点链接

1. 护理婴儿常用的心理沟通方式是(　　)。

A. 做游戏 　　　　　　　　B. 定期搂抱与抚摸 　　　　　　　　C. 讲故事

D. 因势利导 　　　　　　　　E. 社交

2. 小儿最常用的给药方式是(　　)。

A. 口服法 　　B. 肌内注射 　　C. 静脉推注 　　D. 静脉滴注 　　E. 灌肠法

3. 婴儿使用镇静止痛药时不宜选择(　　)。

A. 地西泮 　　B. 苯巴比妥 　　C. 吗啡 　　D. 异丙嗪 　　E. 10%水合氯醛

4. 小婴儿便秘时可采取的措施不包括(　　)。

A. 饮食调整 　　B. 口服导泻 　　C. 清洁灌肠 　　D. 开塞露塞肛 　　E. 甘油栓塞肛

5. 引起小儿"灰婴综合征"的药物有(　　)。

A. 青霉素 　　B. 氯霉素 　　C. 红霉素 　　D. 庆大霉素 　　E. 卡那霉素

6. 婴幼儿口服给药时,正确的做法是(　　)。

A. 健胃药应饭后服 　　　　　　　　B. 助消化药饭前服

C. 止咳糖浆服后多饮水 　　　　　　　　D. 不合作者可捏住双侧鼻孔喂药

E. 抬高小儿头部喂药,以防呛咳

7. 小儿腹泻早期为避免肠道内毒素的吸收,尽量避免选择的药物是(　　)。

A. 抗生素 　　B. 止泻药 　　C. 健胃药 　　D. 助消化药 　　E. 活菌制剂

8. 对住院患儿进行体温评估,正确的是(　　)。

A. 一般患儿每日测1次 　　　　　　　　B. 一般患儿每日测2次

C. 入院3日内每日测2次 　　　　　　　　D. 入院3日内每日测4次

E. 发热患儿每6 h测1次

9. 9个月小儿,因患肺炎入院,入院当天患儿哭闹不停,不愿离开母亲。此时该患儿主要的心理压力来源是(　　)。

A. 身体形象改变 　　　　　　　　B. 缺乏对疾病的认识 　　　　　　　　C. 中断学习

D. 离开亲人和接触陌生人 　　　　　　　　E. 失眠、做噩梦

10. 对患儿行心理护理时,错误的一项是(　　)。

A. 首次接触患儿先和母亲谈话 　　B. 突然从父母怀抱将患儿抱过来

C. 尽量固定护士连续护理 　　D. 了解患儿住院前的生活习惯

E. 保持与患儿父母的密切联系

11. 患儿经口给药法以下哪项不妥?(　　)

A. 抱起患儿,半卧位 　　B. 从患儿嘴角徐徐喂下 　　C. 严格按医嘱给药

D. 坚持查对制度 　　E. 可边吸氧边喂药

12. 逐步了解死亡的概念,知道死亡是生命的终结、是普遍存在的、不可避免的年龄是(　　)。

A. 婴儿期 　　B. 幼儿期 　　C. 学龄前期 　　D. 学龄期 　　E. 青少年期

岗位任务拓展3

第四章　儿科护理技术操作

第一节　一般护理法

任务目标

思政素质目标：

对儿童具有高度的责任心，各项护理技术操作要按照规范要求一丝不苟认真练习。护理过程中要体现人文关怀，动作要轻柔、快捷。

知识目标：

描述儿科常用护理技术操作的目的和注意事项。（重点）

说明温箱使用、光照疗法和换血疗法的操作步骤。

能力目标：

1. 能够对婴儿实施皮肤护理、沐浴护理和正确的抚触护理。

2. 能够合理采用有效的婴儿约束方法。

3. 能够对婴儿实施静脉输液；在教师指导下进行经外周中心静脉置管以及植入式静脉输液港的操作。

4. 能够对婴儿实施灌肠操作。

5. 能够协助教师完成股静脉穿刺。

重点：约束法保护法、口服给药法的注意事项。

一、更换尿布法

【目的】

保持臀部皮肤完整，预防尿布皮疹的发生。

【准备】

1. 护士准备　了解婴儿病情、意识状态，评估会阴部皮肤、尿布的污湿情况；着装整洁，修剪指甲，洗手。

2. 物品准备　清洁一次性尿布、尿布桶、纯棉小毛巾、棉签、一次性药碗、清洁手套、盆及温水（40～42 ℃）。有尿布皮疹者，备 1∶5000 的高锰酸钾溶液、爽身粉、其他药物油膏或 5％鞣酸软膏。

【操作方法】

（1）核对患儿信息，关闭门窗，掀开被褥，解开尿布，轻提患儿双脚，将尿布洁净端垫于臀下，用温水擦净臀部，用小毛巾吸干臀部皮肤上的水分。

（2）取出污湿的尿布，将污湿部分向内卷折后放入尿布桶。

（3）用一手握提患儿双脚，使臀部略抬高，另一手将清洁尿布的一端垫于患儿腰骶部，将爽身粉（或治疗药物）涂于臀部后放下双脚，另一端由两腿之间拉上覆盖至下腹部，系好尿布带。新生儿脐带未脱落时，注意保持脐带残端处于暴露状态。

（4）拉平衣服，盖好被子，拉好床栏，整理床单位。

（5）清理用物，洗手，记录。

第四章　儿科常用护理技术

第四章　脐部护理

第四章　小儿直肠给药护理

【注意事项】

（1）用物准备齐全,避免操作中离开婴儿,防止意外发生。

（2）尿布应选择质地柔软、透气性好、吸水性强的棉布或一次性尿布,以增进婴儿的舒适感。

（3）更换尿布时动作要轻快,避免长时间暴露婴儿,以免着凉。

（4）尿布包扎应松紧适宜,过紧影响婴儿活动,过松会造成大便外溢。

二、约束保护法

【目的】

（1）限制患儿肢体随意活动,以利于诊疗和护理。

（2）防止因患儿不合作而导致碰伤、抓伤或坠床等意外。

【准备】

1. 护士准备　了解患儿的诊断、约束的目的及家长的心理,做好解释、说服工作,尽量取得理解和合作,注意避免引起患儿情绪不安。估计常见的护理问题。

2. 物品准备　根据患儿约束的部位准备物品。

（1）全身约束:凡能包裹患儿全身的物品皆可使用,如大单、大毛巾、童毡等。

（2）手或足约束:手足约束带或用棉垫与绷带。

（3）肘部约束:肘部约束带,压舌板 4～5 支。

（4）手部约束:布质并指手套。

【操作步骤】

（1）全身约束法:将大单折成自患儿肩至踝的长,抱患儿置于中间,用靠近操作者一侧的大单紧包患儿同侧上肢、躯干和双脚,至对侧腋窝处整齐地塞于其后背,再用上法将另一侧肢体包裹好,将大单剩余部分塞于近侧肩背下。若患儿过于躁动,可外加布带固定。

（2）手或足约束法:将约束带的一端系于手腕或足踝部,另一端系于床边空隙处。

（3）肘部约束法:将压舌板放于肘部约束带的间隔内,带的顶端覆盖于装压舌板的开口处。脱去患儿外衣,整理内衣袖子,将约束带开口端朝向手部平放在肘部,包裹肘部,系好带子,不要过紧,注意防止上下滑动,以免摩擦患儿腋窝及腕部。

（4）手部约束法:并拢五指,套上手套,在腕部系好带子,必要时固定在床边空隙处。

【注意事项】

（1）约束时应注意松紧适宜,过松失去约束意义,过紧则影响局部血液循环。

（2）约束时应注意保持患儿姿势舒适,肢体为功能位,定时翻身,以减轻疲劳感。

（3）约束期间应注意观察约束部位的皮肤颜色、温度,定期松解,按摩局部以促进血液循环。

（4）向患儿和家长解释约束的目的,以取得理解和配合。

三、婴儿沐浴法

【目的】

（1）使患儿皮肤清洁,协助皮肤排泄和散热,预防皮肤感染。

（2）促进血液循环,活动患儿肢体,使之感到舒适,并可观察全身皮肤情况。

【准备】

1. 护士准备　了解患儿诊断、病情、体温、全身皮肤情况,估计患儿常见的护理问题。

2. 环境准备　浴台铺上套上布套的海绵垫,护理托置于浴台的一侧。调节室温至 25～28 ℃为宜,关闭门窗,但采光要好,以便对患儿进行观察。

3. 物品准备　浴盆、水温计、热水、婴儿皂、大毛巾、小面巾、浴巾、衣服、尿布、护理托内放石蜡油、1％甲紫、2％碘酊、70％酒精、爽身粉、小剪刀、棉签及皮肤护理用物等,必要时备磅秤。

4. 患儿准备　应在喂奶前或喂奶后 1 h 进行,以防止呕吐或溢奶。

【操作步骤】

（1）浴盆内盛半盆热水（水温以 38～40 ℃为宜）。

（2）将盖被三折至床尾，抱起患儿平放于浴台上，脱衣，保留尿布，用大毛巾包裹患儿全身。按护理常规要求测体重并记录。

（3）用小面巾洗眼，从内眦向外眦擦拭（图 4-1（a））；再洗耳廓（图 4-1（b））；再洗鼻（有分泌物可用清水棉捻清洗鼻孔）；然后洗脸（额部—鼻翼—面部—下颏）。

（4）抱起患儿，用左手掌托住头颈部，左手拇指与中指分别将患儿双耳廓折向前方，并轻轻按住，堵住外耳道口，左臂及腋下夹住患儿臀部及下肢，将头移近盆边（图 4-1（c）），右手搓皂洗头、颈、耳后，然后用清水冲洗干净（图 4-1（d）），并用大毛巾擦干头发。

（5）解开大毛巾，平铺于浴台上，去掉尿布，以左手掌、指握住患儿左肩及腋窝处，使其头颈部枕于操作者前臂，用右手握住患儿左大腿，使其臀部位于操作者右手掌上（图 4-1（e）），轻轻放入水中。

（6）松开右手，取小浴巾湿水淋湿患儿全身，擦肥皂、冲洗，边洗边冲净，依次为颈下、前胸、腋下、腹、手、臂、后颈、背腰、腿、脚、会阴及臀部，然后将患儿抱起放于大毛巾中，迅速包裹并擦干水。

（7）将女婴阴唇分开，用棉签蘸清水或石蜡油由上至下轻轻擦洗；如是男婴则将包皮往后推，暴露尿道外口，用棉签蘸清水或石蜡油环形擦洗干净后再将包皮恢复原状。

（8）皮肤有粘膏痕迹处用石蜡油擦净，颈部、腋窝、腹股沟等皱褶处撒上少许爽身粉。

（9）全过程注意观察全身、四肢活动情况及皮肤有无红肿、糜烂等感染灶。若有异常应及时报告及处理。

（10）穿好衣服，兜好尿布，视需要修剪指甲，抱回病床。必要时更换床单、被套、枕套，整理床单位，清理用物。操作后洗手，做好记录。

【注意事项】

（1）物品、环境及患儿准备符合要求。

（2）了解病情，准确估计常见护理问题。

（3）操作熟练，顺序正确，患儿清洁、舒适，准确观察患儿情况，及时正确处理护理问题。

（4）全过程确保患儿安全，注意保暖，避免受凉。

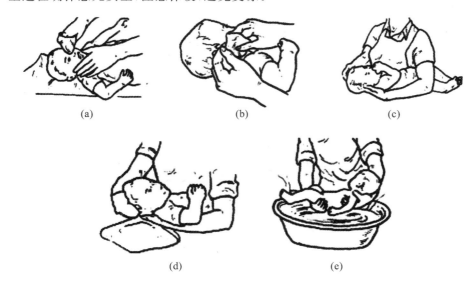

(a) (b) (c)

(d) (e)

图 4-1 婴儿沐浴

附:婴儿家庭式沐浴法(盆浴)

【目的】

(1) 保持婴儿皮肤清洁,促进全身血液循环,使婴儿舒适。

(2) 观察全身皮肤情况。

(3) 有利于婴儿健康生长。

【物品准备】

浴巾,大、小毛巾及婴儿专用浴液、洗发精、润肤油、干净棉质衣物、尿布、被服、浴盆、水温计、爽身粉、护臀霜等。

【操作方法和注意事项】

(1) 护理者洗手,指甲不宜过长,去掉饰物,以防伤到婴儿。

(2) 沐浴应选择在两餐间,婴儿精神好,一般喂奶后 1 h 左右进行沐浴。

(3) 沐浴前的准备:应关闭浴室门窗,调节室温在 27 ℃左右。调节水温为 38~40 ℃,必要时在盆底垫毛巾,以防婴儿滑倒。

(4) 沐浴的时间以 5~10 min 合适,最长不超过 20 min。

(5) 沐浴的顺序:眼—脸—头—颈部—前胸—后背—上肢—下肢。注意皮肤皱褶处。

(6) 洗脸的方法:先洗眼睛,从内眦到外眦,然后是额头、面部、耳朵前后、鼻子等部位。

(7) 洗头的方法:耳廓遮住,防止耳朵进水;整个头部均匀触摸,不能着力于某一点;洗头上结痂时候,不能硬抠,涂上润肤油,半小时后洗净(图 4-2 和图 4-3)。

(8) 小婴儿沐浴时(图 4-4 和图 4-5),护理者用手托住头部,用肘关节托住宝宝肩部;洗背部时,婴儿趴在护理者的手臂上。

(9) 协助能独坐的婴儿坐入盆内。洗脸、洗头后,用小毛巾抹肥皂按顺序擦洗并洗净全身。

(10) 沐浴液冲洗干净之后迅速用大毛巾包裹婴儿并抱回床上,用大毛巾裹干。从头至脚将皮肤擦干(尤其是皮肤皱褶处),均匀地轻抹爽身粉。

(11) 穿上衣服,兜好尿布。整理物品。

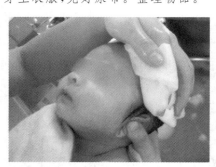
图 4-2　婴儿洗头 1

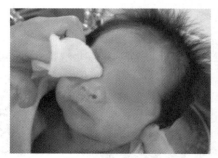
图 4-3　婴儿洗头 2

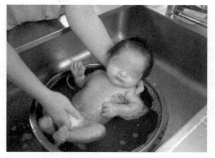
图 4-4　婴儿沐浴 1

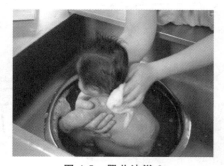
图 4-5　婴儿沐浴 2

四、婴幼儿灌肠法

【目的】

(1) 解除便秘,减轻腹胀。

（2）促进肠道有害物质排出，减轻中毒。

（3）清洁肠道，为手术、检查做好准备。

【准备】

1. 护士准备 了解患儿病情、意识状态、合作程度，测量生命体征，评估肛周皮肤情况；着装整洁，修剪指甲，洗手，戴口罩。

2. 患儿准备 患儿愿意合作、有安全感，灌肠前排尿。

3. 用物准备

（1）灌肠用物：治疗盘内放一次性肠道灌洗器（包括挂环、贮液袋、引流导管、流量控制器、灌洗头）、大橡胶单、大毛巾、治疗巾、弯盘、棉签、卫生纸、手套、润滑剂、水温计、输液架、便盆、尿布 4 块，必要时备毛毯。

（2）灌肠液：常用 0.1%～0.2%肥皂水、生理盐水，温度 39～41 ℃（降温时，温度 28～32 ℃）。灌肠液量按年龄而定（6 个月以下 50 mL，6 个月～1 岁 100 mL，1～2 岁 200 mL，2～3 岁 300 mL）。

4. 环境准备 关闭门窗，屏风遮挡，调节室温。

【操作步骤】

（1）检查一次性肠道灌洗器的有效期以及有无漏气。携用物至患儿床旁，核对。

（2）打开灌洗器包装，关闭流量控制器，将灌肠液倒入贮液袋，然后将灌洗器挂于输液架上，贮液袋内液面距离肛门 30～40 cm。

（3）将枕头竖放，使其厚度与便盆高度相等，下端放便盆。

（4）将大橡胶单和治疗巾上端遮盖枕头，下端放于便盆之下，防止污染枕头和床单。

（5）再次核对，用大毛巾包裹约束患儿双臂后使其仰卧于枕头上，臀部紧靠便盆宽边，解开尿布，无大小便时则用尿布垫在臀部与便盆之间，用两块尿布分别包裹双腿后分开置于便盆两侧。

（6）戴手套，润滑灌洗头前端，排出少量液体，以排尽管内的气体，夹闭流量控制器，将灌洗头轻轻插入直肠（婴儿 2.5～4 cm，儿童 5～7.5 cm）后固定，用尿布覆盖会阴部，以保持床单的清洁。

（7）护士一手始终扶持肛管，另一手松开流量控制器，使溶液缓缓流入，同时观察患儿一般状况及贮液袋液面下降情况。若患儿有便意，嘱患儿深呼吸或减慢流速或降低贮液袋的高度。若溶液流入受阻，可轻轻转动或挤捏引流导管。

（8）待贮液袋内溶液将要流完时，夹闭流量控制器，用卫生纸包裹灌洗头轻轻拔出，擦净肛门。若需保留灌肠液，可轻轻夹紧两侧臀部。

（9）协助排便后，擦净肛门及臀部，取出便盆，为患儿换好尿布并抱回原处。

（10）取出大橡胶单、治疗巾放在椅子上，撤去屏风，打开门窗，整理用物和床单位。

（11）核对，洗手，记录灌肠后排便量和排便性质。

【注意事项】

（1）插管动作要轻柔，避免损伤肠黏膜。

（2）灌肠速度宜慢，并注意观察患儿情况，若患儿出现疲乏，可暂停片刻再继续，以免患儿虚脱。若患儿突然出现腹痛或腹胀加剧应立即停止灌肠，并通知医生进行处理。

（3）灌肠过程中应注意保暖，避免着凉。

（4）若为降温，灌肠液应尽可能保留 30 min 后再排出。

（5）禁用清水灌肠；急性心力衰竭或水钠潴留的患儿禁用生理盐水灌肠；急腹症、消化道出血的患儿禁忌灌肠。

五、口服给药法

【目的】

（1）遵医嘱正确为患儿实施口服给药，并观察药物作用。

NOTE

（2）治疗疾病或减轻症状。

（3）预防疾病（小儿口服疫苗）。

（4）协助诊断（口服造影剂）。

【准备】

1. 护士准备　洗手、戴口罩,了解所用药物的主要药理作用和不良反应。

2. 用物准备　药物、药匙、量杯、滴管、药杯、纸巾、服药本、手消毒剂等。

【操作步骤】

1. 备药

（1）核对医嘱、服药本,核对床号、姓名、药名、剂量、浓度、时间、用法和有效期。

（2）固体药（片、丸、胶囊）用药匙取药。

（3）水剂先摇匀,用量杯量取,眼睛视线应与量杯刻度持平。若同时用几种药液,应分别放置,瓶口用湿纱布擦净,洗净量杯。药液不足 1 mL,须用滴管吸取（每毫升15滴）,滴管应倾斜。油剂或用滴计算的药液,先在药杯内放入少许温开水。

（4）婴幼儿、鼻饲或上消化道出血的患儿,将药物研碎。药物不足 1 片时,严格按剂量分装,单独包装。

2. 发药

（1）按时发药,发药前认真查对床号、患儿姓名。

（2）向患儿及其家属说明药物性质、服药的目的及注意事项,给予自理困难者帮助。

（3）每发一位患儿的药后,手须卫生消毒,再为下一位患儿发药。

（4）如遇患儿不在或因故不能服药者,应将药物带回保管并交班。

3. 处置

（1）清理用物,将药杯放入回收桶。

（2）清洁药盘,洗手。

【注意事项】

（1）严格执行查对、交接班制度。

（2）掌握患儿所服药物的作用、不良反应以及某些药物服用的特殊要求。

（3）对牙齿有腐蚀作用或染色的药物,如酸剂、铁剂可用吸水管吸服,服药后及时漱口。

（4）服用磺胺类药物后宜多饮水,以免因尿液不足而致磺胺结晶析出引起肾小管堵塞。

（5）有相互作用的药物不宜同时或短时间内服用。

（6）服强心苷类药物前测脉搏及心率,心率低于60次/分或节律不齐时暂不服用并及时通知医生。

（刘　雯）

第二节　协助检查诊断的操作

难点:颈外静脉穿刺步骤及注意事项。

一、颈外静脉穿刺术

【目的】

（1）血标本采集。

（2）对休克、周围循环衰竭、低血容量患儿,建立静脉通道和保持其通畅。

【准备】

1. 护士准备　着装整齐,洗手,戴口罩。

2. 物品准备 洗手液、治疗盘、弯盘、已配制好的药液、3M 贴膜、留置针、输液贴、干棉签、输液卡,治疗车下置黑、黄垃圾袋及锐器盒。

【操作步骤】

(1)查看医嘱,评估患儿的血管情况。

(2)患儿仰卧于治疗台上,用大毛巾自肩部包好患儿,助手协助扶持,用毛巾或枕头将患儿肩部稍抬高,头偏向一侧,头稍低于身体平面,尽量让患儿啼哭,这样可使颈静脉充分显露。

(3)按常规消毒皮肤,选用 7 号一次性头皮针与一次性注射器连接,穿刺点在下颌角与锁骨上缘中点连线中 1/3 处。以左手食指压迫穿刺点的远端,拇指拉紧穿刺点下方皮肤,在距静脉最隆起 1~2 cm 处与皮肤平行进针,见回血后固定针头,抽取所需血量后拔出针头,用无菌棉签按压针眼 3~5 min。

(4)定位方法:

①二点法:左手食指和中指末端分开 1 cm 左右(通常不超过 2 cm),在大致甲状软骨水平寻找颈总动脉,用两指垂直于水平面向下按压感受动脉搏动,在两只手指指腹均感到垂直于水平面向上明显的搏动时定位完成。

②三指法:左手无名指触及喉结,食指平无名指与中指上下触及颈总动脉搏动(此处搏动最明显),向外旁开 10~13 mm 为进针点。

③三点一线:"三点"是指 A 点在右侧下颌角,B 点在右锁骨头内侧末端,C 点在 AB 点连线的中点,穿刺点就是 C 点。穿刺时,将左手的拇指放在 A 点,中指放在 B 点,食指放在 C 点,确认在胸锁乳突肌内缘,触摸到颈总动脉后,再用左手的食指、中指轻压并规避颈总动脉,露出的 C 点就是穿刺处。

④多普勒定位法。

(5)向患儿陪护交代注意事项。

(6)洗手,推车回治疗室,用物处理。

(7)护士洗手,记录。

【注意事项】

(1)穿刺时应随时观察患儿面色及呼吸,发现异常立即停止。

(2)操作时动作应迅速,进针时不要过猛,应避免患儿头部下垂时间过长及穿破静脉引起血肿。

(3)呼吸困难、心力衰竭的患儿及新生儿不宜用此法,以免发生意外。

二、股静脉穿刺术

【目的】

(1)由静脉内抽取血液标本做化验检查。

(2)抽血后能马上建立静脉通道,有利于抢救工作的顺利进行,为抢救患儿生命赢得更多的时间。

【准备】

同颈外静脉穿刺术。

【操作步骤】

(1)体位:患儿仰卧,脱去一侧裤管,垫高该侧腹股沟,使该侧大腿稍外展、外旋。助手站在患儿一侧,两手分开固定两腿。

(2)按常规消毒皮肤,操作者站在患儿另一侧,消毒左手食指后,扪得股动脉搏动点,右手持注射器在搏动点内侧0.3~0.5 cm 处垂直刺入,或用斜刺法在腹股沟下方 1~2 cm 处以 30°~45°角进入皮肤后,由内下方向搏动点刺去,深度视患儿胖瘦而定。然后一边抽取注射器活塞,一边将针头渐渐后退,边抽边退,见血后固定针头,抽取所需血量。如不见回血,可将针头退到皮下后,稍变换针头方向和深度再次进入。拔出针头后,用棉签压迫 2~3 min。

（3）穿刺点定位：

①触摸法：根据股动脉与股静脉平行走行的特点，于腹股沟中、内 1/3 处摸到股动脉搏动后，自股动脉内侧 0.5 cm 处或腹股沟韧带中、内 1/3 交点下方 1.0～1.5 cm 处或股动脉搏动内侧 0.3～0.5 cm 处穿刺。较胖的患儿穿刺点在股动脉内侧 0.5 cm 处，较瘦的患儿可直接在搏动点明显处穿刺，因较瘦的患儿皮下脂肪薄，股动脉和股静脉较贴近，且因股动脉管壁较厚，弹性好，不易误入。触摸法是股静脉穿刺点定位的首选方法，也是临床上最常用、最可靠及穿刺成功率最高的方法，但有些较胖的或病情危重的患儿因股动脉触摸不清而不易使用。

②垂线法：从脐部引一直线垂直于腹股沟，垂直交叉点内侧 0.3～0.5 cm 处为穿刺点；或以脐窝为中心向耻骨联合上缘与髂前上棘的连线作垂线，与腹股沟交叉点就是穿刺点。肥胖儿、哭闹较剧烈及各种原因所致循环不良，使股动脉难以触清者，可采用此方法。

③目测法：患儿仰卧，大腿外展，小腿屈曲，在大腿内侧肉眼即可看到一个三角区，此三角区由缝匠肌与长收肌形成，此三角区下角顶点向内 2/3 处即为进针处。据报道，采用此方法进行股静脉采血，足月儿成功率为 100%，早产儿为 96.7%，巨大儿为 90%。或将新生儿的下肢呈屈髋、屈膝、外展、外旋位，在腹股沟处见一食指腹大小的凹处，此处就是股静脉的穿刺点。由于新生儿出生后血流分布多集中于躯干、内脏，而四肢较少，血管细，血管充盈度差，触摸股动脉搏动不明显，尤其是循环衰竭的新生儿，所以，目测法适用于新生儿。

④连线法：在髂前上棘和耻骨结节之间划一连线，股动脉走向与该线的中点相交，股静脉在其内侧。或将膝关节正中点与脐连线，与腹股沟相交处作为股静脉穿刺的定位标志，两下肢有差异。左下肢位于膝关节正中点至脐连线，与腹股沟相交处向内 0.2～0.3 cm 作为穿刺点；右下肢位于膝关节正中点与脐连线，与腹股沟相交处正中作为穿刺点。

⑤快速法：腹股沟中点作为股静脉穿刺点。此方法一般在紧急情况下使用，有利于节约时间。

⑥三指法：适用于新生儿，操作者握住患儿大腿肌肉最丰满处，中、拇指分别置于大腿内、外侧，其指尖两点连线与腹股沟韧带平行，食指置于两点连线的中点上方，腹股沟韧带下方 2 cm 处为穿刺点。

【注意事项】

（1）有出血倾向或凝血功能障碍者禁用。

（2）若穿刺失败，复针后再失败，应换另一侧，不要在同一部位多次反复穿刺或左右摆动，以免造成血肿或较大范围的损伤。

（3）如抽得血液为鲜红色，则来自股动脉，拔针后应用棉签紧压 5～10 min，并注意观察有无血肿出现。

（4）斜刺时向上刺入不可过深，以免伤及髋关节或腹腔内组织。

（5）穿刺时密切观察患儿的意识、面色、生命体征等变化，如有异常，立即停止操作。

（刘　雯）

第三节　协助治疗的操作

重点：温箱和蓝光箱的使用方法及注意事项。

一、小儿头皮静脉穿刺术

【目的】

（1）补充营养和液体，维持患儿所需热量，纠正水、电解质紊乱及酸碱平衡失调。

NOTE

（2）使药物快速进入体内。

【准备】

1. 护士准备 评估患儿病情、年龄、意识状态、对输液的认识程度、心理状态,评估穿刺部位的皮肤及血管状况;着装整洁,修剪指甲,洗手,戴口罩。

2. 患儿准备 剃去穿刺部位头发,洗净擦干;协助患儿排尿,为小婴儿更换尿布。

3. 用物准备

（1）治疗盘:内放一次性输液器、药物、消毒液、无菌棉签、无菌敷贴、止血带、橡胶单及治疗巾、弯盘、启瓶器、砂轮、输液卡。

（2）其他物品:备皮刀、滑石粉或肥皂、纱布,必要时备约束带或砂袋、便盆、输液架。

4. 环境准备 清洁、明亮、宽敞。

5. 穿刺部位 新生儿及幼儿多选用额上静脉、颞浅静脉及耳后静脉等(图4-6);年长儿常用桡静脉、手背静脉、踝静脉、足背静脉等。

【操作步骤】

（1）穿刺原则:参见相关基础护理知识的注射法。

（2）穿刺方法:

①由助手固定好患儿头部,剃去穿刺部位的头发,常规消毒。

②暴露较好的静脉,进针尽量采用快速穿刺法。

③左手拇、食指绷紧皮肤,右手拇、食指持穿刺针。

④在距离静脉最清晰点向后移0.3 cm处将针头近似于平行刺入头皮,然后沿静脉向心方向穿刺。

⑤当针头刺入静脉时阻力减小,有落空感同时有回血证明穿刺成功。若感觉有突破感但无回血时,停止进针,轻轻挤压输液管前端,有回血即证明穿刺成功。

⑥对暴露不清晰的静脉,用指尖顺静脉走向探摸,体会血管走向、深浅度、粗细、滑动度,然后绷紧皮肤,于感觉最明显处后移0.3 cm,将针头以15°左右角度刺入皮肤后再平行缓慢进针,有突破感或见回血即证明穿刺成功。

⑦对于头皮静脉的分支,穿刺有一定难度。宜选择4～5号头皮针,常规穿刺如无回血,可用注射器轻轻抽吸,也可推入少量液体,如局部无隆起,推之畅通无阻,即证明穿刺成功。

⑧穿刺成功后,常规固定好胶膏,固定方法如图4-7。为防止小儿输液途中躁动、流汗导致胶膏松脱、针头滑出血管外,可将输液管前端固定于穿刺部位同侧耳廓上。

⑨必要时可约束小儿四肢或使用镇静剂,这些方法都可有效保证治疗顺利完成。

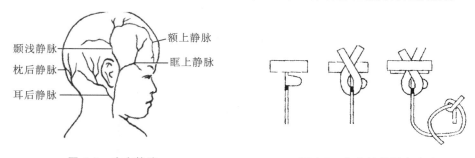

图4-6 头皮静脉　　　　　　　图4-7 头皮针的固定方法

【注意事项】

（1）严格执行查对制度和无菌原则,注意药物配伍禁忌。

（2）针头刺入后,如无回血则用注射器轻轻抽吸,仍无回血时试推少量液体,若通畅无阻,皮肤无隆起、无变色,说明穿刺成功;如皮肤变白表明针头进入小动脉,应立即拔出针头,重新穿刺。

（3）穿刺过程中要密切观察患儿面色和病情变化情况,以免发生意外。

（4）加强巡视,观察输液情况,如液体流入是否通畅、穿刺部位是否肿胀等,出现异常及时处理。

（5）超过24 h输液者应更换输液装置,若超过48 h应更换穿刺部位。

（6）需要长期输液者,要注意保护和合理使用静脉,也可采用儿童静脉留置针。

附:小儿头皮静脉与动脉的区别(表 4-1)

表 4-1　小儿头皮静脉与动脉的区别

鉴别内容	小儿头皮静脉	小儿头皮动脉
外观	微蓝色	正常肤色或浅红色
搏动	无	有
管壁	管壁薄,易压瘪	管壁厚,不易压瘪
活动度	不易滑动	易滑动
血流方向	向心	离心

二、温箱的使用

【目的】

（1）为早产儿提供适宜的温、湿度,以保持体温恒定,提高成活率,促进生长发育。

（2）为硬肿症、体温不升的患儿复温。

【准备】

1. 护士准备　评估患儿,测量体温,了解胎龄、出生体重、日龄等;向患儿及家长做好解释,取得合作;着装整洁,修剪指甲,操作前洗手。

2. 用物准备　预先清洁消毒的温箱、蒸馏水、尿布。

3. 环境准备　温、湿度适宜,关闭门窗,病房无对流风。

【计划】

1. 护士准备　了解患儿的孕周、出生体重、日龄、生命体征及一般情况,有无并发症等。操作前洗手。

2. 物品准备　温箱(图 4-8),应检查其性能完好,保证安全,使用前做好清洁消毒工作。

3. 患儿准备　患儿穿单衣,裹尿布。

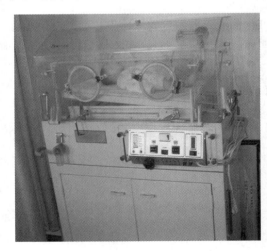

图 4-8　温箱

【操作步骤】

1. 入箱前准备　温箱的温、湿度应根据早产儿的体重及出生日龄而定(表 4-2)。使用前应将温箱预热,然后根据表中早产儿体重及出生日龄调节适中温度后入箱。若为新生儿硬肿症、体温低于 33 ℃及受冷时间超过 1 小时者,则必须遵循逐渐复温原则,并应加蒸馏水于湿化器水箱中,以达到所需的相对湿度。

表 4-2 出生体重、日龄与温箱温度

出生体重/kg	日 龄			
	0～24 h	2～3 天	4～7 天	≥8 天
≤1.5	35～36 ℃	35～36 ℃	34～35 ℃	34 ℃
1.5～2.0	34～35 ℃	34 ℃	34 ℃	34 ℃
2.0～2.5	34 ℃	33 ℃	33 ℃	33 ℃
>2.5	33 ℃	32 ℃	32 ℃	32 ℃

2. 入箱后护理

(1) 患儿可穿单衣,裹尿布。

(2) 一切护理操作应尽量在箱内进行,如喂奶、换尿布、清洁皮肤、观察病情及检查等。操作可从边门或袖孔伸入进行,尽量少打开箱门,以免箱内温度波动,若确因需要暂出温箱治疗检查,也应注意在保暖措施下进行,避免患儿受凉。

(3) 定时测量体温,根据体温调节箱温,并做好记录,在患儿体温未升至正常之前应每小时监测 1 次,升至正常后可每 4 h 测 1 次,注意保持体温在 36～37 ℃,并维持相对湿度。

(4) 保持温箱的清洁:

①温箱使用期间应每天用消毒液将温箱内、外擦拭干净,然后用清水再擦拭一遍。若遇奶迹、葡萄糖溶液等沾污应随时将污迹擦去,每周更换温箱 1 次,以便清洁。消毒并用紫外线照射。要定期细菌培养,以检查清洁消毒的质量。如培养出致病菌应将温箱搬出病房彻底消毒,防止交叉感染。

②湿化器水箱用水每天更换 1 次,以免细菌滋生。机箱下面的空气净化垫应每月清洗 1 次,若已破损则须更换。

③患儿出箱后,温箱应进行终末清洁消毒处理。

3. 出温箱条件

(1) 体重达 2000 g 左右或以上,体温正常者。

(2) 在不加热的温箱内,室温维持在 24～26 ℃时,能保持正常体温者。

(3) 患儿在温箱中生活了 1 个月以上,体重虽不到 2000 g,但一般情况良好者。

【注意事项】

(1) 使用温箱应随时观察使用效果,如温箱发出报警信号,应及时查找原因,妥善处理。

(2) 温箱不宜放置在有阳光直射、有对流风及取暖设备附近,以免影响箱内温度的控制。

(3) 要掌握温箱性能,严格执行操作规程,并要定期检查有无故障、失灵现象,如有漏电应立即拔除电源进行检修,保证绝对安全使用。

(4) 严禁骤然提高温箱温度,以免患儿体温突然上升造成不良后果。

三、蓝光疗法

【目的】

蓝光疗法是新生儿高胆红素血症的治疗方法之一。通过蓝光照射可使血中间接胆红素氧化分解成水溶性物质,易于从胆汁及尿液中排出。

【准备】

1. 护士准备 了解患儿日龄、体重、黄疸的范围和程度、生命体征、精神状态等;着装整洁,修剪指甲,操作前洗手。

2. 患儿准备 患儿光疗指征如下。

(1) 出生后 24 h 内胆红素≥154 μmol/L 者。

(2) 出生后 48 h 内胆红素≥205 μmol/L 者。

(3) 出生后 75 h 内胆红素≥257 μmol/L 者。

（4）早产儿胆红素＞171 μmol/L 者。

3. 用物准备　遮光眼罩、光疗箱、尿布。光疗灯管和反射板应清洁无灰尘，光疗箱需预热至适中温度。采用蓝光灯（波长 420～470 nm），无蓝光灯管时，白光也有效（图 4-9）。

4. 环境准备　温度及湿度适宜，关闭门窗，病房无对流风。

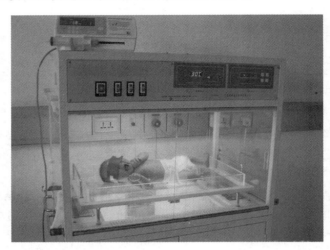

图 4-9　光疗

【操作步骤】

（1）接通电源，检查线路及灯管的亮度，核对医嘱，做好解释工作。

（2）患儿全身裸露，戴遮光眼罩，用尿布覆盖会阴部，男婴要注意保护阴囊。

（3）将患儿放入预热好的光疗箱内，妥善处理输液、监护设备等。开始蓝光照射治疗，挂光疗牌，记录患儿姓名及光疗起始时间。

（4）预防性治疗可选用单光治疗，尤适用于放置在开放或闭式暖箱上，不影响其他治疗的进行。用 6～8 支 20～40 W 灯管，间距 2.5 cm，呈弧形排列，距患儿 35 cm。每隔 2 h 翻身 1 次。已达高胆红素血症标准者，以双光持续治疗为宜。用上、下均放置灯管（下方距患儿 25 cm）的光疗箱，一般治疗 24～72 h。

（5）加强巡视，每 2～4 h 监测体温、箱温 1 次，使体温维持在 36～37 ℃。随时观察眼罩、会阴遮盖物有无脱落，注意皮肤有无破损。如为单面光疗箱，每 2 h 翻身 1 次，俯卧位照射时要有专人巡视，避免口鼻受压，影响呼吸。

（6）观察患儿精神反应、呼吸、脉搏、皮肤颜色和完整性、大小便、四肢张力有无变化及黄疸进展程度并记录。每 3 h 喂奶 1 次，2 次喂奶之间喂水。

（7）光疗完毕，关闭灯管，摘眼罩，给患儿测体温、脉搏、呼吸，称体重，观察黄疸消退情况。

（8）检查并清洁皮肤，给患儿穿衣，抱出、包裹患儿，抱回原床位。

（9）患儿出箱后清洁、消毒光疗设备，记录出箱时间及灯管使用时间。

【注意事项】

课程思政融入 7

（1）将光疗箱的箱温调至 30 ℃，湿度 50%，使患儿保持正常体温。光疗时可出现发热、皮疹、腹泻，直接胆红素水平达 68 μmol/L（4 mg/dL）时可出现青铜症，停止光疗即可痊愈。如体温高于 37.8 ℃或者低于 35 ℃，应暂停光疗。

（2）光疗可降低皮肤黄疸的可见度，应每天监测胆红素。光疗过程中患儿出现烦躁、嗜睡、高热、皮疹、呕吐、拒奶、腹泻及脱水等症状时，及时与医生联系并处理。

（3）保持灯管及反射板的清洁，每日擦拭，防止灰尘影响光照强度。灯管使用 300 h 后灯光能量输出减弱 20%，900 h 后减弱 35%，因此蓝光灯管使用 1000 h 应更换。

（4）光疗结束后，做好整机的清洗、消毒工作。光疗箱应放在干净及温、湿度变化较小，无阳光直射的场所。

考点链接

1. 患尿布皮炎的局部皮肤皮疹溃破、脱皮,属于( )。

A. 轻度　　　B. 重度:1 度　　C. 重度:2 度　　D. 重度:3 度　　E. 重度:4 度

2. 约束法的种类不包括( )。

A. 膝部约束法　　　　　　　B. 手足约束法　　　　　　　　C. 肘部约束法

D. 全身约束法　　　　　　　E. 手部约束法

3. 臀红用红外线或灯泡照射时,灯泡距离臀部患处距离为( )。

A. 15 cm　　　B. 20 cm　　　C. 25 cm　　　D. 35 cm　　　E. 45 cm

4. 为低体重儿进行蓝光治疗时,应调节床内温度为( )。

A. 22～24 ℃　　B. 25～28 ℃　　C. 29～31 ℃　　D. 32～36 ℃　　E. 37 ℃

5. 光照疗法的禁忌证不包括( )。

A. 直接胆红素大于 68.4 μmol/L　　　　　B. 心、肺或肝功能损害

C. 有出血倾向　　　　　　　　　　　　　D. 有呕吐症状

E. 发热

6. 关于小儿常见的护理操作技术中,错误的是( )。

A. 哭闹的小孩应待其安静后再进行静脉注射

B. 蓝光治疗新生儿黄疸时,禁忌在皮肤上涂粉或擦油

C. 换血疗法前,患儿应禁食 4 h

D. 使用砂袋约束法时,砂袋的重量一般为 2 kg

E. 灌肠时钢管插入直肠的深度婴儿为 2.5～4 cm,儿童为 5～7.5 cm

7. 新生儿蓝光疗法护理,不妥的方法是( )。

A. 光照前清洁、消毒光疗箱　　　　　　　B. 调节箱内温、湿度

C. 调节灯光与患儿的距离为 20 cm　　　　D. 给患儿补充足够的水分

E. 给患儿戴黑眼罩并包裹尿布

8. 蓝光疗法的不良反应不包括( )。

A. 呕吐　　　B. 绿色稀便　　C. 皮疹　　　D. 感染　　　E. 发热

9. 股静脉穿刺快速拔针后,按压穿刺部位的时间正确的是( )。

A. 压迫穿刺部位 1～5 min　　　　　　　B. 压迫穿刺部位 2～10 min

C. 压迫穿刺部位 5～10 min　　　　　　　D. 压迫穿刺部位 8～10 min

E. 压迫穿刺部位 10 min

10. 颈外静脉针穿刺点为( )。

A. 下颌角与锁骨上缘中点连线的 1/2 处

B. 下颌角与锁骨上缘中点连线的 1/3 处

C. 下颌角与锁骨下缘中点连线的 1/3 处

D. 下颌角与锁骨下缘中点连线的 1/2 处

E. 锁骨下缘中点

(刘 雯)　　　岗位任务拓展 4

第五章　新生儿及患病新生儿的护理

第一节　新生儿分类

任务目标

思政素质目标：

能对新生儿关爱、同情，动作轻柔，有较强的安全意识。具有一定的临床护理思维和分析归纳问题的能力。

知识目标：

能区别足月新生儿与早产儿的特点并进行护理。能解释新生儿疾病的临床特点。（重点）

技能目标：

能对新生儿常见疾病进行护理评估，并能运用护理程序实施整体护理。（难点）

重点：新生儿各种分类。

第五章　新生儿及患病新生儿的护理

新生儿是指从出生后脐带结扎到出生后满 28 天内的婴儿。新生儿期是胎儿期的延续，又是人类发育的起始阶段。围生期是包括产前、产时、产后的一个特定时期。我国目前将围生期定义为从妊娠满 28 周至出生后 7 天。在此期间新生儿经历了宫内迅速生长发育以及从宫内生活转为宫外生活，面临生活环境发生巨大变化，而各组织、器官及生理功能发育尚未成熟，所以此期是儿科死亡率最高的时期，尤其是出生后 24 h 内。因此，加强新生儿期和围生期的护理和保健是儿科医务工作者的重要任务。

新生儿的分类方法有以下几种。

一、根据胎龄分类

1. 足月儿　胎龄满 37 周至未满 42 周的新生儿。

2. 早产儿　胎龄满 28 周至未满 37 周的新生儿。其中第 37 周的早产儿因成熟度已接近足月儿，故又称为过渡足月儿。

3. 过期产儿　胎龄满 42 周以上的新生儿。其中不少是因宫内发育迟缓所致，羊水被胎粪污染，新生儿瘦小，皮肤有皱纹，也称为过熟儿。

二、根据出生体重分类

1. 正常出生体重儿　正常出生体重儿指出生体重在 2500～4000 g 之间的新生儿。

2. 低出生体重儿　低出生体重儿指出生体重（出生后 1 h 内测量）不足 2500 g 的新生儿，常见于早产儿和小于胎龄儿。其中出生体重不足 1500 g 者又称极低出生体重儿，出生体重不足 1000 g 者又称超低出生体重儿。

3. 巨大儿　巨大儿指出生体重大于 4000 g 者。

三、根据体重与胎龄的关系分类

1. 适于胎龄儿（AGA）　适于胎龄儿指出生体重在同胎龄儿平均体重第 10～90 百分位的新

生儿。

2. 小于胎龄儿(SGA) 小于胎龄儿指出生体重在同胎龄儿平均体重第 10 百分位以下的新生儿。我国将胎龄已足月,但体重在 2500 g 以下的新生儿称为足月小样儿,是小于胎龄儿中最常见的一种。

3. 大于胎龄儿(LGA) 大于胎龄儿指出生体重在同胎龄儿平均体重第 90 百分位以上的新生儿。

四、高危儿

高危儿指已发生或有可能发生危重情况,需严密观察的新生儿。高危儿因素包括如下几点。

1. 孕母原因 孕母既往有死胎、婴儿死亡史;在妊娠期有疾病史,包括感染性疾病、妊娠高血压综合征、糖尿病、心脏病等,或有前置胎盘、羊膜早破等。

2. 分娩因素 有异常分娩史,如各种难产和手术产、急产;分娩过程中母亲使用镇静或止痛药物史等。

3. 新生儿因素 出生时有异常或出生后发生异常情况者,如出生时 Apgar 评分<7 分、脐带绕颈、早产儿、过期产儿、小于胎龄儿、大于胎龄儿、低出生体重儿、各种先天性畸形和发生各种疾病的新生儿等。

(刘金义)

第二节 正常足月新生儿的特点和护理

正常足月新生儿是指胎龄满 37 周至未满 42 周,出生体重为 2500~4000 g,身长在 47 cm 以上,无畸形和疾病的活产婴儿。

重点:新生儿特殊生理状态。

难点:足月儿的护理。

一、正常足月新生儿的特点

(一)外观特点

正常足月新生儿头颅呈椭圆形,相对较大,头部与全身的比例为 1∶4。胎毛少,哭声响亮,皮肤红润,外面覆盖一层灰白色胎脂。四肢的肌肉紧张度较高,往往呈现外展屈曲姿势,如仰卧的青蛙状。乳头突出,乳晕清楚,可以摸到乳腺结节。皮纹遍及整个足底,指(趾)甲已达到或超过指(趾)的末端。男婴睾丸已下降至阴囊,阴囊皱裂形成;女婴大阴唇发育,覆盖小阴唇及阴蒂。如表 5-1 所示。

表 5-1 正常新生儿和早产儿的外观特点比较

	足 月 儿	早 产 儿
皮肤	红润,皮下脂肪丰满,毳毛少	绛红,水肿,毳毛多
头	头大,占全身比例的 1/4	头更大,占全身比例的 1/3
头发	分条清楚,有光泽	细而乱,如绒线头
耳廓	软骨发育良好,耳舟成形,直挺	软,缺乏软骨,耳舟不清楚
乳腺	结节>4 mm,平均 7 mm	无结节或结节<4 mm
指(趾)甲	达到或超过指(趾)端	未达指(趾)端
跖纹	足纹遍及整个足底	足底纹理少
外生殖器	男婴睾丸已降至阴囊	男婴睾丸未降或未全降
	女婴大阴唇遮盖小阴唇	女婴大阴唇不能遮盖小阴唇

（二）生理特点

1. 呼吸系统 胎儿在宫内不需要肺的呼吸，但有微弱的呼吸运动。新生儿在出生时第一次吸气后，出现啼哭，肺泡张开。新生儿胸廓呈圆桶状，胸腔较小，肋间肌薄弱，胸廓运动较浅，导致呼吸浅快，40～45 次/分，节律不规则。呼吸主要靠膈肌运动，呈腹式呼吸。呼吸道管腔狭窄，黏膜柔嫩，血管丰富，纤毛运动差，易致气道阻塞、感染、呼吸困难及拒乳。

2. 循环系统 胎儿出生后血液循环和动力学发生了重大变化，脐带结扎，胎盘－脐循环终止，使肺血管阻力降低，卵圆孔及动脉导管功能性关闭。心率波动较大，通常为 100～150 次/分，平均 120～140 次/分。血压平均为 70/50 mmHg(9.3/6.7 kPa)。

3. 消化系统 胃呈水平位，贲门括约肌发育较差，幽门括约肌发育较好，因此易发生溢乳、呕吐。消化道面积相对较大，有利于吸收。肠壁较薄，通透性高，有利于吸收母乳中的免疫球蛋白，也易使肠腔内毒素及消化不全产物通过肠壁而进入血循环，引起中毒症状。除淀粉酶外，消化道已能分泌充足的消化酶，因此，不宜过早喂淀粉类食物。肝功能不成熟，肝内尿苷二磷酸葡萄糖醛酸基转移酶的量及活力不足，是生理性黄疸的主要原因，同时对多种药物处理能力低下，易发生药物中毒。出生后 24 h 内排出墨绿色黏稠的胎便，2～3 天排完。如出生后 24 h 仍未排胎便，应检查是否存在消化道畸形。

4. 泌尿系统 足月儿出生时肾结构发育已完成，但功能仍不成熟，易发生水肿或脱水。新生儿一般在出生后 24 h 内开始排尿，少数在 48 h 内排尿，如出生后 48 h 未排尿者应进行检查。1 周内每日排尿可达 20 次。

5. 血液系统 血容量为 85～100 mL/kg，与脐带结扎时间有关。出生时血红蛋白为 170 g/L(140～200 g/L)，由于刚出生时入量少、不显性失水等原因，血液浓缩，血红蛋白值上升，通常出生后 24 h 达峰值，约于第 1 周末恢复至出生时水平，以后逐渐下降。血红蛋白中胎儿血红蛋白占 70%～80%，5 周后降至 55%，随后逐渐被成人型血红蛋白取代。白细胞数出生后第 1 天为 (15～20)×10⁹/L，3 天后明显下降，5 天后接近婴儿值。血小板数与成人相似。

6. 神经系统 新生儿脑相对较大，重 300～400 g，占体重的 10%～20%（成人仅 2%）。脊髓相对较长，末端约在第 3、4 腰椎下缘，故腰椎穿刺应在第 4、5 腰椎间隙进针。大脑皮层兴奋性低，睡眠时间长，觉醒时间一昼夜仅为 2～3 h。出生后具有一些原始反射如觅食反射、吸吮反射、握持反应、拥抱反射。正常情况下，出生后数月这些反射也自然消失。如新生儿期这些反射减弱或消失，或数月后仍存在，常提示有神经系统疾病。此外，正常足月儿可出现病理性反射如 Kernig 征、Babinski 征和佛斯特征(Chvostek 征)等，有些生理反射如腹壁和提睾反射等不稳定。

7. 体温 新生儿体温调节中枢功能尚不完善，皮下脂肪薄，体表面积相对较大，易散热。寒冷时无寒战反应而靠棕色脂肪氧化产热。出生后环境温度低于宫内温度，散热增加，如不及时保暖，可发生低体温或寒冷损伤综合征等。当环境温度过高、进水少及散热不足时，可使体温升高，发生"脱水热"。

8. 免疫系统 新生儿的非特异性和特异性免疫功能均不成熟。皮肤、黏膜薄嫩，易受到损伤；脐部为开放性伤口，离血管近，细菌容易进入血液；血中补体含量低，缺乏趋化因子，故白细胞吞噬能力差。新生儿由于通过胎盘从母体中获得免疫球蛋白 IgG，因此不易感染一些传染性疾病，但是免疫球蛋白 IgA、IgM 不能通过胎盘，因此新生儿易发生细菌感染，尤其是革兰阴性杆菌感染。而分泌型 IgA(SIgA)缺乏易患呼吸道和消化道的感染性疾病。

二、新生儿特殊生理状态

1. 生理性黄疸 由于新生儿的胆红素代谢特点，约 60% 的足月儿在出生后 2～3 天即出现黄疸，5～7 天达到最高峰，之后逐渐减轻，10～14 天消退。在此期间患儿一般情况良好，生长发育正常。

2. "马牙"和"螳螂嘴" 新生儿在口腔上腭中线和齿龈切缘上常有黄白色、米粒大小的小斑

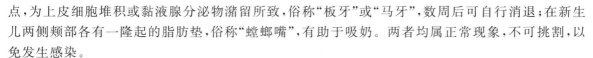

点,为上皮细胞堆积或黏液腺分泌物潴留所致,俗称"板牙"或"马牙",数周后可自行消退;在新生儿两侧颊部各有一隆起的脂肪垫,俗称"螳螂嘴",有助于吸奶。两者均属正常现象,不可挑割,以免发生感染。

3. 乳腺肿大和假月经 男婴和女婴在出生后3~5天均可出现乳腺增大,如蚕豆或鸽子蛋大小,2~3周消退,有时还会分泌出少量乳汁,切忌挤压,以防感染。部分女婴出生后5~7天,阴道流出少量血性分泌物或大量非脓性分泌物,可持续1周。这均是由于母体的雌激素和孕激素在孕期进入胎儿体内,但新生儿出生后其突然中断所致,属正常现象,一般不必处理。

4. 生理性体重下降 新生儿生后1周内,由于进奶量少、不显性失水及大小便排出,可出现暂时性体重下降,在出生后3~4天达最低点,下降范围为3%~9%,但一般不超过10%,以后逐渐回升,至出生后7~10天恢复至出生时体重,此属正常情况。但若体重下降范围超过10%或恢复过晚(超过10天还未恢复到出生时体重),应考虑有母乳不足或其他病理因素。

5. 粟粒疹 部分新生儿出生后,在鼻尖、鼻翼、前额及面颊等处常出现针尖大小的黄白色皮疹,称为粟粒疹。其发生的原因主要是由于皮脂腺堆积所致,一般于数周内自行消失,不必处理。

三、正常新生儿的护理

(一)主要护理诊断/问题

(1)有窒息的危险 与呼吸道阻塞或溢乳、呕吐有关。

(2)有体温失调的危险 与体温调节功能不完善有关。

(3)有感染的危险 与免疫功能不完善有关。

(4)知识缺乏:家长缺乏有关喂养及护理新生儿的相关知识。

(二)护理措施

1. 保持呼吸道通畅 胎儿娩出时应迅速清除口咽部的黏液和羊水,以免误吸,引起吸入性肺炎。但不要擦洗口腔,因新生儿口腔黏膜薄嫩,易受损伤。经常检查鼻孔,保持呼吸道通畅。保持新生儿适宜的体位,一般取右侧卧位,如仰卧则避免颈部前屈或过度后仰;给予俯卧时,专人看护防止窒息。避免随意将物品放在新生儿口、鼻处或压迫其胸部。

2. 维持体温稳定 新生儿娩出后应立即置于保温床上,用预热的毛巾吸干其身上的血迹和羊水,用预先温好的衣被包裹,以减少散热。还应有足够的保暖措施,保暖方法有头戴帽、热水袋、婴儿培养箱和远红外辐射床等。置婴儿于适中温度的环境,适中温度又称中性温度,是指机体维持体温正常所需的代谢率和耗氧量最低,蒸发散热少时的环境温度。一般足月新生儿室内温度应保持在22~24 ℃,相对湿度在55%~65%,使用时因人而异。每4 h测量体温1次,注意根据体温情况采取适宜的措施,维持体温稳定。

3. 合理喂养 一般出生后半小时即可以给予母乳喂养,鼓励按需哺乳。若母亲不能哺乳时,可给予配方奶,每3 h 1次,乳量根据婴儿的耐受情况和所需热量计算。注意监测体重,了解新生儿的营养状况。

4. 预防感染

(1)严格执行消毒隔离制度:母婴室、新生儿室应干净、整洁、阳光充足、空气流通。每日用紫外线进行空气消毒1次,每次30~60 min。每月做空气培养1次,并定期对病房进行消毒处理。工作人员接触新生儿前后洗手;护理和操作时应注意无菌;控制进入病房人员,入室前更换衣、鞋;工作人员或新生儿如患感染性疾病应立即隔离。

(2)做好皮肤、黏膜护理:新生儿出生后可用消毒植物油纱布轻轻拭去腋下、腹股沟及其他皮肤皱褶处胎脂。可用0.5%新霉素或0.25%氯霉素眼药水滴眼,以预防新生儿眼炎。口腔清洁时可喂温开水清洗,不宜擦拭,所有哺喂用具用后煮沸消毒。体温稳定后,每天早晨喂奶前应进行沐浴。新生儿臀部皮肤薄嫩,尿布应用柔软、透气、吸水性强的棉质品为宜,应及时更换尿布,每次大便后均应用温水洗净臀部并拭干,注意预防尿布皮炎。

（3）加强脐部护理：脐带断端是皮肤的暴露伤口，一旦感染，轻者可致脐炎，重者可引起败血症，故应加强护理。新生儿娩出后无菌结扎脐带，每天应检查脐部有无渗血或污染，注意保持脐部皮肤干燥和清洁，防止脐炎发生。一般在出生后 3～7 天脐带残端脱落，脱落后如脐窝黏液渗出，应用 0.5% 碘伏消毒；如有脓性分泌物时，可用 3% 双氧水消毒，再涂以 0.5% 碘伏消毒，现时可酌情加用适当的抗生素治疗；如有肉芽组织，可用 10% 硝酸银局部烧灼。

（4）预防接种：新生儿出生后 2～3 天应接种卡介苗，出生 24 h 内应注射乙肝疫苗（以后满 1个月和 6 个月时各注射 1 次）。

（三）健康教育

1. 促进母婴感情建立 目前国内外均大力提倡母乳喂养和母婴同室。因此，在母婴情况允许时，婴儿出生后，应尽早（30 min 内）将新生儿安放在母亲身旁，进行皮肤接触，鼓励早吸吮，促进感情交流，有利于婴儿身心发育。

2. 宣传育儿保健常识 向家长介绍喂养（包括添加辅食）、保暖、沐浴、更换尿布、脐部护理、预防感染、预防接种及生长发育监测等有关知识，能及时发现和处理异常情况。

3. 新生儿筛查 护士应向家长解释对新生儿开展先天代谢缺陷病的筛查，如呆小病、苯丙酮尿症和半乳糖症等，以便早期治疗。

（刘金义）

第三节　早产儿的特点及护理

重点：正常足月儿和早产儿的外观特点和生理特点。

难点：早产儿的护理。

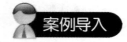 **案例导入**

一名刚出生的女婴，孕 34 周，出生体重为 2.7 kg，身长为 46 cm，皮肤红嫩，胎毛多，头发细软，足底的前 1/3 部位有两条足底纹。作为一名护士，你认为该女婴存在哪些护理问题？针对该问题应采取哪些护理措施？

早产儿，又称未成熟儿，是指胎龄未满 37 周、出生体重一般低于 2500 g、身长不足 47 cm 的活产婴儿。其组织、器官的成熟度和功能较足月儿差，因此更需耐心、仔细护理，以降低其死亡率。

一、早产儿的特点

（一）外观特点

体重大多低于 2500 g，身长不足 47 cm，哭声轻弱；颈肌软弱，四肢肌张力低下；皮肤红嫩，胎毛多；耳廓软，耳周不清楚；乳晕不清，乳腺结节无或小于 4 mm；足底纹少，足跟光滑；男婴睾丸未降或未全降，阴囊少皱纹，女婴大阴唇不能盖住小阴唇。

（二）生理特点

1. 体温调节 早产儿体温调节功能比足月儿更差，导致其体温更易随环境温度的变化而变化。由于棕色脂肪少，产热量更低，皮下脂肪少，体表面积相对较大，故产热不足，且易散热，寒冷时更易发生低体温而导致寒冷损伤综合征。汗腺发育差，当环境温度过高或保暖过度时，更易出现体温升高。

2. 呼吸系统 呼吸中枢发育未成熟，容易出现呼吸浅快而不规则，甚至发生呼吸暂停（呼吸停止时间＞20 s，或虽时间＜15 s，但伴心率减慢＜100 次/分及发绀）。肺部发育不成熟，肺泡表面活性物质少,易患肺透明膜病。

3. 循环系统 心率较足月儿快,安静时平均 120～140 次/分,血压也较足月儿低,动脉导管未闭的发生率较高。

4. 消化系统 胎龄越小,吸吮及吞咽能力越差,贲门括约肌松弛,胃内容积小,更易发生溢乳或呛乳,易引起乳汁吸入性肺炎。消化力弱,易发生呕吐、腹胀、腹泻。除淀粉酶发育差外,其他消化酶均接近于成熟儿,对脂肪吸收差。缺氧、炎性损伤或喂养不当等不利因素易引起坏死性小肠结肠炎。肝脏发育更不成熟,另外胎粪形成较少及肠蠕动差,胎粪排出延迟,导致生理性黄疸较足月儿重且持续时间更长,易发生胆红素脑病。此外,肝合成蛋白质的功能不足,易致水肿、低蛋白血症和低血糖。

5. 血液系统 血小板数略低于足月儿,血管脆弱,易出血,同时,维生素 K 储存量少,凝血因子 Ⅱ、Ⅶ、Ⅸ、Ⅹ 活性低。由于红细胞生成素水平低下、先天储铁不足、血容量迅速增加等,使早产儿生理性贫血出现早,而且胎龄越小,贫血程度越重,持续时间越长。

6. 泌尿系统 早产儿的肾小球滤过率低,浓缩功能更差,更易造成水肿或脱水症状。肾小管对醛固酮反应低下,肾脏排钠增多,易发生低钠血症。肾小管排酸能力差,易发生代谢性酸中毒。

7. 神经系统 早产儿神经系统成熟度与胎龄有关,胎龄越小,各种反射越差,肌张力低下。早产儿,尤其是极低出生体重儿脑室管膜下存在着发达的胚胎生发基质,因而易导致脑室周围、脑室内出血及脑室周围白质软化。

8. 免疫功能 IgG 和补体水平较足月儿低,免疫功能较足月儿差,因此极易发生感染。

二、早产儿的护理

课程思政融入 8

(一)主要护理诊断/问题

(1)体温调节无效 与体温调节中枢功能不健全、体内产热不足等因素有关。

(2)无效性婴儿喂养型态 与吸吮无力、吞咽功能不良有关。

(3)自主呼吸受损 与呼吸中枢不成熟、呼吸器官发育不完善有关。

(4)有感染的危险 与免疫功能低下有关。

(5)潜在并发症:出血。

(二)护理措施

1. 保暖 早产儿室温应保持在 24～26 ℃,相对湿度在 55%～65%。为防止体温下降,出生后应将早产儿置于事先预热到中性温度的温箱中,并加强体温监测。中性温度与胎龄、体重有密切关系(表 5-2)。待体重达 2000 g 以上,体温能保持正常,日常活动和生命体征均无明显改变者即可出温箱。如无温箱设备,可用其他保暖方法,如远红外保暖床、热水袋等。

表 5-2 不同体重早产儿温箱的温度

体重/kg	温箱温度			
	35 ℃	34 ℃	33 ℃	32 ℃
1.0～1.5	出生 10 天内	10 天以后	3 周以后	5 周以后
1.5～2.0	—	出生 10 天内	10 天以后	4 周以后
2.0～2.5	—	出生 2 天内	2 天以后	3 周以后
>2.5	—	—	出生 2 天内	2 天以后

2. 合理喂养 早产儿生长发育快,所需营养物质多,而胃容量小,消化功能差,食道下端括约肌压力低,容易溢乳,需细心喂养。一般出生后 2～4 h 开始哺喂,以防止低血糖。开始先试喂 10% 葡萄糖溶液 1～2 mL/kg,成功后再用母乳喂养,无母乳者,宜选稀释配方乳,从 2:1 稀释奶渐增至 4:1。喂乳量及间隔时间等见表 5-3。吞咽极差者可用滴管、胃管或静脉高营养。

表 5-3　早产儿喂乳量与间隔时间

出生体重/g	<1000	1000~1499	1500~1999	2000~2499
开始量/mL	1~2	3~4	5~10	10~15
每天隔次增加量/mL	1	2	5~10	10~15
哺乳间隔时间/h	1	2	2~3	3

3. 维持有效呼吸　保持呼吸道通畅,早产儿仰卧位时可在肩下放置小软枕,避免颈部屈曲。有发绀、呼吸暂停等给氧指征时应给氧,但切忌常规使用,氧浓度以 30%~40% 为宜,间歇给氧。当氧浓度过高、吸氧时间过长时,容易引起晶体后纤维组织增生,导致视力障碍。

4. 预防感染　因早产儿免疫功能更差,对感染的抵抗力更低,故消毒隔离要求更高,需更加严格控制各种可能发生的感染,严格控制流动探视人员,室内所用物品定期更换消毒,以防发生交叉感染。早产儿的皮肤更柔嫩,屏障功能更差,更应加强皮肤、脐带的护理,保持皮肤的完整性和清洁。一旦出现微小感染灶,即应引起重视,并积极处理。

5. 预防出血　出生后应肌内注射维生素 K_1,每日 1 次,每次 1~2 mg,连用 3 日,以预防维生素 K 依赖凝血因子缺乏性出血症。提早喂食可促进肠内正常菌群的形成,也有利于维生素 K 的合成。

6. 密切观察病情　早产儿病情变化快,常出现呼吸暂停等,故应监护生命体征,还应注意观察患儿的进食情况、精神状态、哭声、面色、皮肤颜色、反射、肢体末梢的温度等情况。在输液过程中,严格控制输液的速度,最好使用输液泵,定时巡视、记录,防止发生高血糖、低血糖等。发现病情变化及时报告医生并做好抢救准备。

（三）健康教育

帮助家长克服自责和沮丧的心理,尽早建立积极的心态面对早产儿;鼓励母乳喂养,传授育儿知识,特别指导家长注意保暖、预防感染等护理措施。指导在住院期间给予吸氧的早产儿出院后要定期到门诊进行视网膜检查,以防视网膜病的发生;指导出生后 2 周开始补充维生素 D,及时补充铁剂,预防佝偻病及贫血;按时预防接种并定期进行生长发育监测。

（刘金义）

第四节　新生儿黄疸患儿的护理

重点:
1. 生理性黄疸和病理性黄疸。
2. 新生儿黄疸的临床表现。
3. 新生儿黄疸的护理。
难点:新生儿胆红素代谢特点。

案例导入

男婴,生后 24 h,因皮肤黄染 12 h 收入院,入院前 12 h 患儿颜面部皮肤轻度黄染,皮肤黄疸进行性加重,波及躯干及四肢,母亲 O 型血。查体:全身皮肤均黄染。作为一名护士,你应该从哪些方面对患儿进行护理诊断?

一、概述

新生儿黄疸又称新生儿高胆红素血症,是新生儿时期血清胆红素浓度增高而引起的皮肤、黏膜、巩膜或其他器官等黄染的现象,是新生儿期最常见的表现之一,分为生理性黄疸和病理性黄疸两种。病理性黄疸引起的原因多而复杂,重者可导致胆红素脑病(核黄疸),造成神经系统的永久性损害,甚至引起死亡。

【新生儿胆红素代谢特点】

1. 胆红素生成较多　新生儿每日生成胆红素约 8.5 mg/kg,而成人仅为 3.8 mg/kg。原因有：①胎儿处于氧分压偏低的环境，红细胞代偿性增多，出生后血氧分压升高，过多的红细胞被迅速破坏；②新生儿红细胞寿命仅 80～100 天，形成胆红素的周期缩短；③旁路胆红素来源多。

2. 联结、运送胆红素的能力不足 早产儿胎龄越小，白蛋白含量越低，联结的胆红素越少；刚出生新生儿常有不同程度的酸中毒，可减少胆红素与白蛋白的联结。

3. 肝功能不成熟 ①新生儿肝细胞内摄取胆红素所必需的 Y、Z 蛋白含量低；②肝细胞内尿苷二磷酸葡萄糖醛酸基转移酶（UDPGT）的含量低且活力不足，形成结合胆红素的功能差，此酶活性 1 周后接近正常；③肝脏对结合胆红素的排泄能力不足。

4. 肠肝循环增加 新生儿刚出生时肠道内正常菌群尚未建立，不能将肠道内的胆红素还原成粪胆原和尿胆原，且新生儿肠腔内 β-葡萄糖醛酸酶活性较高，将结合胆红素水解成葡萄糖醛酸和未结合胆红素，未结合胆红素又被肠壁吸收经门脉而到达肝脏。

因此，新生儿胆红素的摄取、结合及排泄等能力均低下，极易出现黄疸。

【新生儿黄疸分类】

1. 生理性黄疸 特点为：①出生后 2～3 天出现黄疸，4～5 天达高峰，5～7 天消退，最迟不超过 2 周，早产儿可延迟至 3～4 周；②一般情况良好；③血清胆红素足月儿＜221 μmol/L（12.9 mg/dL），早产儿＜257 μmol/L（15 mg/dL）。

2. 病理性黄疸 特点为：①黄疸出现早，一般于出生后 24 h 内出现；②黄疸程度重，血清胆红素足月儿＞221 μmol/L（12.9 mg/dL）、早产儿＞257 μmol/L（15 mg/dL）；③黄疸消退迟，足月儿＞2 周，早产儿＞4 周；④黄疸退而复现；⑤黄疸进展快，血清胆红素每日上升超过 85 μmol/L（5 mg/dL）；⑥血清结合胆红素＞34.2 μmol/L（2 mg/dL）。具备其中任何一项者即可诊断为病理性黄疸。

引起病理性黄疸的主要原因有：①感染性：新生儿肝炎，多为宫内感染所致，以巨细胞病毒、乙型肝炎病毒为常见，常在出生后 1～3 周出现黄疸，并伴有拒奶、呕吐、肝大等症状；新生儿败血症。②非感染性：新生儿溶血病；胆道闭锁；母乳性黄疸；遗传性疾病，如红细胞 6-磷酸葡萄糖脱氢酶（G-6-PD）缺陷、球形红细胞增多症、半乳糖血症；药物性黄疸，如由维生素 K_3、K_4 等药物引起者。

二、新生儿溶血病

新生儿溶血病（hemolytic disease of newborn，HDN）是指母、婴血型不合引起的新生儿同种免疫性溶血。以 ABO 血型不合引起为最常见，其次为 Rh 血型不合。

【病因及发病机制】

胎儿红细胞通过胎盘进入母体后，该血型抗原即刺激母体产生相应的 IgG 血型抗体，此抗体可通过胎盘进入胎儿血液循环，引起胎儿红细胞破坏而出现溶血。

1. ABO 溶血病 ABO 溶血病主要发生在母亲为 O 型血，新生儿为 A 型血或 B 型血时。由于自然界广泛存在有 A 或 B 型血物质，如某些植物、寄生虫、伤寒疫苗、破伤风及白喉类毒素等，O 型血母亲通常在孕前早已接触过 A 型血或 B 型血物质的刺激而产生抗 A 或抗 B 抗体（IgG），因此约 50% 的 ABO 溶血发生在第一胎。

2. Rh 溶血病 把红细胞缺乏 D 抗原者称为 Rh 阴性，我国汉族人仅 0.34% 为 Rh 阴性。当胎儿的 Rh 血型和母亲不合时，可刺激母体产生 IgG 抗体并进入胎儿体内，产生免疫性溶血。由于自然界无 Rh 型血物质，Rh 溶血病只能由人类细胞作为抗原刺激，才能产生抗体，因此，Rh 溶血病一般较少发生在未输过血母亲的首次妊娠中。

【临床表现】

症状轻重与溶血程度基本一致。ABO 溶血病临床表现多较轻；Rh 溶血病一般发生在第二胎，临床表现较重，严重者甚至死胎。

1. 黄疸 Rh 溶血病患儿出生 24 h 内出现黄疸并迅速加重；ABO 溶血病多在出生后第 2～3 天出现黄疸。血清胆红素以未结合型为主。

2. 贫血 轻重程度不一,Rh 溶血病患儿一般贫血出现早且重,可发生心力衰竭;ABO 溶血病程度较轻。

3. 肝脾肿大 由于髓外造血反应,引起肝脾代偿性肿大,多见于 Rh 溶血病患儿。

4. 胆红素脑病 胆红素脑病是指血中游离胆红素通过血脑屏障,使基底核等处的神经细胞黄染,引起脑组织的病理性损害,又称为核黄疸。首先表现为嗜睡、喂养困难、吮吸无力、拥抱反射减弱、肌张力减低等,半天至 1 天后很快出现双眼凝视、肌张力增高、角弓反张、前囟隆起、呕吐、哭叫、惊厥,如不及时治疗,多数患儿死亡。幸存者 1~2 天后病情开始好转,但常遗留有手足徐动、听力下降、智能落后、眼球运动障碍等后遗症。

【辅助检查】

1. 溶血检查 红细胞、血红蛋白降低,网织红细胞和有核红细胞增高,血清总胆红素和未结合胆红素明显升高。

2. 血型检查 检查母子 ABO 和 Rh 血型。

3. 致敏红细胞和血型抗体测定 ①患儿红细胞直接抗人球蛋白试验阳性可确诊 Rh 溶血病;②抗体释放试验用于测定患儿红细胞上结合的血型抗体,也为确诊试验;③血清游离抗体试验用于估计是否继续溶血和换血效果,但不是确诊试验。

【治疗要点】

1. 产前治疗 加强孕期监测,若血中 Rh 抗体效价不断增高、羊水中胆红素值增高,且羊水磷脂酰胆碱/鞘磷脂＞2(提示肺成熟)者,可考虑提前分娩,以减轻胎儿受累。

2. 新生儿治疗 重点是降低胆红素,防止胆红素脑病。

(1)换血疗法。

(2)光照疗法:降低血清未结合胆红素简单而有效的方法,可采用光疗箱、光疗灯或光疗毯等设备进行光疗。

(3)药物治疗:①白蛋白:输血浆每次 10~20 mL/kg 或白蛋白 1 g/kg,以增加胆红素与白蛋白的联结。②纠正酸中毒:应用 5‰碳酸氢钠溶液 3~5 mL/kg,有利于未结合胆红素与白蛋白联结。③肝酶诱导剂:常用苯巴比妥每日 5 mL/kg,分 2~3 次口服,共 4~5 日,也可加用尼可刹米每日 100 mL/kg,分 2~3 次口服,共 4~5 日,以加强肝脏对胆红素的处理。

(4)其他治疗:纠正缺氧,防止低血糖、低体温等。

三、新生儿黄疸的护理

【主要护理诊断/问题】

(1)皮肤黄染 与血清胆红素浓度升高有关。

(2)潜在并发症:胆红素脑病。

(3)知识缺乏:与患儿家长缺乏对黄疸的认识及护理知识有关。

【护理措施】

1. 观察病情,做好相关护理

(1)密切观察病情:加强监护,密切观察病情变化,注意监测体温、脉搏、呼吸、心率及尿量等的变化;注意观察皮肤、巩膜、大小便的色泽变化,以判断黄疸出现的时间、进展速度及程度。预防胆红素脑病的发生,注意观察神经系统的表现,如患儿出现拒食、嗜睡、肌张力减退等现象。

(2)保持室内安静,减少不必要的刺激;做好患儿的保暖措施,避免低体温时游离胆红素的增高;提早哺乳,可刺激肠蠕动以利于胎粪排出。

2. 实施光照疗法和换血疗法 蓝光照射皮肤能降低未结合胆红素,对严重黄疸需要换血的患儿,可减少换血次数,提高疗效;换血疗法用于严重新生儿溶血症所致高胆红素血症。

3. 遵医嘱给予白蛋白和肝酶诱导剂 维持患儿水、电解质平衡,纠正酸中毒,以利于胆红素与白蛋白结合。

【健康教育】

黄疸是新生儿期最常见的症状,既可以是生理性现象,又可以是多种疾病的一种表现,应指导家长如何进行初步判断。应耐心解答家长提出的问题,向家长解释患儿的病情、治疗效果及可能出现的预后。对曾因新生儿溶血病有过死胎、流产史的家庭,应做好产前咨询及孕妇预防性服药。对可能留有后遗症者,指导家长早期进行功能锻炼。

案例总结

患儿,男,出生后 3 天,第 1 胎足月顺产,出生 17 h 发现皮肤黄染。查体:皮肤巩膜中度黄染,肝肋下 2 cm,子血型为 B 型,母血型为 O 型,患儿血清胆红素为 257 μmol/L(15 mg/dL)。

(1) 该患儿患了什么疾病?

(2) 该患儿存在哪些护理问题?针对这些问题应采取哪些护理措施?

(刘金义)

第五节　新生儿缺氧缺血性脑病患儿的护理

新生儿缺氧缺血性脑病(HIE)是由于各种围生期因素引起的缺氧和脑血流减少或暂停而导致胎儿和新生儿的脑损伤,是新生儿窒息后的严重并发症之一,也是引起儿童神经系统伤残的常见原因之一。

重点:治疗要点与护理措施。

【病因及发病机制】

引起新生儿缺氧缺血性脑损害的因素很多,包括围生期窒息、反复呼吸暂停及呼吸系统疾病、严重先天性心脏病、严重循环系统疾病及严重颅内疾病等。其中围生期窒息是引起新生儿缺氧缺血性脑病的主要原因。

缺氧一方面可以导致脑血流自主调节功能受损,脑血流量下降,引起脑组织缺血性损伤。另一方面严重的缺氧缺血又可导致脑组织代谢障碍,细胞膜上钠-钾泵、钙泵功能不足,使 Na^+、水进入细胞内,造成细胞毒性脑水肿;脑组织能量代谢障碍,糖酵解增加,乳酸堆积,能量产生急剧减少,进而引起脑细胞损害。

【临床表现】

本病主要临床表现为意识和肌张力变化,严重者可伴有脑干功能障碍。根据意识、肌张力、原始反射改变、有无惊厥、病程及预后等,可分为轻、中、重三度(表 5-4)。

1. 轻度　出生 24 h 内症状最明显,以兴奋症状为主,以后逐渐减轻,无意识障碍。

2. 中度　出生 24～72 h 症状最明显,嗜睡、意识淡漠、肌张力低下,可出现惊厥。

3. 重度　出生 72 h 症状最明显,以抑制症状为主,表现为昏迷,深、浅反射及新生儿反射均消失,肌张力低下,呼吸不规则或暂停,死亡率高,幸存者多留有神经系统后遗症。

表 5-4　新生儿缺氧缺血性脑病的临床分度

分　　度	轻　　度	中　　度	重　　度
意识	稍兴奋	嗜睡	昏迷
肌张力	正常	低下	松软
腱反射	亢进	亢进	减弱或消失
肌阵挛	有	有	消失
拥抱反射	正常	正常	消失

续表

分　度	轻　度	中　度	重　度
吸吮反射	正常	减弱	消失
头眼反射	正常	活跃	减弱或消失
惊厥	无	常见	去大脑强直
中枢性呼吸衰竭	无	无或轻	常有
病程	2～3 日	<14 日	数日或数周
预后	良好	不定	死亡或后遗症

【辅助检查】

（1）血清肌酸磷酸激酶同工酶（CPK-BB）、神经元特异性烯醇化酶（NSE）升高。

（2）头颅超声、CT 扫描、核磁共振（MRI）及脑电图检查等均有助于诊断。

【治疗要点】

以控制惊厥和脑水肿、对症及支持疗法为主。

1. 控制惊厥　首选苯巴比妥,负荷量为 20 mg/kg,于 15～30 min 静脉滴注,若不能控制惊厥,1 h 后可加 10 mg/kg。12～14 h 后给维持量,每日 3～5 mg/kg。顽固性抽搐者加用安定,每次 0.1～0.3 mg/kg 静脉滴注。

2. 治疗脑水肿　可先用呋塞米 1 mg/kg,静脉推注;也可用甘露醇,首剂 0.5～1.0 mg/kg,静脉推注,以后可改为 0.25～0.5 mg/kg,每 4～6 h 1 次。

3. 支持疗法　维持良好的通气功能,保持血压的稳定,保证充分的脑血流灌注,纠正酸碱平衡失调。

【主要护理诊断/问题】

（1）潜在并发症:颅内压升高、呼吸衰竭。

（2）有废用综合征的危险　与缺血缺氧导致的后遗症有关。

（3）恐惧（家长）　与病情严重、预后不良有关。

【护理措施】

1. 给氧　选择适当的给氧方法,根据患儿缺氧情况,可给予鼻导管吸氧,如缺氧严重,可考虑气管插管及机械辅助通气。保持呼吸道通畅及合理给氧是提高血氧浓度、减轻脑损伤的关键。氧流量 0.5～1 L/min,给氧过程中注意调节氧流量,不应长时间高浓度吸氧,高浓度吸氧不超过 3 天,以免造成晶体后纤维组织增生及支气管发育不良。呼吸机供氧,氧浓度在 40% 以下,维持 PaO_2 50～70 mmHg,$PaCO_2$<40 mmHg,SpO_2 在 96% 以上。注意保暖,保证水分和营养物质的供给。

2. 病情观察　严密观察患儿的神经系统变化,如神志、前囟张力、瞳孔大小及对光反射、呼吸变化、肌张力及抽搐等症状;监测患儿的血气分析变化、血压等,遵医嘱正确给予患儿镇静、止痉、降低颅内压等药物的应用。

3. 早期康复干预　对疑有功能障碍者,将其肢体固定于功能位。早期给予患儿动作训练和感知刺激的干预措施,促进脑功能的恢复。

【健康教育】

向家长介绍本病的发生、临床治疗、护理方法及预后,以得到家长的理解与配合。定期随访,及早发现和处理后遗症。指导家长掌握康复护理的方法。

（刘金义）

课程思政融入 9

重点与难点:病因与护理措施。

第六节 新生儿颅内出血患儿的护理

案例导入

患儿日龄 2 天,出生时窒息 5 min,1 天来烦躁不安、面肌抽动、吸吮不佳、易激惹。查体:嗜睡,反应差,前囟略紧张,双肺呼吸音弱,口周发青,四肢肌张力低,觅食反射阴性,吸吮反射阴性。作为一名护士,你应该采取哪些护理措施?

新生儿颅内出血是新生儿时期常见的一种严重的脑损伤性疾病,主要因缺氧或产伤引起,临床上以颅内压增高、呼吸不规则、中枢神经系统的兴奋和抑制症状为主要特征。早产儿多见,病死率高,存活者常留有神经系统后遗症,是造成新生儿死亡的主要原因之一。

【病因及发病机制】

缺氧缺血和产伤是引起颅内出血的两大原因。产前、产时及产后可以引起胎儿或新生儿缺氧缺血的因素都可导致颅内出血,多见于早产儿,且胎龄越小发生率越高。

缺氧缺血可直接损伤毛细血管内皮细胞,使其通透性增加,血液外渗,出现室管膜下出血、脑实质点状出血、蛛网膜下腔出血。产伤以足月儿、巨大儿多见,因胎头过大、头盆不称、臀位产、急产、高位产钳、吸引器或产钳助产、负压吸引器助产等,使头部受挤压、牵拉而引起颅内血管撕裂。出血部位以硬脑膜下多见。此外,快速输入高渗液体、血压波动过大、机械通气不当或全身出血性疾病也可引起新生儿的颅内出血。

【临床表现】

临床表现与出血部位和出血量关系密切,一般先出现兴奋症状,然后转为抑制。产伤引起者多见于足月儿,以兴奋症状为主;缺氧引起者多见于早产儿,临床表现不典型,常表现为抑制症状。

常见症状与体征包括:①意识改变:如激惹、过度兴奋或淡漠、嗜睡、昏迷等。②眼症状:如凝视、斜视、眼震颤等。③颅内压增高的表现:如脑性尖叫、前囟隆起、惊厥等。④呼吸改变:如呼吸增快、减慢、不规则或暂停等。⑤肌张力:早期增高,以后减低。⑥瞳孔:有不等大、对光反射减弱或消失。⑦其他:出现黄疸和贫血。

【辅助检查】

(1)血红蛋白、血小板、红细胞压积下降。

(2)脑脊液:蛛网膜下腔及脑室内出血,脑脊液呈血性,镜检可见皱缩红细胞。

(3)其他:如动态观察前囟及头围的变化,颅透照、头颅 B 超及 CT 检查等均可根据需要检测。CT 可精确了解病变类型、部位、出血程度,对预后做出估价,具体分度为:①Ⅰ度:脑室管膜下出血。②Ⅱ度:脑室出血不伴脑室扩张,90%以上存活。③Ⅲ度:脑室出血伴脑室扩张。④Ⅳ度:脑室出血伴脑实质出血,其病死率为 50%。

【治疗要点】

1. 防止继续出血 保持安静、给氧,避免哭闹加重出血,集中护理治疗。注意呼吸道通畅,无呕吐者可抬高上半身 15°~30°,以降低颅内压;有呕吐者为避免吸入,当以平卧、头偏一侧插胃管喂养为宜。

2. 对症处理

(1)烦躁不安、抽搐可促使出血加重,应给予氯丙嗪每次 2 mg/kg 和苯巴比妥钠每次 5~8 mg/kg 交替肌内注射,每 3~4 h 1 次。症状控制后逐渐减量。也可用负荷量苯巴比妥钠 20 mg/kg 静脉注射,以后用维持量 2.5 mg/kg,每 12 h 1 次。如与安定配合,止痉效果更好。

(2)囟门饱满、颅内压明显增高者,需用脱水剂甘露醇,首剂 0.5~0.75 g/kg 静脉推注,以后

0.25 g/kg,一日 4 次。待颅内压降低、脑水肿控制,遂可减量至停药,一般疗程为 2~3 天。

(3) 对于给氧仍有青紫,呼吸微弱、不规则者,需辅以人工呼吸机,并注意纠正酸中毒,维持良好灌注。

(4) 有硬脑膜下血肿时,可多次做硬脑膜下穿刺放液,如 3 周后积液不干,可手术摘除积液囊。

3. 保护脑组织 可将细胞色素 C、辅酶 A 和 ATP 加入 10% 葡萄糖溶液中静脉滴注,持续 1~2 周。此外,谷氨酸、维生素 B_6、胞二磷胆碱、脑活素、脑复康等可能对脑细胞功能恢复有帮助。

【主要护理诊断/问题】

(1) 潜在并发症:颅内压增高。

(2) 体温调节无效 与体温调节中枢受损有关。

(3) 恐惧(家长) 与预后不良有关。

【护理措施】

1. 密切观察病情,降低颅内压

(1) 保持安静:患儿应绝对静卧休息,尽量减少对患儿的移动和刺激,将各项护理操作和治疗集中进行,抬高患儿头肩部,取侧卧位。

(2) 病情观察:严密观察患儿生命体征的变化,如呼吸、神志、瞳孔、肌张力及前囟情况,及早发现颅内压增高征象。

(3) 用药护理:按医嘱正确使用药物。①镇静、止痉:地西泮,每次 0.1~0.3 mg/kg,肌内注射,一日 2~3 次;苯巴比妥负荷量 10 mg/kg 肌内注射,维持量每天 5 mg/kg 肌内注射或口服。②降低颅内压:地塞米松,每次 0.5~1.0 mg/kg 静脉滴注,每日 2 次;有脑疝发生时可选用 20% 甘露醇,每次 0.25~0.5 g/kg,每 4~6 h 1 次。③止血药物、脑代谢激活剂等的应用。

2. 合理用氧 及时清除呼吸道分泌物,保持呼吸道通畅;根据缺氧程度给氧,注意用氧的方式和浓度,维持 PaO_2 在 7.9~10.6 kPa(60~80 mmHg)。

3. 维持体温稳定 体温过高时应予物理降温,体温过低时采用远红外床、温箱或热水袋等保暖,保持体温稳定。

【健康教育】

(1) 向家长讲解患儿病情、治疗效果及预后。给予相应的心理支持和安慰,减轻家长的焦虑,增强战胜疾病的信心,鼓励坚持治疗和随访。有后遗症时,指导家长尽早带患儿进行功能训练和智力开发,教会家长对患儿进行功能训练,减轻脑损伤影响。遵医嘱服用脑复康、脑活素等营养神经细胞的药物,协助脑功能恢复。

(2) 预防:加强围生期保健工作,防止窒息、减少异常分娩所致的产伤等。

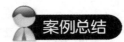 案例总结

患儿,女,足月新生儿,臀位产,生后 24 h 突发惊厥、烦躁不安。查体:体温 37 ℃,前囟饱满,双眼凝视,肌张力高,四肢抽搐,心率 140 次/分。肺部体征阴性。血常规正常。

(1) 该患儿患了什么疾病?

(2) 该患儿存在哪些护理问题?

(刘金义)

第七节　新生儿呼吸窘迫综合征患儿的护理

新生儿呼吸窘迫综合征(neonatal respiratory distress syndrome,NRDS)又称新生儿肺透明

膜病(hyaline membrane disease,HMD),主要表现为出生后不久即出现进行性呼吸困难和呼吸衰竭,以早产儿多见。

【病因及发病机制】

本病是由于缺乏肺泡表面活性物质(pulmonary surfactant,PS)引起的,PS 由 Ⅱ 型肺泡上皮细胞产生,具有降低肺表面张力、保持呼气时肺泡张开的作用。PS 在胎龄 20～24 周时初现,35 周后迅速增加,故本病多见于早产儿。

PS 缺乏时,肺泡表面张力增加致使已张开的肺泡在呼气末逐渐萎陷而呈广泛的进行性肺不张。肺组织在进一步缺血缺氧的情况下,毛细血管和肺泡壁渗透性增高,液体渗出,其中纤维蛋白沉着,形成嗜伊红性透明膜附着于肺泡壁及细支气管壁上,进一步阻碍换气。

【临床表现】

婴儿出生时呼吸尚好,症状多于出生后 4～6 h 出现,主要表现为呼吸急促、进行性加剧,呼吸不规则,呼气时呻吟、鼻扇和吸气性"三凹征"等典型体征。可表现为面色青灰或苍白、肌张力低下。由于肺不张逐渐加重,可表现为胸廓下陷,听诊两肺呼吸音减低,吸气时可听到细湿啰音,心音减弱,胸骨左缘可闻及收缩期杂音。重症患儿多在 3 天内死亡,若能生存 3 天以上又无并发症者,好转机会增大。

【实验室及其他检查】

血气分析示 PaO_2 下降,$PaCO_2$ 升高,pH 值降低;胸部 X 线示两肺透明度减低,可见均匀的细小颗粒和网状阴影,严重者整个肺野可不充气呈"白肺"。

【治疗要点】

1. 一般治疗 注意保暖,供给所需营养物质,维持体液与酸碱平衡,关闭动脉导管,预防感染。

2. 纠正缺氧 根据患儿病情选择不同的方法给予吸氧,如鼻导管、面罩、头罩吸氧,或持续气道正压通气及常频机械通气。

3. PS 替代疗法 目前已常规用于预防或治疗呼吸窘迫综合征,可明显降低呼吸窘迫综合征的病死率及气胸发生率,一旦确诊应尽早使用。PS 制剂不同,其剂量及间隔给药时间各异。

【主要护理诊断/问题】

(1)不能维持有效呼吸 与 PS 缺乏、肺透明膜形成引起气体交换减少有关。

(2)潜在并发症:呼吸衰竭、心力衰竭。

(3)有感染的危险 与免疫力下降及各种检查操作增加感染机会有关。

【护理措施】

1. 保持呼吸道通畅 及时清除口、鼻、咽部分泌物,保持呼吸道通畅。保持室内空气新鲜,维持中性环境温度,相对湿度在 55% 左右,使患儿皮肤温度保持在 36～37 ℃之间。

2. 供氧及辅助呼吸 氧疗是最重要的治疗、护理措施。根据病情及血气分析采用不同供氧方法,使 PaO_2 维持在 6.67～9.3 kPa(50～70 mmHg),SaO_2 维持在 87%～95% 之间。

(1)头罩给氧:选择与患儿相适应的头罩给氧,氧流量不少于 5 L/min,以防止 CO_2 积聚在头罩内。

(2)持续气道正压通气(CPAP):一旦发生呼气性呻吟,应立即给予 CPAP 给氧,以增加功能残气量,防止肺气泡萎陷和不张,改善通气的血流比例失衡。

(3)气管插管给氧:对 CPAP 无效患儿,应行气管插管并采用间歇正压通气(IPPV)加呼气末正压通气(PEEP)。

3. 病情观察 严密观察患儿病情变化,使用监护仪监测体温、呼吸、心率,经皮测氧分压等,定期对患儿进行评估,密切与医生联系,及时处理各种并发症。

4. 合理用药 遵医嘱气管内滴入 PS。滴入药液前先彻底吸净气道分泌物,滴入药液后,用复苏器加压给氧,以助药液扩散。

NOTE

【健康教育】

向家长介绍病情的发展过程、治疗情况及可能出现的后果,使家长能理解并积极配合治疗。

(刘金义)

第八节　新生儿败血症患儿的护理

重点:

1.病原菌与感染途径。

2.临床表现与治疗原则。

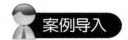案例导入

男婴,20天,发热3天,皮肤黄染退而复现3天。查体:精神萎靡、嗜睡、拒乳、不哭、不动,脐窝有少许脓性分泌物。作为一名护士,你应该对患儿提出哪些方面的护理问题?

新生儿败血症指新生儿期病原体侵入新生儿血液循环,并在其中生长繁殖、产生毒素而造成的全身感染性疾病。新生儿败血症是新生儿期常见的严重感染性疾病,其发病率和死亡率较高,且胎龄越小,出生体重越低,发病率和死亡率越高。

【病因及发病机制】

1. 病原菌　致病菌种类较多,我国以葡萄球菌最多见,其次为大肠杆菌等革兰阴性杆菌。近年来,由于各种导管、气管插管技术的广泛使用,使机会致病菌、厌氧菌以及耐药菌株等的感染有增多趋势。

2. 感染途径　①产前感染与孕妇存在明显的感染有关;②产时感染与胎儿通过产道时被细菌感染有关;③产后感染往往与细菌经脐部、皮肤黏膜损伤处、呼吸道及消化道等部位的侵入有关,其中以脐部最多见。

3. 自身因素　①非特异性免疫功能:皮肤黏膜屏障功能差,淋巴结发育不全,补体在血液中含量少,中性粒细胞产生及储备少,单核细胞产生粒细胞-集落刺激因子(G-CSF)、白细胞介素8(IL-8)等细胞因子的能力低下。②特异性免疫功能:仅IgG可通过胎盘,且胎龄越小,IgG含量越低;IgM和IgA相对分子质量较大,不能通过胎盘,新生儿体内含量很低,因此易患革兰阴性杆菌感染;T淋巴细胞处于初始状态,产细胞因子能力低下,不能有效辅助B淋巴细胞、巨噬细胞、自然杀伤细胞和其他细胞参与免疫反应。

【临床表现】

临床表现多无特征性,一般表现为反应低下、食欲不佳、哭声低弱,以后可出现精神萎靡及不吃、不哭、不动、体温不升、体重不增("五不现象")等症状。有早发型和晚发型。

1. 早发型　①出生后7天内起病;②感染发生在出生前或出生时,常由母亲垂直传播引起;③病原菌以大肠杆菌等革兰阴性杆菌为主;④常呈暴发性,多器官受累。

2. 晚发型　①出生7天后起病;②感染发生在出生时或出生后,由水平传播引起;③病原菌以葡萄球菌、机会致病菌为主;④常有脐炎、肺炎或脑膜炎等局灶性感染。

有下列表现时应高度怀疑败血症:①黄疸:表现为黄染迅速加重或退而复现。②出血倾向:皮肤黏膜淤点、淤斑,消化道出血、肺出血等。③肝脾肿大:一般为轻至中度肿大。④休克征象。⑤中毒性肠麻痹。⑥合并症:感染可波及各器官,出现肺炎、脑膜炎、肝脓肿、化脓性关节炎等。

【辅助检查】

1. 外周血象　血白细胞总数$<5\times10^9/L$或$>20\times10^9/L$,有中毒颗粒或核左移现象,血小板计数$<100\times10^9/L$有诊断价值。

2. 病原学检查　①细菌培养:应在使用抗生素之前抽血,同时做L型细菌和厌氧菌培养可提高阳性率;脑脊液除培养外,还应涂片找细菌;尿培养阳性有助于诊断;此外,可酌情行皮肤拭子、外耳道分泌物、咽拭子、脐残端等细菌培养。②病原菌抗原检测:采用对流免疫电泳、酶联免疫吸

附试验、乳胶颗粒凝集等方法用于血、脑脊液和尿中致病菌抗原检测；基因诊断方法用于鉴别病原菌的生物型和血清型,有利于寻找感染源。

3. 急相蛋白 C反应蛋白(CRP)、触珠蛋白(Hp)等在急性感染早期即可增加,其中CRP反应最灵敏,在感染6~8 h内即上升,8~60 h达高峰,感染控制后可迅速下降。

4. 鲎试验 用于检测血和体液中细菌内毒素,阳性提示有革兰阴性杆菌感染。

【治疗要点】

1. 抗生素应用 用药原则:①早用药。②静脉、联合给药。③疗程足:血培养阴性,经抗生素治疗后病情好转时应继续治疗5~7天;血培养阳性,疗程至少需10天;有并发症者应治疗3周以上。④注意药物毒副作用。

2. 支持疗法 注意保暖,供给足够热量和液体,维持血糖和血电解质在正常水平。

3. 免疫疗法 静脉注射免疫球蛋白,每天300~500 mg/kg,3~5天。重症患儿可行交换输血,换血量100~150 mL/kg。

4. 并发症处理 清除局部病灶,纠正酸中毒和低氧血症,减轻脑水肿,休克时输新鲜血浆或全血。

【主要护理诊断/问题】

(1)体温调节无效 与体温调节中枢发育不完善及感染有关。

(2)皮肤完整性受损 与脐炎、脓疱疮等感染灶有关。

(3)营养失调:低于机体需要量 与摄入不足、消耗增多有关。

(4)潜在并发症:肺炎、化脓性脑膜炎等。

【护理措施】

1. 维持体温稳定 当体温过高时,可调节环境温度,采用打开包被等物理方法或多喂水来降低体温,但注意新生儿不宜用药物降温,也不宜用酒精擦浴、冷盐水灌肠等刺激性强的降温方法。给予降温处理后30 min,复测体温1次,并记录。体温不升时,及时给予保暖措施。

2. 预防交叉感染 采取隔离措施,避免交叉感染。

3. 清除局部感染灶 及时处理局部病灶,如脐炎、脓疱疮、皮肤破损等,促进病灶早日痊愈,防止感染继续蔓延扩散。

4. 遵医嘱合理用药 病原菌未明前,可选择氨苄青霉素抗感染治疗,病原菌明确后根据药物敏感试验结果选用药。早期、联合运用有效抗生素,足量、足疗程、静脉给药,保证抗生素有效进入体内。但应注意保护血管,有计划地更换穿刺部位。

5. 保证营养供给 有吸吮及吞咽能力的患儿,继续母乳喂养,但喂养时要细心,少量、多次给予哺乳,保证机体的需要。吸吮无力者,可鼻饲喂养或结合病情考虑静脉营养。早产儿可静脉注射免疫球蛋白。每日测体重一次,以评估疗效和判断营养状况。

6. 严密观察病情变化 加强巡视,每4 h监测一次体温、脉搏、呼吸、血压的变化,如出现面色发灰、哭声低弱、尖叫、呕吐频繁等症状时,提示有脑膜炎可能,及时与医生取得联系,并做好抢救准备。

【健康教育】

做好家长的心理护理,减轻家长的恐惧及焦虑,讲解与败血症发生有关的护理知识、抗生素治疗过程长的原因,取得家长的合作。要重视孕期保健,掌握科学育儿知识,积极预防新生儿感染的方法,已经发生局部感染时,应及时彻底地进行治疗,做到防患于未然。

案例总结

患儿,男,出生4天,拒食、反应差1天,皮肤黄染并加重10 h,面部、颈部散在小脓疱,心肺无异常,脐部稍湿,肝肋下1.5 cm。

(1)该患儿患了什么疾病?

（2）需进一步做哪些检查？

（3）该患儿存在哪些护理问题？针对这些问题应提供哪些护理措施？

（刘金义）

第九节 新生儿寒冷损伤综合征患儿的护理

重点:临床表现
与复温的护理
措施(温箱使用
法)。

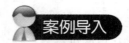 案例导入

男婴，早产儿，日龄 4 天，11 月份出生。体温不升，哭声低微，吸吮不佳，今日家长发现宝宝两侧小腿及大腿外侧硬肿。查体：体温 34.5 ℃，反应差，两侧小腿及大腿外侧硬肿。作为一名护士，你应该从哪些方面对患儿进行护理？

新生儿寒冷损伤综合征又称为新生儿硬肿症，是由于受寒冷或其他多种原因（早产、感染、窒息等）所致，主要表现为低体温和皮肤发硬、水肿，重症可发生多器官功能损害。本病多发生在冬、春寒冷季节，重症感染或缺氧时四季均可发生，多在出生后 1 周内发病，早产儿多见。

【病因及发病机制】

寒冷、早产、感染和窒息等因素与本病发生有关。

1. 体温调节中枢不成熟 新生儿体温调节中枢发育不成熟，体表面积相对较大，易于散热，造成低体温，早产儿更易发生。

2. 棕色脂肪少 新生儿尤其是早产儿棕色脂肪储存量少，产热储备能力不足，在感染、窒息和缺氧时产热不足，致体温过低。

3. 饱和脂肪酸含量高 新生儿皮下脂肪组织的饱和脂肪酸含量大，其熔点高，寒冷时易凝固出现硬肿症。

新生儿患病时，由于低体温、缺氧、酸中毒、血流缓慢及血流量减少，使组织灌注不足和缺氧，可引起肺出血、肾功能衰竭、DIC 等多器官功能衰竭。

【临床表现】

本病多发生在寒冷季节，出生后 1 周内多见。

1. 低体温 主要表现为体温低于正常，常低于 35 ℃，严重者低于 30 ℃，腋温-肛温差由正值变为负值。

2. 皮肤硬肿 特点为皮肤紧贴皮下组织，不能移动，按之如象皮样，多伴可凹陷性水肿。硬肿发生顺序为小腿—大腿外侧—整个下肢—臀部—面颊—上肢—全身。硬肿范围按头颈部 20%、双上肢 18%、前胸及腹部 14%、背及腰骶部 14%、臀部 8%、双下肢 26% 计算。

3. 多器官功能损害 早期出现食欲差、反应差、哭声低、心率减慢、呼吸浅表、尿少等表现。严重者出现心力衰竭、弥散性血管内凝血（DIC）、肾功能衰竭等多器官功能损伤，临终前往往有肺、消化道出血。

根据临床表现，病情可分为轻、中、重三度（表 5-5）。

表 5-5 新生儿寒冷损伤综合征的临床分度

分度	肛温	腋温-肛温差	硬肿范围	全身情况和脏器功能
轻度	≥34 ℃	>0	<20%	稍差
中度	30～34 ℃	≤0	20%～50%	差、功能明显低下
重度	<30 ℃	<0	>50%	出现衰竭、休克、DIC、肺出血

【实验室检查】

可根据病情需要选择动脉血气分析、血糖、血电解质、尿素氮、肌酐、DIC 筛查试验等。必要

时可做 ECG 及 X 线胸片检查。

【治疗要点】

1．复温 复温是患儿治疗的关键。复温原则是逐步复温、循序渐进。

2．支持疗法 供给充足的热量有助于复温和维持正常体温,但应注意严格控制输液量及速度。

3．纠正器官功能紊乱 及时处理肺出血、微循环障碍、肾功能衰竭及 DIC。

4．控制感染 根据血培养和药物敏感试验结果应用抗生素。

【主要护理诊断/问题】

(1)体温过低 与体温调节功能不足、保温不当、感染等因素有关。

(2)皮肤的完整性受损 与环境温度过低等有关。

(3)营养失调:低于机体需要量 与吸吮、吞咽无力等有关。

(4)有感染的危险 与免疫力低下有关。

(5)潜在并发症:肺出血、DIC。

(6)知识缺乏:与家长缺乏正确保暖和育儿知识有关。

【护理措施】

1．复温 根据患儿病情及体温情况采取相应的复温方法。

(1)对于肛温在 30～34 ℃,腋温-肛温差为正值的轻、中度患儿,可直接置于 30 ℃ 的温箱中,每小时监测肛温 1 次。根据患儿体温恢复情况调节温箱温度在 30～34 ℃ 范围内,使患儿在 6～12 h 恢复正常体温。当肛温升至 35～36 ℃ 后,将温箱温度调至该患儿的适中温度。

(2)对肛温小于 30 ℃,腋温-肛温差为负值的重度患儿,先将患儿置于比其体温高 1～2 ℃ 的温箱中复温,以后每小时监测肛温、液温 1 次,同时提高温箱 0.5～1 ℃,不超过 34 ℃,使患儿体温在 12～14 h 恢复正常,恢复正常体温后置患儿于预热到适中温度的温箱中。复温中应观察腹壁温、肛温及腋温的变化,随时调节温箱温度,并同时监测呼吸、心率、血压及血气等。防止复温时肺出血、复温中低血压及烫伤。

2．合理喂养 细心喂养,保证能量及水分的供给,能吸吮者可经口喂养;吸吮无力者可用鼻饲或静脉输液,静脉滴注的液体应加温至 35 ℃ 左右。热能开始每日应达到 210 kJ/kg,随体温恢复及日龄增长可增至 420 kJ/kg。

3．预防感染 对患儿实行保护性隔离,应做好病室、温箱内的清洁消毒工作,加强各项基础护理,严格执行无菌技术操作,注意保持患儿皮肤完整性,尽量避免肌内注射。必要时给予抗生素。

4．病情观察 加强患儿体温的监测,记录腋温-肛温差值的变化,便于估计病情的进展和程度;注意观察呼吸、脉搏、硬肿范围及程度的变化;观察和记录 24 h 出入液量,尤其是尿量、奶量和液体量;注意患儿的一般状态,如反应、哭声及吸吮力等的变化;及时发现和处理并发症,如发现患儿面色突然青紫、呼吸增快、肺部湿啰音增多,要考虑肺出血,应及时与医生联系进行救治。

【健康教育】

向家长讲解有关新生儿寒冷损伤综合征的预防知识,讲解有关出生后新生儿的保暖、喂养、预防感染等护理工作的重要性和方法,指导患儿家长家庭简易的保暖方法。

案例总结

患儿,男,出生后 4 天,入院时拒乳,反应差,哭声低。查体:心音低钝,双下肢红肿、硬如象皮,测肛温 29.7 ℃。

(1)该新生儿医疗诊断考虑是什么?

(2)该新生儿有哪些护理问题?最首要的护理诊断是什么?针对这些问题应采取哪些护理措施?

(刘金义)

第十节　新生儿低血糖患儿的护理

新生儿低血糖是指全血血糖<2.2 mmol/L(40 mg/dL),而不考虑出生体重、胎龄和出生后日龄等因素。新生儿低血糖分为暂时性低血糖和持续性低血糖两类。本病多发生在出生后1～2日内,临床症状缺乏特异性,经静脉注射葡萄糖后症状消失有助于诊断,结合血糖监测可以确诊。

【病因及发病机制】

1. 暂时性低血糖　暂时性低血糖指低血糖持续时间较短,不超过新生儿期。此类型的主要病因如下。

(1)葡萄糖储存不足:主要见于以下情况。①早产儿:由于肝糖原的储存主要是在妊娠的最后3个月完成的,因此,胎龄越小糖原储存越少。②小于胎龄儿:除糖原储存不足外,糖异生途径中酶的活力也低。③有围生期窒息、缺氧史:缺氧、酸中毒时糖原分解增加、糖酵解也使葡萄糖的消耗增加。④其他:患有低体温、败血症、先天性心脏病的新生儿常有热量摄入不足而消耗增多。

(2)葡萄糖利用增加:①主要见于糖尿病母亲所生的婴儿:由于胎儿在宫内受孕母血糖高的影响有高胰岛素血症,而出生后来自母亲的血糖供给突然中断所致。②偶见 Rh 溶血病患儿:由于红细胞破坏致使谷胱甘肽释放,刺激胰岛素浓度增加所致。

2. 持续性低血糖　持续性低血糖指低血糖持续至婴儿或婴儿期,主要见于高胰岛素血症、先天性垂体功能不全、皮质醇缺乏,胰高血糖素缺乏和一些遗传代谢性疾病。

【临床表现】

大多数低血糖者无临床症状,少数可出现反应低下、哭声弱、喂养困难、淡漠、嗜睡、青紫、颤抖、震颤、易激惹甚至惊厥、呼吸暂停、昏迷等非特异性症状,经静脉注射葡萄糖后上述症状消失,血糖恢复正常者,称为"症状性低血糖"。

【辅助检查】

(1)高危儿应在出生后 4 h 内反复监测血糖,以后每隔 4 h 复查 1 次,直至血糖浓度稳定为止。

(2)持续性低血糖者应酌情选择测定血胰岛素、T_4、促甲状腺激素(TSH)、生长激素等项目。

(3)高胰岛素血症患儿可做胰腺 B 超或 CT 检查,疑有糖原累积病时可行肝活检测定肝糖原和酶的活力。

【治疗要点】

由于引起脑损伤的低血糖阈值尚未确定,因此不论有无症状出现,对低血糖者均应及时治疗,以保持血糖稳定,防止低血糖发生。

(1)无症状性低血糖并能进食者可饮用葡萄糖水,若治疗无效改为静脉输注葡萄糖溶液。

(2)有症状性低血糖患儿需静脉输注葡萄糖溶液纠正低血糖。

(3)持续性反复性低血糖患儿,可提高葡萄糖溶液的输注速率来维持血糖浓度在正常范围,还可根据病情的需要加用胰高血糖素和氢化可的松。

【主要护理诊断/问题】

(1)营养失调:低于机体需要量　与摄入不足、葡萄糖利用增加有关。

(2)潜在并发症:惊厥。

【护理措施】

(1)应定期监测新生儿的血糖,预防低血糖发生。

(2)出生后低血糖无症状并能进食者宜早期喂养,并密切观察血糖。口服糖水不能纠正者,可改为静脉输注葡萄糖。

(3)静脉输注葡萄糖时,需监测血糖变化,并根据血糖结果随时调整输液速度和葡萄糖溶液的浓度,保持血糖稳定。

（4）注意保暖，避免寒冷损伤；预防感染、败血症等高危因素发生。

（5）采集血糖标本后应及时送检测定，因室温下红细胞糖酵解增加，血糖值每小时可下降15～20 mg/dL，影响检验结果的准确性。

【健康教育】

孕妇合理进食是预防新生儿低血糖的关键措施。自然分娩的产妇在产程前、后应适当进食，少食多餐，以富含热量的流食、半流食为主，如果汁、藕粉、稀面条、稀饭等，宫缩间期可以补充巧克力、蛋黄派等高热量的零食。剖宫产的新生儿较自然分娩的新生儿更容易出现低血糖，这与术前孕妇禁食时间长和术中补盐多于补糖有关。对此，术前给孕妇注射5％～10％葡萄糖溶液，可提高孕妇产时血糖浓度。出生后应尽早开奶，尽可能在产后30 min给婴儿喂第一次奶或葡萄糖水，预防新生儿低血糖的发生。

案例总结

男婴，早产儿，体重1800 g，身长40 cm，四肢张力低下，体温36 ℃，呼吸浅表而不规则，常出现呼吸暂停现象，心率120次/分。吸吮能力差，吞咽反射弱。

情景1：患儿进入新生儿科后被安排在2号婴儿床，如果你是责任护士，你会从哪些方面对刚入院的新生儿进行护理诊断？

情景2：通过对患儿进一步评估后收集到如下资料，患儿体温38 ℃，脉搏120次/分，呼吸42次/分；精神不振，口周略发绀，皮肤黏膜苍白、黄染；头颅五官无畸形，咽红充血，胸廓无畸形，呼吸浅表而不规则，常出现呼吸暂停现象。心率：120次/分，律齐，心音有力，未闻及病理性杂音，无心包摩擦音。腹部平软，肝脾不大，肠鸣音正常。血常规：白细胞$12×10^9$/L，中性粒细胞45％，淋巴细胞55％，血红蛋白120 g/L，血小板$218×10^9$/L。

（1）请你结合患儿的临床表现判断患儿存在哪些方面的问题？

（2）请说出主要的治疗原则。

（3）写出主要的护理问题。

考点链接

1. 新生儿生理性体重下降占体重的（   ）。

A. 2％～5％　　B. 3％～5％　　C. 3％～9％　　D. 10％～15％　　E. 10％～20％

2. 胎龄39周出生，出生体重2400 g，身长46 cm，皮肤红润，胎毛少，足底纹理较多，此婴儿最可能是（   ）。

A. 足月小样儿　　　　　　　B. 足月儿　　　　　　　　　C. 早产儿

D. 低出生体重儿　　　　　　E. 极低出生体重儿

3. 早产儿有缺氧症状者，常用的氧气浓度是（   ）。

A. 10％～20％　B. 20％～30％　C. 25％～30％　D. 40％～50％　E. 50％～60％

4. 为预防新生儿出血，维生素K_1的正确使用方法是（   ）。

A. 口服，连用3天　　　　　　B. 口服，连用5天　　　　　　C. 肌内注射，连用3天

D. 肌内注射，连用5天　　　　E. 肌内注射，连用7天

5. 关于早产儿的护理，下列哪项不妥？（   ）

A. 保持呼吸道通畅，以防窒息

B. 注意保暖、防止烫伤

C. 提倡母乳喂养

D. 早产儿未出现黄疸时，就应给予蓝光照射，以防出现核黄疸

E. 严格执行消毒隔离制度,防止交叉感染。

6. 新生儿轻度窒息的表现不包括(　　)。

A. 皮肤发绀　　　　　　　　　　　　　B. 呼吸减弱或不规则

C. 心音尚有力但不规则　　　　　　　　D. 呼吸微弱或无

E. 对外界刺激有反应

7. 与新生儿 Apgar 评分标准无关的是(　　)。

A. 体温　　　　B. 心率　　　　C. 呼吸　　　　D. 肌张力　　　　E. 皮肤颜色

8. 新生儿生理性黄疸最主要的原因是(　　)。

A. 大量红细胞破坏,胆红素产生过多　　　　B. 肝 Y、Z 蛋白缺如,摄取胆红素不足

C. 肝酶水平低,结合胆红素能力不足　　　　D. 胆汁淤积,排泄胆红素能力不足

E. 新生儿肠肝循环的胆红素增加

9. 产伤性颅内出血多见于(　　)。

A. 早产儿　　　　　　　　　B. 低出生体重儿　　　　　　　　C. 小于胎龄儿

D. 极低出生体重儿　　　　　E. 足月儿

10. 治疗与护理新生儿寒冷损伤综合征的首要措施是(　　)。

A. 供给足够的热量　　　　　B. 供给足够的液体　　　　　　　C. 逐渐复温

D. 预防各种感染　　　　　　E. 加强皮肤护理

11. 不属于新生儿颅内出血病情观察的主要内容是(　　)。

A. 神志状态　　　　B. 瞳孔大小　　　　C. 囟门状态　　　　D. 各种反射　　　　E. 饮食情况

12. 新生儿颅内出血不适宜的措施是(　　)。

A. 保持安静,尽量避免惊扰　　　　　　　B. 早期使用甘露醇以降低颅内压

C. 烦躁不安、惊厥时可用镇静剂　　　　　D. 可使用维生素 K_1 以控制出血

E. 喂乳时应卧在床上,不要抱起患儿

13. 属于新生儿生理性黄疸的表现是(　　)。

A. 黄疸出现过早　　　　　　B. 黄疸程度过重　　　　　　　　C. 黄疸退而复现

D. 黄疸消退延迟　　　　　　E. 一般预后良好

14. 与母乳性黄疸无关的表现是(　　)。

A. 一般状况差　　　　　　　　　　　　　B. 2~3 周达到高峰

C. 4~12 周后降至正常　　　　　　　　　D. 有发生胆红素脑病的可能

E. 停止母乳喂养 24~72 h 后黄疸下降

15. 新生儿败血症最常见的感染途径是(　　)。

A. 脐部感染　　　　B. 宫内感染　　　　C. 胎膜早破　　　　D. 羊水穿刺　　　　E. 消化道感染

16. 新生儿败血症的临床特征是(　　)。

A. 发热、拒奶　　　　　　　　B. 病理性黄疸　　　　　　　　　C. 肝脾肿大

D. 白细胞计数增高　　　　　　E. 无特征性表现

17. 新生儿败血症最易并发(　　)。

A. 化脓性脑膜炎　　　　　　　B. 肺炎　　　　　　　　　　　　C. 皮肤脓肿

D. 骨髓炎　　　　　　　　　　E. 深部组织脓肿

18. 新生儿寒冷损伤综合征皮肤硬肿症状发生的顺序是(　　)。

A. 四肢—臀部—躯干—面颊—腹部　　　　B. 下肢—臀部—面颊—上肢—躯干

C. 下肢—上肢—臀部—躯干—面颊　　　　D. 腹部—躯干—臀部—四肢—面颊

E. 下肢—臀部—躯干—上肢—面颊

19. 患儿,男,早产儿,出生 4 天。因哭声低微、拒乳 2 天,发绀 2 h 入院。查体:体温不升,呼吸不规则,发绀,哭声低微,口鼻中少许血性泡沫,全身冷,皮肤呈紫红色,双下肢、臀部、会阴、下腹部、面颊皮肤发硬,压之微凹陷,双肺有中细湿啰音,首先考虑诊断为(　　)。

NOTE

A. 新生儿水肿并发肺炎
B. 新生儿皮下坏疽,败血症
C. 新生儿寒冷损伤综合征并发肺炎
D. 新生儿寒冷损伤综合征并发肺出血
E. 新生儿寒冷损伤综合征并发败血症

20. 新生儿,5 天。2 天来拒奶、不哭、少动。查体:体温 28 ℃,面颊、四肢皮肤呈暗红色,僵硬。为使患儿复温,最适宜的方法是( )。

A. 立即放入 37～38 ℃的温箱中
B. 放入 37～38 ℃的温水中行温水浴
C. 放入 30～32 ℃温箱中复温
D. 在一般病室中,自然复温
E. 立即放入比其体温高 1～2 ℃的温箱中,每小时提高 0.5～1 ℃

21. 患儿,女,出生 8 h,对婴儿提供的护理措施,下列说法不正确的是( )。

A. 入室后了解 Apgar 评分情况
B. 观察排尿、排胎便时间
C. 持续仰卧位,颈部前屈
D. 密切观察呼吸和面色
E. 选择母乳喂养

22. 患儿,4 天。母乳喂养。出生第 3 天食奶量明显减少,第 4 天皮肤出现黄染而就诊。查体:体温 36 ℃,脐部红肿伴有脓性分泌物,诊断为新生儿败血症。引起该患儿败血症最可能的感染途径是( )。

A. 产道 B. 消化道 C. 肝脏 D. 呼吸道 E. 脐部

23. 女婴,6 天,其母换尿片时发现阴道分泌出粉红色的黏液,护士应该解释这种现象是下列哪种情况引起?( )

A. 阴道腺未成熟
B. 阴道黏膜肿胀
C. 残留的母体雌激素消失
D. 霉菌感染
E. 阴道出血

24. 女婴,胎龄 36 周,出生时体重 2000 g,体温 36.4 ℃,脉搏 130 次/分,呼吸 45 次/分,吸吮力弱,心、肺检查无异常。该患儿是( )。

A. 新生儿
B. 未成熟儿
C. 新生儿颅内出血
D. 新生儿破伤风
E. 新生儿败血症

25. 患儿,日龄 5 天,出生后 24 h 内出现黄疸,进行性加重,在蓝光疗法中,下列哪项措施是错误的?( )

A. 使用前调节好箱内的温、湿度
B. 将患儿脱光衣服,系好尿布,戴好护眼罩置入箱中
C. 保持箱内温、湿度相对恒定,使体温稳定于 36～37 ℃
D. 进行过程中适当限制液体供给
E. 严密观察病情,注意副作用

26. 女婴,出生后第 3 天出现皮肤轻度黄染,一般情况良好,血清胆红素 20 μmol/L,该女婴可能是( )。

A. 新生儿败血症
B. 新生儿溶血症
C. 先天性胆道闭锁
D. 新生儿肝炎
E. 生理性黄疸

27. 新生儿,出生后 10 h,发现皮肤、黏膜及巩膜黄染,精神差,查血清胆红素 155 μmol/L,其他未见异常,护士考虑该患儿最可能的诊断是( )。

A. 生理性黄疸
B. 先天性胆道闭锁
C. 颅内出血
D. 败血症
E. 溶血症

28. 患儿,女,15 天,早产儿,母乳喂养,每天 8～10 次,体重 3.2 kg,家长询问小儿室内应保持的温度,护士告知正确的是( )。

A. 16～18 ℃ B. 20～22 ℃ C. 22～24 ℃ D. 24～26 ℃ E. 28 ℃

(刘金义)

岗位任务拓展 5

课程思政融入 10

重点与难点：

1. 蛋白质-能量营养不良的病因、临床表现及护理要点。

2. 维生素 D 缺乏性佝偻病的病因、发病机制、临床表现、防治措施及护理措施。

3. 维生素 D 缺乏性手足抽搐症的病因、发病机制、临床表现、防治措施、护理要点、急救措施。

第六章　营养障碍性疾病患儿的护理

第六章　维生素 D 缺乏性佝偻病

第六章　营养障碍性疾病患儿的护理

第一节　蛋白质-能量营养不良患儿的护理

任务目标

思政素质目标：
具有良好的职业道德，大力宣传科学喂养知识，了解患儿及家属对疾病的认知与心理感受，给予心理支持。在护理患儿的过程中，应凸现关心、细心和爱心。

知识目标：
描述营养紊乱疾病患儿的临床特点和护理措施。（重点）

技能目标：
能对营养紊乱疾病患儿进行护理评估，并对家长进行健康指导。（难点）
能配合医生对维生素 D 缺乏性手足抽搐症实施急救。

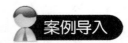

杨某，女，10 个月。主诉：体重不增 2 个多月。

患儿近 3 个月来反复腹泻，大便呈稀水样或蛋花样，每日 10 余次，病初有呕吐，治疗后好转，食欲尚可，进食即泻，小便多，明显消瘦，无抽搐。近 2 个月来主要以米粉喂养，第一胎、第一产、足月顺产，出生体重 3.5 kg，母乳喂养至 4 个月，添加牛奶及米粉。

查体：体温 36.2 ℃，脉搏 108 次/分，呼吸 28 次/分，身长 70 cm，体重 5 kg。

精神欠佳，消瘦，皮下脂肪少，无水肿，皮肤松弛，弹性差，全身浅表淋巴结无肿大，前囟 1 cm×1 cm，稍凹陷，头发稀少，干枯。双肺呼吸音清晰。心音有力，无杂音。腹软，腹壁皮下脂肪 0.2 cm。

请对该患儿病史特点及门诊体检进行分析，初步判断。

蛋白质-能量营养不良（protein-energy malnutrition，PEM）是由于缺乏能量和（或）蛋白质所致的一种营养缺乏症。多见于 3 岁以下婴幼儿。主要表现为体重下降，皮下脂肪减少和水肿，常伴有各器官、系统的功能紊乱。临床常见三种类型：以能量供应不足为主的消瘦型；以蛋白质供应不足为主的水肿型；介于两者之间的消瘦-水肿型。

【病因】

1. 摄入不足　喂养不当是婴儿营养不良的主要病因，如婴儿母乳不足又未及时添加辅食，或骤然断奶后不适应添加的辅食，人工喂养儿牛奶或奶粉配制过稀，长期供给单一淀粉类食品（奶糕、粥）。较大小儿营养不良多为婴儿期营养不良的继续，或因不良的饮食习惯，如偏食、厌食、吃零食过多、早餐过于简单或午餐摄入不足等引起。

2. 消化吸收障碍　如消化系统解剖或功能上的异常，如唇裂、腭裂、幽门梗阻、迁延性腹泻、过敏性肠炎、肠吸收不良综合征均可影响食物的消化和吸收。

3. 需要量增加　急、慢性传染病（如麻疹、伤寒、肝炎、结核病）的恢复期，早产、双胎、生长发育快速时期等均可因营养素需要量增多而造成相对不足。

4. 消耗量过大 大量蛋白尿、长期发热、糖尿病、烧伤、甲状腺功能亢进症、恶性肿瘤等可使营养素消耗量增多而引起营养不良。

【病理生理】

由于长期能量、蛋白质供应不足,导致自身组织消耗,如糖原不足或消耗过多致低血糖;脂肪消耗致血清胆固醇下降、脂肪肝;蛋白质供给不足或消耗致血清蛋白下降而水肿;由于脂肪的大量消耗及低蛋白血症致细胞外液容量增加,故一般呈低渗状态,当呕吐、腹泻时易出现低渗性脱水,还可出现酸中毒、低钾血症、低钙血症和低镁血症。约有 3/4 患儿伴有缺锌。由于能量摄入不足、皮下脂肪较薄、散热快、血糖降低致体温偏低。同时还发生各器官、系统(呼吸、消化、循环、泌尿、免疫和中枢神经系统等)功能低下,如患儿极易并发感染、做结核菌素试验可呈阴性反应。

【临床表现】

体重不增是最早出现的症状,随后皮下脂肪逐渐减少或消失,体重下降,久之身高也低于正常。皮下脂肪减少或消失的顺序为腹部—躯干—臀部—四肢—面部,表现为额部出现皱褶,两颊下陷,颧骨突出,形如老人。皮肤干燥、苍白、松弛。肌肉萎缩、肌张力低下。体温低于正常、脉搏减慢、心音低钝、血压偏低。初期烦躁,以后变得冷漠。有血清蛋白降低时可出现营养不良性水肿。婴儿常有饥饿性便秘或腹泻。

营养不良患儿常因缺乏蛋白质、铁、维生素 B_{12}、叶酸等造血物质而并发营养性贫血,其中缺铁性贫血最常见;缺乏维生素 A 等而并发干眼症、口腔炎、脚气病、末梢神经炎、皮肤黏膜出血(如鼻出血);易并发上呼吸道感染、肺炎、鹅口疮、中耳炎、腹泻、尿路感染、皮肤感染、败血症等感染性疾病;重度营养不良儿可在夜间或凌晨并发自发性低血糖,表现为面色灰白、神志不清、脉搏减慢、呼吸暂停、体温偏低,但无抽搐。若不及时诊治,可因呼吸麻痹而死亡。

根据婴幼儿营养不良的程度,临床上分为三度,具体见表 6-1。

表 6-1 婴幼儿营养不良的临床特点

	Ⅰ度(轻)	Ⅱ度(中)	Ⅲ度(重)
体重低于正常均值/(%)	15～25	25～40	＞40
腹部皮下脂肪厚度/cm	0.8～0.4	＜0.4	消失
身高(长)	尚正常	低于正常	明显低于正常
消瘦	不明显	明显	皮包骨样
皮肤	尚正常	稍苍白、松弛,弹性差	苍白、干皱,弹性消失
肌张力	基本正常	肌张力偏低	肌肉萎缩,肌张力低下
精神状态	稍不活泼	萎靡或烦躁不安	呆滞,反应低下,抑制与烦躁交替

注:腹部皮下脂肪厚度的测量方法:在过脐的平行线与乳头线的交点,左右旁开 3 cm 与皮肤垂直,将其捏起量其上缘。正常值为0.8 cm。

根据患儿体重及身高(长)减少情况,将营养不良分为三种类型。

1. 体重低下型 患儿体重低于同年龄、同性别参照人群值的均数减 2 个标准差(2SD)。体重介于均数减(2～3)SD 为中度;低于均数减 3SD 为重度。此项指标主要反映患儿有慢性或急性营养不良,但单凭该指标不能区别急性还是慢性营养不良。

2. 生长迟缓型 患儿身高(长)低于同年龄、同性别参照人群值的均数减 2 个标准差(2SD)。身高(长)介于均数－(2～3)SD 为中度;低于均数－3SD 为重度。此项指标主要反映患儿过去或长期慢性营养不良。

3. 消瘦型 患儿体重低于同性别、同身高(长)参照人群值的均数减 2 个标准差(2SD)。体重介于均数减(2～3)SD 为中度;低于均数－3SD 为重度。此项指标主要反映患儿近期、急性营养不良。

【实验室检查】

血清白蛋白浓度降低是最重要的改变,但不够灵敏;视黄醇结合蛋白、前白蛋白、甲状腺结合前白蛋白和转铁蛋白等代谢周期较短的血浆蛋白质具有早期诊断价值。胰岛素样生长因子 1(IGF-1)不仅反应灵敏而且受其他因素影响较小,是诊断蛋白质营养不良的较好指标。多种血清酶(血清淀粉酶、脂肪酶、胆碱酯酶、转氨酶、碱性磷酸酶、胰酶等)活性降低,血糖、胆固醇降低,各种电解质及微量元素浓度均可下降。生长激素水平升高。

【治疗要点】

采用综合治疗,包括祛除病因,治疗原发病,调整饮食,促进消化,增进食欲,治疗并发症及支持疗法等。

(1) 去除病因,积极防治原发病,适时矫治各种先天畸形,及时改进喂养方法等。

(2) 饮食疗法:补充营养应在原有基础上逐渐增加食物的质、量和品种。

(3) 促进消化,增进食欲:

① 补充各种消化酶(胰酶、胃蛋白酶等)和多种维生素。

② 食欲差者,短期应用苯丙酸诺龙,每次 $0.5\sim1$ mg/kg,每周 $1\sim2$ 次,疗程 $2\sim3$ 周,严重者静脉滴注葡萄糖溶液,并加注胰岛素、钾盐、ATP 液,以增加热量的储存和利用。胰岛素 $2\sim3$ U/次,加入 25% 葡萄糖溶液 $40\sim60$ mL,静脉滴注,2 次/日,注射前需口服 $10\%\sim20\%$ 葡萄糖溶液 $50\sim100$ mL,$1\sim2$ 周为一疗程。

【主要护理诊断/问题】

(1) 营养失调:低于机体需要量 与能量和(或)蛋白质摄入不足、消化吸收障碍、需要量增加、消耗过大有关。

(2) 潜在并发症:缺铁性贫血、维生素 A 缺乏症、感染、低血糖。

(3) 知识缺乏:与患儿家长缺乏营养知识及正确的喂养知识有关。

【护理措施】

1. 饮食管理

(1) 鼓励母乳喂养,无母乳或母乳不足时可给予稀释牛奶,少量多次喂哺,渐增至全乳。重度营养不良患儿必要时行鼻饲喂养。及时添加含优质蛋白、维生素和铁等营养素的辅食,以满足生长发育需要。

(2) Ⅰ度(轻度)营养不良患儿,能量每日可从 $60\sim80$ kcal($250\sim330$ kJ)/kg、蛋白质每日 3 g/kg 开始,Ⅱ、Ⅲ度(中、重度)能量每日可从 $40\sim60$ kcal($165\sim250$ kJ)/kg、蛋白质每日 2 g/kg 开始,根据患儿食欲及大便情况,逐渐增加至每日 $120\sim170$ kcal($500\sim710$ kJ)/kg、蛋白质每日 $3\sim4.5$ g/kg。待体重接近正常后,再恢复至正常能量需要。

(3) 对重度营养不良或不能进食患儿,遵医嘱静脉滴注葡萄糖溶液、氨基酸、脂肪乳剂等,水肿者可采用输血或血浆等支持疗法。速度应缓慢,以防心力衰竭及肺水肿发生。

(4) 注意食物的色、香、味、形,促进食欲,纠正不良饮食习惯。

2. 按医嘱给予助消化、增进食欲等药物 如消化酶(胃蛋白酶、胰酶)、B 族维生素和铁剂、苯丙酸诺龙(促进蛋白质合成,增加食欲)、普通胰岛素(降低血糖,增加饥饿感,提高食欲)、锌剂(提高味觉敏感度,增加食欲)。

3. 定期体检 每周测体重 1 次,每月测身高(长)及腹部皮下脂肪厚度 1 次,便于医生判断治疗效果,及时调整饮食。

4. 预防感染 与感染性疾病患儿分室收住,实行保护性隔离。严格执行无菌操作,防止交叉感染。做好眼睛、口腔、耳的护理,防止角膜干燥症、口腔炎、中耳炎的发生。若皮肤破损,则覆盖消毒敷料;若臀部皮肤破损,则予 1∶5000 高锰酸钾溶液坐浴,2 次/天,擦干后涂油膏保护。保持床单位清洁、干燥、平整,及时更换内衣(尿布),且应松软。卧床患儿应定时翻身,动作应轻柔,避免拖、拉、拽,防止擦破皮肤。勤剪指(趾)甲。

5. 观察病情 Ⅲ度营养不良患儿在夜间或凌晨易发生低血糖,一旦发现应立即配合医生抢

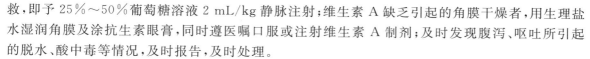

救,即予 25％～50％葡萄糖溶液 2 mL/kg 静脉注射;维生素 A 缺乏引起的角膜干燥者,用生理盐水湿润角膜及涂抗生素眼膏,同时遵医嘱口服或注射维生素 A 制剂;及时发现腹泻、呕吐所引起的脱水、酸中毒等情况,及时报告,及时处理。

【健康教育】

通俗易懂地向患儿家长讲解营养不良的原因,说明母乳喂养的重要性,指导人工喂养,混合喂养儿牛奶、奶粉的配制,介绍辅食添加的原则、顺序,纠正小儿偏食、挑食等不良饮食习惯;保证中小学生早、午餐吃好、吃饱;指导唇裂、腭裂及幽门狭窄等先天畸形患儿的手术时间;按时预防接种;合理安排患儿的生活制度,保证充足的睡眠,保持心情舒畅;做好生长发育监测。

第二节 肥胖症患儿的护理

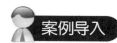案例导入

患儿,男,10 岁,因怀疑其阴茎短小而就诊。活动后常有疲乏、气促。患儿自幼食欲好,喜吃肉类、巧克力、饮料以及油炸食品。平时多在家看电视,很少参加户外活动。精神、睡眠尚可,二便正常。

既往体健,第一胎,足月平产,出生体重 4 kg,母乳喂养,父母亲均较胖。

查体:体温 36 ℃,脉搏 78 次/分,呼吸 26 次/分,血压 100/60 mmHg,体重 48 kg,身高 140 cm,体脂厚,分布均匀,大腿内侧皮肤有紫纹,阴茎掩藏在脂肪组织中。请问:

(1) 该患儿患了什么病?

(2) 其主要病因有哪些?

肥胖症(obesity)是指长期能量摄入超过消耗,引起体内脂肪积聚过多,体重超过一定范围的营养障碍性疾病。小儿肥胖症呈逐步增多的趋势,目前我国占 5％～8％。肥胖不仅影响小儿的健康,还可延续到成人肥胖症,容易引起冠心病、高血压、糖尿病、胆石症、痛风等疾病,应引起社会和家庭的重视。

肥胖是指身体脂肪的过度堆积,包括脂肪细胞的数量增多或体积增大,或两者兼有。我国儿童肥胖的发生率为 3％～7％,儿童肥胖的标准一般指体重超过同性别、同年龄或同身长健康儿平均体重的两个标准差(体重±2SD),或超过平均体重的 20％,即为肥胖。

【病因】

单纯性肥胖症是指不伴有明显的内分泌和代谢性疾病,占肥胖症的 95％～97％。病因尚未完全明了,可能与以下因素有关。

1. 摄入过多 摄入的营养素超过机体代谢需要,多余的能量转化为脂肪储存在体内,为本病主要原因。

2. 活动过少 能量消耗少,相对剩余的能量转化为脂肪积聚体内。肥胖儿大多不喜欢运动,形成恶性循环。

3. 遗传因素 肥胖具有高度遗传性,目前认为与多基因遗传有关。肥胖双亲的后代发生肥胖者高达 70％～80％,双亲正常的后代发生肥胖者仅 10％～14％,双亲之一肥胖的后代发生肥胖者达 40％～50％。

4. 其他 如调节饱食感及饥饿感的中枢失去平衡导致多食;精神创伤(如亲人病故、学习成绩低下)以及心理异常等因素也可导致小儿过量进食而出现肥胖。

【病理生理】

肥胖的主要病理改变是脂肪细胞的体积增大和(或)数目增多。

肥胖患儿可发生以下生理改变:①对环境温度变化的应激能力降低,有低温倾向。②血脂水

平增高,以后易并发动脉硬化、冠心病、高血压、胆石症等疾病。③嘌呤代谢异常,血尿酸水平增高,易发生痛风。④内分泌改变,如男性患儿的雄激素水平可降低,女性患儿的雌激素水平可增高等变化。

【临床表现】

肥胖症可发生于任何年龄,最常见于婴儿期、5～6岁儿童和青春期。患儿食欲旺盛,食量大,喜食肥肉、甜食、油炸(煎)食物。因行动不便而不喜欢运动,而且动作笨拙。明显肥胖小儿常有疲劳感,用力时气短或腿痛。严重肥胖者由于脂肪的过度堆积限制了胸廓和膈肌运动,使肺通气量不足,引起低氧血症,表现为气急、发绀、红细胞增多,严重时心脏扩大、心力衰竭甚至死亡,称为肥胖-换气不良综合征(或 Pickwickian syndrome)。有的患儿怕别人讥笑而不愿与其他小儿交往,表现为性情孤僻、不合群、自卑等。智力良好,性发育常较早,故最终身高常略低于正常小儿。

体格检查可见皮下脂肪多,但分布均匀,以面颊、肩部、腹部为甚,严重肥胖者腹部、臀部及大腿皮肤可见白色或紫红色条纹。因体重过重,走路时两下肢负荷过度可致膝外翻和扁平足。男性患儿因大腿内侧和会阴部脂肪堆积,阴茎可隐匿在隐阜脂肪垫中而被误诊为阴茎发育不良。

小儿体重以同性别、同身高(长)小儿正常均值为标准,超过均值20%以上者为肥胖症,其中超过20%～29%者为轻度肥胖,超过30%～49%者为中度肥胖,超过50%以上者为重度肥胖。

【实验室及辅助检查】

血浆甘油三酯、胆固醇、极低密度脂蛋白增高,高密度脂蛋白减少;血浆尿酸增高;血浆胰岛素、雌激素增高,血生长激素降低,尿 17-羟类固醇、17-酮类固醇及皮质醇均可增高。超声波检查常有脂肪肝。

【治疗要点】

肥胖后体重减轻比较困难,需有患儿、家长、医生三者的密切配合,使他们具有强烈的减轻体重的愿望和坚强的毅力,具体方法如下。

1. 控制饮食 须使摄入的能量低于身体能量总消耗的需要,一般供应现标准的60%热能便能维持体重,使体重不超过理想体重的12%为宜。年龄较大和肥胖严重者用低热能食谱。

2. 加强运动锻炼 运动锻炼不但可使能量消耗增多,还可促进甲状腺素的生理反应,减低胰岛素的分泌,使脂肪合成减少,有利于减肥,并可促进肌肉发育,保持体力。运动量逐渐增加,使之能够耐受和坚持。

3. 心理治疗及行为矫正 对此类儿童应定期门诊观察,鼓励和提高他们坚持控制食量及运动锻炼的兴趣,使其增强信心,坚持不懈。

前两项是治疗肥胖症的主要措施,其目的是减少热能性食物的摄入和增加机体对热能的消耗,使体内过剩的脂肪不断减少,从而使体重逐步下降。一般不需药物治疗。由于儿童处于生长发育阶段,因此禁食、药物减肥和手术去脂等均不可取。

【主要护理诊断/问题】

(1) 营养失调:高于机体需要量 与摄入高能量食物过多和(或)运动过少有关。

(2) 社交障碍:与肥胖造成心理障碍有关。

【护理措施】

1. 饮食疗法 限制饮食,使患儿每日摄入的能量必须低于机体消耗的总能量,同时必须满足小儿生长发育的需要。

(1) 给予高蛋白质、低脂肪、低糖类、富含维生素和矿物质的食物,其中产能最好比例为蛋白质(30%～35%)、脂肪(20%～25%)、糖类(40%～45%)。青春期生长发育迅速,蛋白质供能可提高至50%～60%。

(2) 鼓励多吃体积大、饱腹感明显、富含纤维素的蔬菜(萝卜、青菜、黄瓜、番茄、莴苣、苹果、柑橘、竹笋等)。

(3) 培养良好的饮食习惯,如避免晚餐过饱,不吃夜宵,不吃零食,少吃或不吃油炸(煎)食品,细嚼慢咽等。

2. **运动疗法** 选择患儿喜欢、有效而又容易坚持的运动项目,如散步、慢跑、做操、游泳等,每日坚持运动 1 h 左右;鼓励循序渐进,以运动后轻松愉快、不感到疲劳为原则。

3. **心理护理** 避免引起患儿精神紧张的因素,如家长对子女的肥胖过分忧虑、指责子女进食习惯;鼓励患儿多参加社会活动,消除自卑心理;帮助患儿对自身形象建立信心,达到身心健康发展。

【健康教育】

(1)向患儿及家长解释过度肥胖是一种病态,与成人后的冠心病、高血压、糖尿病等疾病有关,应高度重视;改变家长"肥胖是喂养得法,越胖越健康"的陈旧观念。

(2)指导家长科学喂养,合理搭配饮食,培养患儿良好的饮食习惯,避免患儿看到美味食品引起食欲中枢兴奋。

(3)鼓励患儿及家长树立信心,坚持配合饮食治疗,创造条件增加患儿活动量,消除因肥胖带来的自卑心理,保持心情舒畅。

(4)父母肥胖者应定期监测小儿体重,尽量避免小儿肥胖症的发生。

第三节 维生素 D 缺乏性佝偻病患儿的护理

案例导入

男婴,5 个月,多汗、夜间哭闹 20 天,冬季出生,人乳喂养,未添加辅食,未晒过太阳。查体:发育正常,营养良好,前囟 3 cm×3 cm,颅骨软化呈乒乓球感,枕秃,心、肺、腹无异常。血碱性磷酸酶增高。医生诊断:佝偻病极期。请思考:

作为儿科护士,你如何给该患儿制订护理计划?

维生素 D 缺乏性佝偻病(rickets of vitamin D deficiency)简称佝偻病,是由于维生素 D 缺乏导致钙、磷代谢失常,从而使正在生长的骨骺端软骨板不能正常钙化,造成以骨骼病变为特征的一种全身慢性营养性疾病。主要见于 2 岁以下的婴幼儿,是我国儿童保健重点防治的"四病之一"。我国佝偻病患儿发病率北方高于南方,随着社会经济文化水平的提高和儿童保健工作的大力开展,严重佝偻病患儿已少见。

【维生素 D 的来源、转化和生理功能】

1. **维生素 D 的来源** 维生素 D 是一组具有生物活性的脂溶性类固醇衍生物,包括维生素 D_2(麦角骨化醇)和维生素 D_3(胆骨化醇)。前者存在于植物中,由麦角固醇经紫外线照射后转变而成,此外还包括鱼肝油等维生素制剂,是婴幼儿维生素 D 的外源性来源。后者由人和动物皮肤内的 7-脱氢胆固醇经日光中紫外线的光化学作用转变而成,为内源性维生素 D,是人类维生素 D 的主要来源。另外,胎儿可通过胎盘从母体获得维生素 D。

2. **维生素 D 的转化** 维生素 D_3 和维生素 D_2 均无生物活性,被人体吸收进入血液循环后,与血浆中的维生素 D 结合蛋白结合,被转运后储存于肝脏、脂肪和肌肉等组织内,首先经过肝细胞线粒体中的羟化酶作用转变为 25-羟维生素 D(25-羟胆骨化醇,25-OH-VD)。25-羟维生素 D 与 α-球蛋白结合被运载到肾脏,在近端肾小管上皮细胞的 α-羟化酶的作用下再次羟化,生成 1,25-二羟维生素 D[1,25-$(OH)_2$-VD_3(1,25-二羟胆骨化醇)],具有很强的抗佝偻病生物活性。

3. **维生素 D 生理功能** 正常情况下血液中 1,25-$(OH)_2$-VD_3 与维生素 D 结合蛋白结合作用于主要靶器官(肠、肾、骨)发挥其生物效应,其抗佝偻病的主要生理功能包括:①促进小肠黏膜合成钙结合蛋白,增加肠道对钙的吸收;②促进肾小管对钙、磷的重吸收;③促进成骨细胞的增殖和破骨细胞分化,直接作用于骨的矿物质代谢(沉积与重吸收)。

【病因】

1. **日光照射不足** 天然食物供应的维生素 D 远不能满足人体需要,体内维生素 D 的主要来

NOTE

源是皮肤内 7-脱氢胆固醇经紫外线照射内生合成。一般情况下每日接受日光照射 2 h 以上，佝偻病的发病率则明显减少，但日光中的紫外线经常被尘埃、煤烟、衣服或普通玻璃所遮挡或吸收，影响其作用。地理环境（如雨雾多地区、北方地区）及季节（冬、春）与紫外线对地面的照射量影响也很大。寒冷季节长、日照时间短、户外活动少的地区，小儿佝偻病发病率明显增高。

2. 维生素 D 及钙、磷摄入不足　人体日常每日需 400～800 IU 维生素 D，但婴儿每天从人乳、牛乳、蛋黄、肝等食物中得到的维生素 D 少于 100 IU，人乳中含维生素 D 0.4～10.0 IU/dL，牛乳含 0.3～4.0 IU/dL，各类水果和蔬菜中含量也极少，远不能满足正常需要，因此必须于出生后第 2 个月起另外添加维生素 D，若未及时添加则容易造成维生素 D 不足。淀粉类食物含钙量不足，且含植酸较多，后者可与钙、磷结合成难溶性复合物而阻碍钙、磷的吸收；牛乳中钙磷比例为 1.2∶1，不利于吸收（最适吸收比例为 2∶1），故人工喂养儿佝偻病发病率较高。

围生期维生素 D 不足，造成出生后佝偻病也属于摄入不足。母亲妊娠期，特别是妊娠后期维生素 D 营养不足，如母亲严重营养不良、肝肾疾病、慢性腹泻，以及早产、双胎均可使婴儿体内维生素 D 储存不足。

3. 维生素 D 及钙、磷吸收障碍　小儿胆汁淤积症、胆总管扩张、难治性腹泻、脂肪泻、慢性呼吸道感染、肠道脂质吸收障碍均可影响维生素 D 和钙、磷的吸收。

4. 其他　肝和肾是活化维生素 D 的主要器官，有病时可直接影响维生素 D 的正常代谢，如婴儿肝炎综合征、肝内胆道闭锁等。

抗癫痫药物能缩短维生素 D 的半衰期，激发肝细胞微立体氧化酶系统，使各种类固醇激素分解代谢增强，25-(OH)-VD$_3$ 分解代谢也增加，导致 1,25(OH)$_2$-VD$_3$ 生成不足，肠道钙吸收障碍而引起佝偻病。

骨骼生长速度与维生素和钙、磷需要成正比，生长快，需要量大，相对供应不足。未成熟儿体内维生素 D 及钙、磷储存不足（胎儿钙储备 70%～80% 在胎龄 28 周后从母体获得），故 2 岁以下小儿，尤其是早产儿，佝偻病发病率较其他小儿为多。

【发病机制】

维生素 D 缺乏时，肠道钙、磷吸收减少，血中钙、磷下降。血钙降低刺激甲状旁腺激素（PTH）分泌增加，加速旧骨吸收、骨盐溶解，释放出钙、磷，使血钙得到补偿，维持在正常或接近正常水平；同时大量的磷经肾排出，使血磷降低，钙磷沉积下降，当钙磷沉积降至 40 以下时，骨盐不能有效地沉积，致使骨样组织增生，骨质脱钙，碱性磷酸酶分泌增多，临床上产生一系列骨骼症状和血生化改变（图 6-1）。

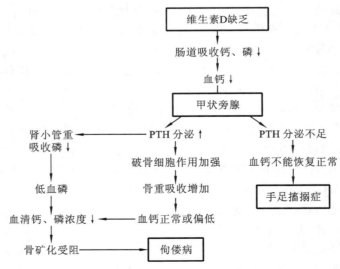

图 6-1　维生素 D 缺乏性佝偻病和手足搐搦症的发病机制

注：↑表示增多或升高；↓表示减少或降低。

血磷是体内代谢过程中不可缺少的物质,血磷减少导使代谢缓慢,致中间代谢产物堆积,造成代谢性酸中毒,后者又加重代谢紊乱,刺激甲状旁腺分泌 PTH,形成恶性循环。

【临床表现】

本病好发于 3 个月至 2 岁的小儿,主要表现为生长中的骨骼改变、肌肉松弛和非特异性神经精神症状。佝偻病的骨骼改变常在维生素 D 缺乏数月后出现,围生期维生素 D 不足婴儿佝偻病出现较早。重症佝偻病患儿可有消化和心、肺功能障碍,并可影响行为发育和免疫功能。本病的临床分期如下。

1. 初期 维生素 D 缺乏性佝偻病初期(早期)多自 3 个月左右开始发病,主要表现为非特异性神经精神症状,如易激惹、烦躁、睡眠不安、夜间啼哭等。常伴有与室温和季节无关的多汗。尤其头部多汗而刺激头皮,致使婴儿常摇头擦枕,出现枕秃。

2. 激期 初期患儿若未经适当治疗,可发展为激期(活动期)。患儿除上述症状外,主要表现为骨骼改变、运动功能以及智力发育迟缓。

1)骨骼改变

(1)头部:3~6 个月婴儿可见颅骨软化,重者可出现乒乓球样感觉,即用手指轻压枕骨或顶骨后部可感觉颅骨内陷;7~8 个月婴儿可有方颅(图 6-2),即额骨和顶骨双侧骨样组织增生呈对称性隆起,严重时呈鞍状或十字状颅形;前囟增大或闭合晚;出牙延迟或出牙顺序颠倒,牙釉质缺乏并易患龋齿。

(2)胸部:胸廓畸形多见于 1 岁左右小儿。肋骨与肋软骨交界处骨骺端因骨样组织堆积而膨大呈钝圆形隆起,上下排列如串珠状,可触及或看到(图 6-3),称为肋骨串珠,以两侧第 7~10 肋最明显。膈肌附着处的肋骨因长期受膈肌牵拉而内陷,形成沿肋骨走向的横沟,称为肋膈沟,又称为郝氏沟。第 7、8、9 肋骨与胸骨相连处软化内陷,致胸骨柄前突,形成鸡胸;如胸骨剑突部向内凹陷,可形成漏斗胸。这些胸廓畸形均可影响肺呼吸功能。

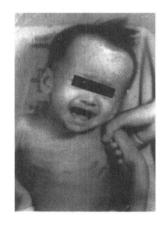

图 6-2 方颅

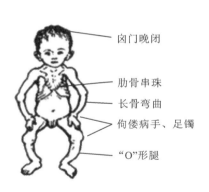

图 6-3 佝偻病体征

- 囟门晚闭
- 肋骨串珠
- 长骨弯曲
- 佝偻病手、足镯
- "O"形腿

(3)四肢:6 个月以上小儿腕、踝部骨骺处因骨样组织堆积而形成钝圆形环状隆起,称为手镯征或脚镯征。1 岁左右站立行走后,因负重且骨质软化,可引起下肢弯曲,形成"O"形腿或"X"形腿。严重时轻微外伤引起长骨骨折。

(4)其他:长久坐位者可致脊柱后突或侧弯畸形,重症患儿可出现扁平骨盆或三角骨盆。

2)运动功能发育迟缓 由于肌张力低下、韧带松弛,患儿可出现头颈软弱无力,坐、站、走等较正常儿落后。腹肌张力低下,腹部膨隆如蛙腹。

3)神经精神发育迟缓 重症患儿脑发育受累,条件反射形成缓慢,患儿表情淡漠,语言发育迟缓,免疫功能低下,常伴发感染。

3. 恢复期 经适当治疗后,症状、体征减轻或接近消失,精神活泼,肌张力恢复正常。

4. 后遗症期 多见于 3 岁以后小儿,此期其他表现均正常,仅遗留不同程度的骨骼畸形。

NOTE

【辅助检查】

1. 血生化检查

（1）佝偻病初期：25-(OH)-VD$_3$下降，PTH升高，血钙可正常或稍低，血磷降低，钙磷沉积稍低，碱性磷酸酶正常或增高。

（2）佝偻病激期：血钙稍降低，血磷和钙磷沉积明显降低，碱性磷酸酶增高。

（3）恢复期及后遗症期：血生化趋于好转至正常。

2. X线检查 佝偻病初期，常无明显骨骼改变，X线检查可正常或临时钙化带稍模糊。激期长骨钙化带模糊或消失，呈毛刷样、杯口样改变，干骺端增宽，骨密度减低（图6-4）；重症者可有骨干弯曲畸形或青枝骨折。恢复期骨骼X线改变有所改善，出现不规则的钙化线，渐至正常。后遗症期骨骺干骺端病变消失，可留有骨骼畸形（图6-5）。

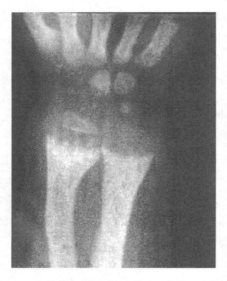

图 6-4 尺桡骨远侧干骺端增宽，边缘不规则模糊，呈杯口状凹陷，骨骺轮廓模糊不清

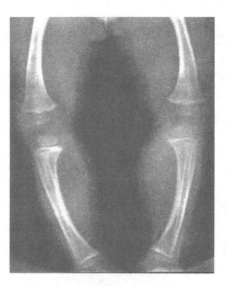

图 6-5 后遗膝内翻，"O"形畸形

【治疗要点】

目的在于控制病情活动，防止骨骼畸形。治疗应以口服维生素D为主，剂量每日50～100 μg（2000～4000 IU）或1,25-(OH)$_2$-VD$_3$ 0.5～2.0 μg。根据临床和X线检查情况，1个月以后改预防量，维生素D每天400 IU。对于有并发症或无法口服者，一次肌内注射维生素D 20万～30万 IU，2～3个月后改预防量。治疗1个月后应复查效果。

除采用维生素D治疗外，应加强营养，及时添加辅食，坚持每日户外活动。如果膳食中钙摄入不足，应适当补充钙剂。

严重骨骼畸形者需外科手术矫形。

【主要护理诊断/问题】

（1）营养失调：低于机体需要量 与日光照射不足和维生素D摄入不足有关。

（2）有感染的危险：与免疫功能低下有关。

（3）潜在并发症：如骨骼畸形、维生素D中毒。

（4）知识缺乏：患儿家长缺乏佝偻病的预防及护理知识。

【护理措施】

1. 户外活动 指导家长每日带患儿进行一定时间的户外活动，直接接受阳光照射。一般越早越好，活动时间每次可从数分钟开始逐渐延长至1 h以上。夏季气温太高，应避免太阳直射，可在阴凉处活动，尽量多暴露皮肤。因紫外线不能透过玻璃，冬季在室内活动时应开窗照射。

2. 补充维生素D

（1）合理喂养：提倡母乳喂养，按时添加辅食，给予富含维生素D、钙、磷和蛋白质的食物。

（2）观察药物副作用：遵医嘱使用维生素 D 制剂，注意观察有无维生素 D 中毒症状，如出现厌食、倦怠、烦躁，甚至呕吐、腹泻、顽固性便秘和体重下降等，及时通知医生，立即停用维生素 D 制剂。

3. 预防骨骼畸形和骨折 衣着柔软、宽松，床铺软硬度合适。避免早坐、久坐，防止脊柱后凸畸形；避免早站、久站、早行走，以防下肢畸形。严重佝偻病患儿肋骨、长骨易发生骨折，护理操作应避免强力牵拉和重压。

4. 加强体格锻炼 后遗症的护理：对已有骨骼畸形的患儿，可采取主动和被动运动的方法矫正。如遗留胸廓畸形，可做俯卧位抬头扩胸运动；下肢畸形可做肌肉按摩，"O"形腿按摩外侧肌，"X"形腿按摩内侧肌，以增加肌张力，矫正畸形。严重骨骼畸形者需行外科手术矫治。

5. 预防感染 尽量少带患儿去公共场所，防止交叉感染。

【健康教育】

（1）给孕妇及患儿家长介绍佝偻病的预防知识，鼓励孕妇多进行户外活动和晒太阳，选择富含维生素 D、钙、磷和蛋白质的食物，在妊娠后 3 个月酌情给予维生素 D 预防量口服。小儿出生后尽早进行户外活动，多晒太阳。宣传母乳喂养，及时给小儿添加辅食。新生儿出生后 2 周开始服用预防量维生素 D（400～800 IU/d）至 2 岁；早产儿、双胎儿及北方冬季日照时间短者，可遵医嘱适当增加剂量。如果饮食中含钙量不足，应同时补充钙剂。

（2）给家长宣传有关佝偻病的护理知识。以示范和指导练习的方式传授户外活动、日光浴、按摩肌肉矫正畸形的方法。

第四节 维生素 D 缺乏性手足搐搦症患儿的护理

案例导入

患儿，8 个月，因反复全身惊厥 5 次入院，昨日受凉后鼻塞、低烧、夜间吵，体温 38.7 ℃，今日突起双眼上窜，面肌颤动持续半分钟后入睡，醒后如常，反复发作 5 次，人工喂养，一直服用橙汁鱼肝油，平素多汗，母孕期常有腓肠肌抽搐史。

查体：神清，一般可，前囟 2.5 cm×1.5 cm，枕秃，咽充血，颈软，心、肺（一），腹软，肝肋下 1.5 cm，质软、脾未及，轻度"O"形腿。请问：

（1）该患儿的临床表现与佝偻病有何不同？

（2）其主要病因有哪些？

维生素 D 缺乏性手足搐搦症（tetany of vitamin D deficiency）又称佝偻病性低钙抽搐，主要由于维生素 D 缺乏，血钙降低导致神经肌肉兴奋性增高，出现惊厥、手足搐搦、喉痉挛等表现。多见于婴幼儿。近年来，由于预防维生素 D 缺乏工作的普遍开展，本病已较少发生。

【病因及发病机制】

病因与佝偻病基本相同，血钙下降是本病的直接病因。因维生素 D 缺乏使血钙下降，此时甲状旁腺又不能代偿性分泌增加（反应迟钝），不能促进旧骨脱钙以维持血钙浓度正常。当血钙低于 1.75～1.88 mmol/L（7.0～7.5 mg/dL）或游离钙＜1.0 mmol/L（4 mg/dL）时，即可出现手足搐搦症。

【临床表现】

当血钙低于 1.75 mmol/L 时，主要表现为惊厥、手足搐搦、喉痉挛，并伴有不同程度的佝偻病表现，其中惊厥最常见。

1. 惊厥 多见于婴儿，为本病最常见的症状。表现为突发性、阵发性的四肢抽动，两眼上翻，神志不清，大小便失禁。持续发作数秒至数分钟。发作停止后意识恢复、精神萎靡而入睡，醒后活泼如常。可数日 1 次或 1 日数次，不伴发热。发作轻者仅有短暂的面部肌肉抽搐或眼球上窜，神志仍清楚。

2. 手足搐搦　多见于较大婴幼儿，为本病的特殊症状。表现为手足肌肉痉挛，手腕部弯曲，手指强直，拇指内收贴近掌心；踝关节强直，足趾强直弯曲成弓状。

3. 喉痉挛　多见于婴儿，但发病率低。表现为声门和喉部肌肉痉挛，出现吸气性呼吸困难、喉鸣，严重者可发生窒息而死亡，应提高警惕。

当血钙浓度为 1.75～1.88 mmol/L(7.0～7.5 mg/dL)、无典型症状时(隐匿型)，体格检查可引出神经兴奋性增高的体征。①面神经征(Chvostek sign)：用指尖或叩诊锤轻叩耳前面部，可引起口角与眼睑抽速抽搐为阳性。正常新生儿可出现假阳性。②陶瑟征(Trousseau sign)：用血压计的袖带包裹上臂，打气使血压维持在收缩压与舒张压之间，5 min 之内该手出现痉挛状为阳性。③腓反射：用叩诊锤叩击膝下外侧腓骨小头处的腓神经，引起足部向外侧收缩为阳性。

【实验室检查】

血钙降低，血磷正常或升高，尿钙阴性。

【治疗要点】

首先控制惊厥及喉痉挛，其次补充钙剂，最后补充维生素 D 制剂。

1. 急救措施　立即肌内注射安定或苯巴比妥钠。喉痉挛者除止惊外，先将舌尖拉出，进行人工呼吸，必要时可行气管插管。还可针刺人中、合谷等穴位。

2. 钙疗法　补钙是止惊的根本措施，必须迅速。先用 10％葡萄糖酸钙溶液，抽搐停止后可口服 10％氯化钙溶液。

3. 维生素 D 疗法　在使用钙剂的同时口服维生素 D，治疗剂量每日 5000～10000 IU，直至佝偻病恢复期，以后改服预防量，每日 4000 IU。

【主要护理诊断/问题】

(1) 有窒息的危险　与惊厥、喉痉挛发作有关。

(2) 有受伤的危险　与惊厥、手足搐搦有关。

(3) 营养失调：低于机体需要量　与维生素 D 缺乏有关。

(4) 知识缺乏：与家长缺乏有关手足搐搦症的病因、护理及预后等知识有关。

【护理措施】

1. 防止窒息

(1) 密切观察惊厥、喉痉挛的发生情况，备好氧气、吸痰器、急救药品、气管插管等。

(2) 一旦发现惊厥、喉痉挛，立即就地抢救。松开衣领，将患儿头偏向一侧，清除口鼻分泌物，保持呼吸道通畅；将舌尖拉出口外，出牙患儿上、下牙间放置牙垫，避免咬伤舌头；吸氧；保持室内安静，减少刺激。

(3) 通知医生，遵医嘱使用镇静剂和钙剂。①镇静剂：地西泮每次 0.1～0.3 mg/kg 肌内注射或静脉注射(10 min 以上或每分钟 1 mg 以下)，或苯巴比妥每次 5～8 mg/kg 肌内注射，或 10％水合氯醛每次 40～50 mg/kg 保留灌肠。静脉注射地西泮时密切观察呼吸，因剂量过大或速度过快可抑制呼吸致呼吸骤停。②钙剂：用 10％葡萄糖酸钙溶液 5～10 mL 加 10％～25％葡萄糖溶液 10～20 mL 缓慢静脉注射(10 min 以上)或静脉滴注。若注射过快，可引起血钙骤升发生心跳骤停。必要时每日重复 2～3 次，惊厥控制后改口服 10％氯化钙溶液，每次 5～10 mL，用糖水稀释 3～5 倍，一天 3 次，连用 3～5 天改服葡萄糖酸钙或乳酸钙，防止高氯性酸中毒。注射钙剂时应避免药液外渗引起组织坏死。若发生外渗则局部热敷，或以 0.25％普鲁卡因局部封闭。必要时气管插管或气管切开。

2. 避免受伤　及时拉上床栏，周围用棉制护围保护，以防惊厥或手足搐搦发生时造成外伤；选用软质材料制作的玩具，创造安全的环境；及时执行医嘱，使用镇静剂及钙剂。

3. 补充维生素 D 制剂　遵医嘱补充维生素 D。

4. 给予心理支持　患儿发作时尽量陪伴和安慰家长；解释本病的预后和护理要点，解除家长的恐惧及顾虑。

【健康教育】

(1)向家长讲解预防维生素 D 缺乏的相关知识(见"维生素缺乏性佝偻病")。

(2)教会家长当患儿惊厥或喉痉挛发作时的处理方法,如就地抢救,使患儿平卧,松开衣领,头偏向一侧,颈部伸直,清除口鼻分泌物,保持呼吸道通畅;保持安静,减少刺激;针刺人中穴 2~3 min,同时通知医生或急送医院。

附:维生素 A 缺乏症

维生素 A 缺乏症(vitamin A deficiency)是由于维生素 A 缺乏所引起的全身性疾病,多见于婴幼儿,主要表现为早期眼结合膜与角膜干燥,暗适应能力差,故又称干眼症(xerophthalmia)或夜盲症(night blindness),晚期出现角膜软化,甚至穿孔,称角膜软化症。我国儿童中维生素 A 缺乏症的发生率已明显下降,但在不发达的边远农村地区仍有群体流行。

【维生素 A 的来源及生理功能】

维生素 A 为脂溶性,一般以视黄醇和胡萝卜素两种形式存在于食物中。视黄醇存在于动物性食物如乳类、蛋类、肝等内脏中,胡萝卜素存在于胡萝卜、南瓜、柿子、桃、香蕉等黄色植物中。最具有维生素 A 生物活性的是 β-胡萝卜素,但它在人类肠道中吸收利用率很低,大约仅为维生素 A 的 1/6。无论胡萝卜素还是维生素 A,在小肠细胞中转化成棕榈酸酯后均与乳糜微粒结合,通过淋巴系统进入血液循环,然后转运到肝脏,再酯化为棕榈酸酯后储存。当周围靶组织需要维生素 A 时,肝脏中的维生素 A 棕榈酸酯经酯酶水解为醇式,先后与视黄醇结合蛋白、前白蛋白结合,形成复合体经血液循环转运至靶组织,再氧化后转变为视黄酸,在体内发挥维生素 A 的多种生物作用。

维生素 A 的主要生理功能如下:①构成视网膜杆细胞内的感光物质(视紫质),维持暗光或弱光下的适应能力。②维持皮肤黏膜上皮细胞的完整性。③促进生长发育和维护生殖功能。④维持和促进免疫功能。

【病因】

1. 摄入不足　长期进食米糕、面糊、炼乳等谷类及糖类食物,而未及时添加富含视黄醇的肝、蛋黄、鱼肝油及含胡萝卜素的深色蔬菜、有色水果等辅食可发生维生素 A 缺乏。边远农村地区,因乳类、蛋类和动物内脏等食物供应较少,以植物来源的胡萝卜素作为维生素 A 的主要来源,故发病率较高。

2. 需要量增加　早产儿维生素 A 储备不足,生长发育较快,需要量增加,但对脂肪消化吸收功能又差。一些消耗性疾病,如麻疹、结核病、猩红热、肺炎、恶性肿瘤等疾病都会使体内存储的维生素 A 消耗殆尽,同时因食欲不振或消化功能紊乱致摄入减少,均可发生维生素 A 缺乏。

3. 吸收利用障碍　慢性腹泻、肠结核病等消化系统疾病,因饮食中长期缺乏脂肪均可影响维生素 A 的吸收;慢性肝病、先天性胆道闭锁可影响维生素 A 的吸收和在肝内的代谢;甲状腺功能减退症、糖尿病可影响维生素 A 的转运和利用。上述疾病均可导致维生素 A 缺乏症。

【临床表现】

1. 眼部表现　最早出现夜盲或暗光中视物不清,但往往不被重视,婴幼儿也常常不会叙述。持续几周或数周后出现干眼症,表现为眼结膜和角膜渐失去光泽,眼泪减少,自觉痒感,常眨眼。眼部检查可见结膜弹性减弱,结膜近角膜边缘处干燥起皱褶,角化上皮堆积形成泡沫状白斑,称为结膜干燥斑或毕托斑。继而角膜干燥、浑浊、软化,自觉畏光、眼痛,常用手搓眼导致感染。严重者可发生角膜溃疡、坏死、穿孔,晶体脱出导致失明。

2. 皮肤表现　皮肤干燥、脱屑,上皮角化增生,汗液减少,角化物充塞毛囊形成丘疹,触摸皮肤有粗砂样感觉,以四肢伸面、肩部为多,可发展至颈、背部甚至面部。毛囊角化引起毛发干燥、枯黄,失去光泽,易脱落,指(趾)甲变脆易折、多纹等。

3. 其他表现　黏膜病变易引起呼吸道、消化道、泌尿道感染,且迁延不愈;严重者可致生长发

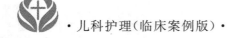
育落后;常合并营养不良和其他维生素缺乏。

【实验室及辅助检查】

血浆维生素 A、视黄醇结合蛋白低于正常范围;暗适应检查可发现暗光视觉异常。

【治疗要点】

调整饮食,祛除病因;补充维生素 A;加强眼部护理。

【主要护理诊断与评估】

(1) 营养失调:低于机体需要量　与维生素 A 摄入不足和(或)吸收利用障碍有关。

(2) 潜在并发症:失明及药物副作用,如维生素 A 过量引起中毒。

【护理措施】

(1) 调整饮食,注意营养均衡:鼓励母乳喂养,及时添加富含维生素 A 的食物,如蛋、肝等动物内脏、深色蔬菜、有色水果等,以保证机体需要。

(2) 补充维生素 A 制剂:严格遵医嘱口服或肌内注射维生素 A,注意观察治疗效果。防止维生素 A 中毒,如出现食欲减退、烦躁、呕吐、前囟膨隆、颅缝裂开、眼震颤、复视、视乳头水肿等,年长儿诉头痛、四肢长骨转移性骨痛等表现,应立即停用,及时报告医生。

(3) 加强眼部护理,预防感染:有角膜干燥者,用消毒鱼肝油滴双眼,每日 3～4 次,促进上皮细胞修复,同时用生理盐水或凡士林纱布覆盖眼睛。有角膜软化、溃疡者,用抗生素眼药水(0.25%氯霉素)或眼膏(0.5%红霉素或金霉素)与消毒鱼肝油交替滴双眼治疗,约 1 h 1 次,每日不少于 20 次。护理时动作应轻柔,切勿压迫眼球,以免角膜穿孔,虹膜、晶状体脱出。注意进行保护性隔离,预防呼吸道、消化道等感染。

【健康教育】

鼓励母乳喂养。孕妇、乳母及小儿应注意膳食的营养均衡,经常食用富含维生素 A 的动物性食物和深色蔬菜、有色水果,必要时按生理需要量(预防量)补充维生素 A,如婴幼儿每日为400 μg 视黄醇当量(RE),5 岁以上儿童为 750 μg RE,少年和成人为 800 μg RE,孕妇为 1000 μg RE,乳母为 1200 μg RE(1 IU 维生素 A=0.3 μg RE=6 μg β-胡萝卜素)。在不发达的边远农村地区,可采取每隔半年给予一次口服 60000 μg RE(20 万 IU 维生素 A)。对患感染性疾病如麻疹、结核病等,以及慢性消耗性疾病的患儿应及早补充维生素 A 制剂。有慢性腹泻等可短期内肌内注射维生素 A,数日后再改为口服。注意避免过量而中毒。

案例总结

张某,男,8 个月。主诉:睡眠欠佳易惊 2 个多月。

患儿近 2 个月来睡眠不安,哭闹,易激惹,有惊跳,多汗,大小便正常,食欲正常。出生 5 个月后反复腹泻 3 次,每次 5～7 天,无黄疸史及特殊服药史。足月顺产,出生体重 3.2 kg,母乳与牛乳混合喂养,5 个月后添加蛋黄、米粉等,现每天喂少量蔬菜汁、果汁,5 个月前间断服用维生素 D 制剂,户外活动少。母孕期无疾病史,无下肢抽搐史。

查体:体温 36.8 ℃,脉搏 116 次/分,呼吸 28 次/分,身长 70 cm,体重 8.5 kg,头围 44 cm。前囟 2.5 cm×2.5 cm,枕秃明显,方颅,无特殊面容,未出牙,胸廓无畸形,无赫氏沟,无手镯征及脚镯征。

X 线检查:腕骨骨化中心 1 枚,尺桡骨远端呈毛刷样及杯口样改变,干骺端骨皮质疏松,临时钙化带消失,软骨间隙增宽。请问:

(1) 临床诊断是什么?

(2) 诊断依据是什么?

(3) 该患儿如何治疗与预防该病?

考点链接

1. 维生素 D 缺乏性佝偻病发病的最主要病因是（   ）。

A. 维生素 D 摄入不足　　　　　　　　　B. 日光照射不足

C. 食物中钙、磷含量过低　　　　　　　　D. 维生素 D 的需要量增加

E. 疾病影响

2. 冬季出生小儿，生后 1 个月，给予维生素 D 预防佝偻病，其预防量应是（   ）。

A. 每日 400 IU　　　　　B. 每日 1000 IU　　　　　C. 每日 1500 IU

D. 每日 2000 IU　　　　　E. 每日 3000 IU

3. 佝偻病初期的表现是（   ）。

A. 易激惹、多汗等神经精神症状　　B. 各种骨骼畸形　　　　C. 手镯征

D. 肌张力低下　　　　　E. 出牙延迟

4. 营养不良患儿最先出现的临床表现是（   ）。

A. 皮下脂肪少　　　　　B. 体重不增　　　　　C. 消瘦

D. 肌肉松弛　　　　　E. 运动和智能发育落后

5. 营养不良患儿皮下脂肪消减的顺序是（   ）。

A. 躯干、臀部、四肢—腹部—面颊部　　　　B. 面颊部—腹部—躯干、臀部、四肢

C. 腹部—躯干、臀部、四肢—面颊部　　　　D. 四肢—躯干—腹部—面颊

E. 腹部—躯干—腹部—面颊

6. 营养不良早期诊断最灵敏、最可靠的指标是（   ）。

A. 血浆类胰岛素生长因子　　　　　B. 血浆转铁蛋白

C. 血浆甲状腺素结合前白蛋白　　　　D. 血浆视黄醇结合蛋白

E. 血浆蛋白

7. 11 个月婴儿，诊断为维生素 D 缺乏性佝偻病，在门诊使用维生素 D 及钙剂正规治疗 2 个月，患儿症状明显好转，此时摄腕骨 X 线片，出现哪种表现时可采取预防剂量维生素 D 维持治疗？（   ）

A. K 线正常

B. 干骺端增宽，钙化预备带消失呈毛刷状

C. 钙化预备带重新出现

D. 长骨短粗和弯曲，干骺端变宽呈喇叭状

E. 骨骺线检查正常，但可见弯曲畸形

8. 女婴，4 个月。冬季出生，足月顺产，单纯牛奶喂养，体重 6.2 kg。近半个月来较烦躁，睡眠欠佳，多汗。可能出现的体征是（   ）。

A. 脊柱侧弯　　B. 肋骨串珠　　C. 颅骨软化　　D. 鸡胸　　E. "O"形腿

9. 8 个月婴儿，欠活泼，好哭。体重 6.3 kg，身长 68 mm，腹壁皮下脂肪厚度 0.5 cm，肌张力低下，肌肉松弛。最可能的诊断是（   ）。

A. 佝偻病　　　　　B. 轻度营养不良　　　　　C. 中度营养不良

D. 重度营养不良　　　　　E. 正常儿

10. 4 个月男婴，烦躁多哭，夜惊多汗，不发热。查体：神清，面色可，前囟平软，枕部颅骨有乒乓球压感，心肺（一），Kernig 征（±），Babinski 征（±），符合下列哪个疾病？（   ）

A. 佝偻病活动期　　B. 化脓性脑膜炎　　　　C. 结核性脑膜炎

D. 病毒性脑炎　　　　　E. 甲状腺功能减退症

11. 当血钙低于哪个数值时即可引起手足搐搦发作？（   ）

A. 1.5～1.63 mmol/L(6～6.5 mg/dL)

B. 1.63～1.75 mmol/L(6.5～7 mg/dL)

C. 1.75～1.88 mmol/L(7～7.5 mg/dL)

D. 1.88～2.0 mmol/L(7.5～8 mg/dL)

E. 2.0～2.13 mmol/L(8～8.5 mg/dL)

12. 维生素 D 缺乏性佝偻病手足搐搦症的惊厥常具有以下特点,但应排除的是(　　　)。

A. 发作时间数秒至数分钟　　　　　　　　B. 1 天内可发作多次

C. 发作的大多意识丧失　　　　　　　　　D. 醒后活泼如常

E. 常伴有发热

13. 维生素 D 缺乏性手足搐搦症常见的致死原因是(　　　)。

A. 惊厥　　　　B. 脑水肿　　　　C. 心力衰竭　　　　D. 喉痉挛　　　　E. 呼吸衰竭

14. 维生素 D 缺乏性手足搐搦症惊厥发作时的紧急处理是 (　　　)。

A. 10％葡萄糖酸钙溶液静脉注射＋维生素 D_3 肌内注射

B. 10％葡萄糖酸钙溶液静脉注射＋脱水剂

C. 静脉注射 10％葡萄糖酸钙溶液

D. 10％葡萄糖酸钙溶液静脉注射＋吸氧

E. 苯巴比妥钠＋10％葡萄糖酸钙溶液静脉注射

岗位任务拓展 6

（于　雁）

第七章 消化系统疾病患儿的护理

第一节 小儿消化系统解剖生理特点

 任务目标

思政素质目标：
对腹泻患儿做到细心观察、关爱患儿，建立和谐护患关系。

知识目标：
能准确说出三种口炎的临床特点。能描述小儿腹泻的分类、临床特点及护理。

技能目标：
能区别轻型腹泻和重型腹泻的临床特点并进行护理指导。能为患儿进行液体疗法的护理。

重点：
1. 小儿腹泻的病因、临床表现及护理要点。
2. 小儿消化系统解剖生理特点。
3. 几种常见的口腔炎。

难点：
1. 脱水的程度和性质。
2. 液体疗法常用溶液，液体疗法的原则及方法。

（一）口腔

足月新生儿在出生时已具有较好的吸吮和吞咽功能，早产儿则较差。婴幼儿口腔黏膜干燥、薄嫩，血管丰富，唾液腺发育不够完善，因此容易损伤和局部感染，3 个月以下婴儿因唾液中淀粉酶含量不足，故不宜喂淀粉类食物。3～4 个月婴儿唾液分泌开始增加，5～6 个月时明显增多，但因不能及时吞咽所分泌的唾液，常可发生生理性流涎。

（二）食管

婴儿的食管呈漏斗状，腺体缺乏、弹力组织和肌层不发达，食管下端贲门括约肌发育不成熟，控制能力差，常发生胃食管反流，一般在 9 个月时症状消失。

（三）胃

婴儿胃呈水平位，当开始行走后渐变为垂直位。贲门和胃底部肌张力低，幽门括约肌发育较好，故易发生幽门痉挛而出现呕吐。胃容量新生儿为 30～60 mL，1～3 个月为 90～150 mL，1 岁为 250～300 mL，但哺乳后不久幽门即开放，胃内容逐渐流入十二指肠，故实际哺乳量常超过上述胃容量。胃排空时间因食物种类不同而异，水 1.5～2 h，母乳 2～3 h，牛乳 3～4 h。早产儿胃排空慢，易发生胃潴留。

（四）肠

婴儿肠道相对比成人长，血管丰富，小肠绒毛发育较好，有利于消化吸收，但肠肌层发育差，肠系膜柔软而长，固定差，易发生肠套叠和肠扭转。肠壁薄，通透性高，屏障功能差，故肠内毒素、消化不全产物及过敏原等易通过肠黏膜吸收进入体内，引起全身性感染和变态反应性疾病。

（五）肝

年龄越小，肝脏相对越大。婴幼儿肝脏在右肋下可触及，6～7 岁后则不能触及。婴儿肝血管丰富，肝细胞再生能力强，但肝功能不成熟，解毒能力差，故在感染、缺氧、中毒等情况下易发生肝大和变性。婴儿期胆汁分泌较少，影响脂肪的消化和吸收。

第七章 消化系统疾病患儿的护理

第七章 小儿腹泻

第七章 小儿腹泻的护理

（六）胰腺

出生时胰液分泌量少,3～4个月时增多,但6个月以内胰淀粉酶活性较低,1岁后才接近成人。婴儿胰脂肪酶和胰蛋白酶的活性均较低,故对脂肪和蛋白质的消化和吸收不够完善,易发生消化不良。

（七）肠道细菌

胎儿肠道内无细菌,出生后数小时细菌很快从口、鼻、肛门侵入肠道,主要分布在结肠及直肠,一般情况下胃内几乎无菌。肠道菌群受食物成分影响,母乳喂养者以双歧杆菌为主;人工喂养和混合喂养者大肠杆菌、嗜酸杆菌、双歧杆菌及肠球菌所占比例几乎相等。正常肠道菌群对侵入肠道的致病菌有一定的拮抗作用,而婴幼儿肠道正常菌群脆弱,易受许多内外因素的影响而致菌群失调,导致消化道功能紊乱。

（八）健康小儿粪便

1. 胎粪　由胎儿肠道脱落的上皮细胞、消化液及吞下的羊水组成。新生儿最初排出的胎粪为深墨绿色、黏稠、无臭味,多数在生后12 h内开始排出,2～3天后渐过渡为正常粪便。如出生24 h内无胎粪排出,应注意检查有无肛门闭锁等消化道畸形。

2. 母乳喂养儿粪便　母乳喂养儿粪便为金黄色,糊状,不臭,呈酸性反应,每日2～4次,一般在添加辅食后次数即减少。

3. 人工喂养儿粪便　人工喂养儿粪便为淡黄色,较干稠,有臭味,呈中性或碱性反应,每日1～2次,易发生便秘。

4. 混合喂养儿粪便　混合喂养儿粪便与人工喂养者相似,但较软、黄。添加谷类、蛋、肉、蔬菜等辅食后,粪便性状逐渐接近成人,每日1次。

第二节　口炎患儿的护理

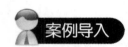

患儿,男,3个月。主诉(母亲代诉):患儿口内起白点、斑片3天。1周前患儿感冒、发热、哭闹不安。服抗感冒药后,症状有所好转。3天前发现口腔内有散在白色小点,渐增多呈片状。患儿烦躁,拒食。

检查口内双侧颊黏膜,舌腹充血,上有凝乳状白色斑点,针尖大小。同时颊、唇区域呈形状不规则的白色斑片,用棉签用力拭擦,白色斑片可脱落,遗留溢血的剖面。

实验室检查:取白色斑片涂片镜检可见大量假菌丝、芽孢。培养:培养基上形成厚壁孢子。
请思考:

(1)该新生儿可能患了什么病?

(2)如何指导家长实施护理?

口炎(stomatitis)是指口腔黏膜的炎症,若病变仅局限于舌、齿龈、口角也可称为舌炎、齿龈炎或口角炎。全年可发病,多见于婴幼儿。

【病因】

本病多由病毒、细菌、真菌等引起,可单独发病也可继发于急性感染、腹泻、营养不良和B族维生素和维生素C缺乏等疾病。食具消毒不严、不注意口腔卫生或各种疾病导致机体抵抗力下降等因素均可引起口炎的发生。目前细菌感染引起的口炎已经很少见,但病毒及真菌感染引起的口炎仍较常见,因此本节着重介绍鹅口疮(thrush,oral candidiasis)和疱疹性口炎(herpetic stomatitis)。

鹅口疮的病原体为白色念珠菌,多见于新生儿、营养不良、腹泻、长期应用广谱抗生素或激素的患儿,新生儿多由产道感染,或因哺乳时奶头不洁及使用污染的奶具而感染。疱疹性口炎的病原体为单纯疱疹病毒,传染性强,可在集体托幼机构引起小流行。

【临床表现】

1. 鹅口疮 口腔黏膜上出现白色乳凝块样小点或小片状物,可逐渐融合成大片,不易拭去,若强行擦拭剥离后,局部黏膜潮红、粗糙、可有溢血。患处不痛、不流涎,不影响吃奶,一般无全身症状。以颊黏膜最多见,其次是舌、齿龈及上腭,重者整个口腔均被白色斑膜覆盖,甚至可蔓延至咽、喉、食管、气管等,而出现呕吐、吞咽困难、声音嘶哑或呼吸困难。

2. 疱疹性口炎 起病时发热,体温 38~40 ℃,齿龈红肿,触之易出血,继而在口腔黏膜上出现单个或成簇的小疱疹,迅速破溃后形成浅表溃疡,有黄白色膜样渗出物覆盖。常见于齿龈、口唇、舌和颊黏膜,有时累及上腭及咽部。由于疼痛明显,患儿可表现为拒食、流涎、烦躁。颌下淋巴结常肿大。病程 1~2 周。

本病须与疱疹性咽峡炎鉴别,后者由柯萨奇病毒引起,多发生于夏秋季,疱疹主要在咽部和软腭,有时可见于舌,但不累及齿龈和颊黏膜,颌下淋巴结常无肿大。

3. 溃疡性口炎 发病初期口腔黏膜充血水肿,然后口腔内可见多个大小不一的糜烂点或溃疡灶,边缘较规则,散在或融合成片,表面覆盖有较厚的纤维素性炎性渗出物形成的灰白色或黄白色假膜,假膜易被剥离,现出溢血的创面,短期又被形成的假膜所覆盖。口腔的各个部位如舌、唇内及颊黏膜等均可发生溃疡性病灶,重症病变可累及唇、咽喉部。

患儿可伴有高热、局部疼痛明显、唾液增多、明显口臭、拒绝进食、流涎、哭闹、烦躁不安等症状,常伴有局部淋巴结肿大。严重者由于发热和进食减少可出现脱水、酸中毒及电解质紊乱等症状。白细胞总数和中性粒细胞增高。病程 1 周左右。

【治疗原则】

鹅口疮患儿可用 2% 碳酸氢钠溶液于哺乳前后清洁口腔,局部涂制霉菌素鱼肝油混悬溶液,每日 2~3 次。疱疹性口炎患儿可用 3% 过氧化氢溶液清洗溃疡面,局部涂锡类散、冰硼散或疱疹净等。发热者按医嘱给予物理或药物降温。

【主要护理诊断】

(1) 口腔黏膜改变 与口腔感染有关。

(2) 体温过高 与口腔感染有关。

(3) 疼痛 与口腔黏膜糜烂、溃疡有关。

(4) 营养失调:低于机体需要量 与疼痛引起拒食有关。

(5) 知识缺乏:患儿及家长缺乏本病的预防及护理知识。

【护理措施】

1. 口腔护理 2% 碳酸氢钠溶液或 3% 过氧化氢溶液清洁口腔后涂药,较大小儿可用含漱剂。鼓励患儿多饮水,进食后漱口,以保持口腔黏膜湿润和清洁。对流涎者,及时清除分泌物,保持皮肤干燥、清洁,避免引起皮肤湿疹及糜烂。

2. 正确涂药 为了确保局部用药达到目的,涂药前应先将纱布或干棉球放在颊黏膜腮腺管口处或舌系带两侧,以隔断唾液,防止药物被冲掉。然后用干棉球将病变部位表面吸干后再涂药,涂药后嘱患儿闭口 10 min 再取出纱布或棉球,并嘱患儿不可立即漱口、饮水或进食。

3. 饮食护理 供给高热量、高蛋白质、富含维生素的温凉流质或半流质食物,食物宜甜、不宜咸,避免摄入酸、辣或粗、硬食物。对口腔黏膜糜烂、溃疡引起疼痛影响进食者,可在进食前局部涂 2% 利多卡因;对不能进食者,可静脉补充或给予肠道外营养,以确保能量与液体的供给。

4. 发热护理 密切观察体温变化,体温超过 38.5 ℃ 时,给予松解衣服、置冷水袋、冰袋等物理降温,必要时给予药物降温。

5. 健康指导 教育孩子养成良好的卫生习惯,纠正吮指、不刷牙等不良习惯。对于年长儿,应教导其进食后漱口,避免用力或粗暴擦伤口腔黏膜。宣传均衡营养对提高机体抵抗力的重要

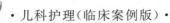

性,避免偏食、挑食,培养良好的饮食习惯。指导家长食具专用,患儿使用过的食具应煮沸消毒或高压灭菌消毒。

第三节 小儿腹泻

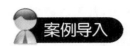案例导入

　　患儿,男,10个月,因腹泻7天、食欲差、进行性消瘦4天入院。既往身体健康,发病前体重为9 kg。体格检查:精神萎靡,面色苍白,皮肤干燥,皮下脂肪少,肌肉松弛。体重6.3 kg。

　　分析该患儿最可能的临床诊断是什么?

　　小儿腹泻(infantile diarrhea)又称腹泻病,是由多种病原、多种因素引起的,以大便次数增多和大便性状改变为特点的一组临床综合征,严重者可引起脱水和电解质紊乱。发病年龄以6个月至2岁多见,其中1岁以内者约占半数。一年四季均可发病,但夏秋季发病率最高。

【病因】

1. 易感因素

（1）消化系统发育不成熟:胃酸和消化酶分泌不足,消化酶活性低,对食物质和量变化的耐受性差。

（2）生长发育快:对营养物质的需求相对较多,消化道负担较重。

（3）机体防御功能差:婴儿血液中免疫球蛋白、胃肠道SIgA及胃内酸度均较低,对感染的防御能力差。

（4）肠道菌群失调:新生儿出生后尚未建立正常肠道菌群,或因使用抗生素等导致肠道菌群失调,使正常菌群对入侵肠道致病菌的拮抗作用丧失,而引起肠道感染。

（5）人工喂养:由于不能从母乳中获得SIgA等成分,加上食物、食具易被污染等因素,其发病率明显高于母乳喂养者。

2. 感染因素

1）肠道内感染　可由病毒、细菌、真菌、寄生虫引起,尤以病毒和细菌多见。

（1）病毒感染:寒冷季节的婴幼儿腹泻80%由病毒感染引起,以轮状病毒引起的秋冬季小儿腹泻最为常见,其次是埃可病毒和柯萨奇病毒等。

（2）细菌感染(不包括法定传染病):以致腹泻大肠杆菌为主,包括致病性大肠杆菌、产毒性大肠杆菌、侵袭性大肠杆菌、出血性大肠杆菌和黏附-聚集性大肠杆菌。其次是空肠弯曲菌和耶尔森菌等。

（3）真菌感染:以白色念珠菌多见,其次是曲菌和毛霉菌等。

（4）寄生虫感染:常见的有蓝氏贾第鞭毛虫、阿米巴原虫和隐孢子虫等。

2）肠道外感染　因发热及病原体毒素作用使消化功能紊乱,或肠道外感染的病原体(主要是病毒)同时感染肠道,故当患中耳炎、肺炎和上呼吸道、泌尿道及皮肤感染时,可伴有腹泻。

3. 非感染因素

（1）饮食因素:如喂养不定时、食物的质和量不适宜、过早给予淀粉类或脂肪类食物等均可引起腹泻。

（2）气候因素:气候突然变化、腹部受凉使肠蠕动增加;天气过热致消化液分泌减少或口渴饮水过多,都可诱发消化功能紊乱而引起腹泻。

（3）过敏因素:如对牛奶、大豆(豆浆)及某些食物成分过敏或不耐受而引起腹泻。

【发病机制】

　　导致腹泻发生的机制包括肠腔内存在大量不能吸收的具有渗透活性的物质(渗透性腹泻)、

肠腔内电解质分泌过多(分泌性腹泻)、炎症所致的液体大量渗出(渗出性腹泻)及肠道运动功能异常(肠道功能异常性腹泻)等。但临床上不少腹泻并非由某单一机制引起,而是多种机制共同作用的结果。

1．感染性腹泻 大多数病原微生物通过污染的食物、水,或通过污染的手、玩具及日用品,或带菌者传播进入消化道。当机体的防御功能下降、大量的微生物侵袭并产生毒力时可引起腹泻。

(1)病毒性肠炎:病毒侵入肠道后,使小肠绒毛细胞受损,导致小肠黏膜回吸收水、电解质能力下降,肠液在肠腔内大量聚集而引起腹泻。同时,发生病变的肠黏膜细胞分泌双糖酶不足且活性低,使肠腔内的糖类消化不完全并被肠道内细菌分解成小分子的短链有机酸,使肠腔的渗透压增高,进一步造成水和电解质的丧失,可加重腹泻。

(2)细菌性肠炎:产毒性大肠杆菌主要通过其产生的肠毒素使水及电解质向肠腔内转移,肠道分泌增加,导致水样腹泻。侵袭性大肠杆菌可侵入肠黏膜组织,产生广泛的炎性反应,导致血便或黏液样便。

2．非感染性腹泻 主要由饮食不当引起。当摄入食物的质和量突然改变并超过消化道的承受能力时,食物不能被充分消化吸收而积滞于小肠上部,使局部酸度减低,有利于肠道下部细菌上移和繁殖,使食物发酵和腐败而产生短链有机酸,致肠腔的渗透压增高,并协同腐败性毒性产物刺激肠壁致肠蠕动增加,引起腹泻,进而发生脱水和电解质紊乱。

【临床表现】

1．临床分期

(1)急性腹泻:病程短于2周的腹泻。

(2)迁延性腹泻:病程在2周至2个月之间的腹泻。

(3)慢性腹泻:病程长于2个月的腹泻。

2．临床分型

1)轻型腹泻 多由饮食因素或肠道外感染引起。起病可急可缓,以胃肠道症状为主,主要表现为食欲不振,偶有溢奶或呕吐。大便次数增多,一般每天多在10次以内,每次大便量不多,稀薄或带水,呈黄色或黄绿色,有酸味,常见白色或黄白色奶瓣和泡沫。无脱水及全身中毒症状,多在数日内痊愈。

2)重型腹泻 多由肠道内感染引起。起病常较急,除有较重的胃肠道症状外,还有明显的脱水、电解质紊乱及全身中毒症状。

(1)胃肠道症状:腹泻频繁,每日大便从十余次到数十次。除了腹泻外,常伴有呕吐(严重者可吐咖啡样物)、腹胀、腹痛、食欲不振等。大便呈黄绿色水样、量多,含水分多,可有少量黏液。

(2)水、电解质紊乱和酸碱平衡失调症状:有脱水、代谢性酸中毒、低钾血症、低钙血症、低镁血症等。

(3)全身中毒症状:如发热,体温可达40℃,烦躁不安,精神萎靡或嗜睡,进而意识模糊,甚至昏迷、休克等。

3．几种常见肠炎的临床特点

(1)轮状病毒肠炎:好发于秋冬季,以秋季流行为主,故又称秋季腹泻。多见于6个月至2岁的婴幼儿,起病急,常伴有发热和上呼吸道感染症状,无明显中毒症状。病初即出现呕吐,大便次数多,量多,呈黄色或淡黄色,水样或蛋花汤样,无腥臭味。常并发脱水、酸中毒及电解质紊乱。本病为自限性疾病,自然病程3～8天。近年报道,轮状病毒感染也可侵犯多个脏器,如中枢神经系统、心肌等。

(2)大肠杆菌肠炎:多发生在5～8月气温较高的季节。致病性和产毒性大肠杆菌肠炎大便呈蛋花汤样或水样,混有黏液,常伴呕吐,重者有发热、脱水、酸中毒及电解质紊乱。侵袭性大肠杆菌肠炎大便呈黏液样,带脓血,有腥臭味,常伴恶心、呕吐、腹痛和里急后重,可出现严重的全身感染中毒症状甚至休克。出血性大肠杆菌肠炎大便开始呈黄色水样便,后转为血水便,有特殊臭味,常伴腹痛,大便镜检有大量红细胞。

（3）抗生素诱发性肠炎：由于使用大量抗生素，致肠道菌群失调，使继发肠道内耐药的金黄色葡萄球菌、某些梭状芽孢杆菌和白色念珠菌等大量繁殖而引起肠炎，体弱儿、长期应用糖皮质激素和免疫功能低下者多见。真菌性肠炎多为白色念珠菌感染所致，常并发于其他感染如鹅口疮，大便次数增多，黄色稀便，泡沫较多带黏液，有时可见豆腐渣样细块（菌落）。

4．迁延性腹泻和慢性腹泻　迁延性腹泻和慢性腹泻多与营养不良和急性期治疗不彻底有关。表现为腹泻迁延不愈，病情反复，大便次数和性质不稳定，严重时可出现水、电解质紊乱。

5．生理性腹泻　多见于 6 个月以下的婴儿，外观虚胖，常有湿疹，表现为出生后不久即出现腹泻，但除大便次数增多外，无其他症状，食欲好，不影响生长发育，添加辅食后，大便即逐渐转为正常。近年研究发现此类腹泻可能为乳糖不耐受的一种特殊类型。

【辅助检查】

1．大便常规　肉眼检查大便的性状如外观、颜色、是否有黏液脓血等。大便镜检有无脂肪球、白细胞、红细胞等。

2．病原学检查　细菌性肠炎大便培养可检出致病菌；真菌性肠炎，大便镜检可见真菌孢子和菌丝；病毒性肠炎可做病毒分离等检查。

3 血生化　血钠测定可了解脱水的性质；血钾测定可了解有无低钾血症；碳酸氢盐测定可了解体内酸碱平衡失调的程度及性质。

【治疗原则】

调整饮食，预防和纠正脱水，合理用药，加强护理，预防并发症。

1．调整饮食　参见护理措施部分。

2．纠正水、电解质紊乱及酸碱平衡失调　参见本章第四节。

3．药物治疗

（1）控制感染：病毒性肠炎以饮食疗法和支持疗法为主，一般不用抗生素。

（2）微生态疗法：有助于恢复肠道正常菌群的生态平衡，抵御病原菌侵袭，控制腹泻，常用双歧杆菌、嗜酸乳杆菌等。

（3）黏膜保护剂：腹泻与肠黏膜屏障功能破坏有密切关系，因此维护和修复肠黏膜屏障功能是治疗腹泻的方法之一，常用思密达。

（4）对症治疗：腹泻一般不宜用止泻剂，因止泻会增加毒素的吸收。腹胀明显者可肛管排气。呕吐严重者可肌内注射氯丙嗪或针刺足三里等。

4．预防并发症　迁延性、慢性腹泻常伴营养不良或其他并发症，必须采取综合治疗措施。

【主要护理诊断】

（1）腹泻　与感染、喂养不当、肠道功能紊乱等有关。

（2）体液不足　与腹泻、呕吐致体液丢失过多和摄入不足有关。

（3）体温过高　与肠道感染有关。

（4）有皮肤完整性受损的危险　与大便刺激臀部皮肤有关。

（5）潜在并发症：水、电解质紊乱及酸碱平衡失调。

（6）知识缺乏：家长缺乏喂养知识及相关的护理知识。

【护理措施】

1．腹泻的护理

（1）调整饮食：继续喂养，但必须调整和限制饮食，停喂不消化和脂肪类食物，母乳喂养者可限制哺乳次数，缩短每次哺乳时间，暂停辅食；人工喂养儿可喂米汤、酸奶、脱脂奶等。待腹泻次数减少后给予流质或半流质饮食如粥、面条，少量多餐，随着病情稳定和好转，逐步过渡到正常饮食。呕吐严重者，可暂时禁食 4～6 h（不禁水），待好转后继续喂食，由少到多，由稀到稠。病毒性肠炎多有双糖酶缺乏，不宜用蔗糖，并暂停乳类喂养，改用酸奶、豆浆等。腹泻停止后逐渐恢复营养丰富的饮食，并每日加餐一次，共 2 周。

（2）控制感染：选用针对病原菌的抗生素控制感染，严格执行消毒隔离，感染性腹泻与非感染性腹泻患儿应分室居住，护理患儿前后要认真洗手，腹泻患儿用过的尿布、便盆应分类消毒，以防交叉感染。

2. 体液不足的护理 参见本章第四节。

3. 发热护理 密切观察体温变化,体温过高时应让患儿多饮水,擦干汗液,及时更换汗湿的衣服,头枕冰袋等。

4. 维持皮肤完整性 (尿布皮炎的护理)选用吸水性强、柔软布质或纸质尿布,避免使用不透气塑料布或橡皮布。尿布湿了及时更换,每次便后用温水清洗臀部并擦干,以保持皮肤清洁、干燥。局部皮肤发红处涂以5%鞣酸软膏或40%氧化锌油并按摩片刻,促进局部血液循环,也可采用暴露法,臀下仅垫尿布,不加包扎,使臀部皮肤暴露于空气中或阳光下。局部皮肤溃疡可用灯光照射,每次照射20~30 min,每日3次,使局部皮肤蒸发干燥。照射时护士必须坚持守护患儿,避免烫伤,照射后局部涂以油膏。

5. 密切观察病情

(1) 监测生命体征:如体温、脉搏、呼吸、血压等。

(2) 观察大便情况:观察并记录大便次数、颜色、性状、量,做好动态比较,为输液方案和治疗提供可靠依据。

(3) 观察全身中毒症状:如发热、烦躁、嗜睡、倦怠等。

(4) 观察水、电解质紊乱和酸碱平衡失调症状:如代谢性酸中毒表现、低血钾表现、脱水情况及其程度。

6. 健康指导

(1) 宣传母乳喂养的优点,指导合理喂养,避免在夏季断奶。按时逐步添加辅食,防止过食、偏食及饮食结构突然变动。

(2) 注意饮食卫生,食物要新鲜,食具要定时消毒。教导小儿饭前便后洗手,勤剪指甲,培养良好的卫生习惯。

(3) 加强体格锻炼,适当户外活动。

(4) 注意气候变化,防止受凉或过热。

(5) 避免长期滥用广谱抗生素。

第四节 小儿液体疗法及其护理

一、小儿体液平衡的特点

体液是人体的重要组成部分,体液平衡是维持生命的重要条件。正常情况下,体液中水、电解质等各项指标的动态平衡有赖于神经、内分泌、肺、肾等系统的正常调节功能。小儿由于这些器官系统发育不成熟,易受疾病和外界环境的影响而致体液平衡紊乱。

(一)体液的总量和分布

体液的总量和分布与年龄有关。年龄越小,体液总量相对越多,这主要是由于间质液的比例增高,而血浆和细胞内液的比例基本稳定,与成人相近所造成的(表7-1)。

表7-1 不同年龄小儿的体液分布(占体重的百分比)

年 龄	细胞内液/(%)	细胞外液/(%)		体液总量/(%)
		血浆	间质液	
新生儿	35	6	37	78
新生儿~1岁	40	5	25	70
1~14岁	40	5	20	65
成人	40~45	5	10~15	55~65

NOTE

（二）体液的成分

小儿体液的电解质组成与成人相似，唯有生后数日的新生儿血钾、氯、磷和乳酸偏高，血钠、钙和碳酸氢盐偏低。但细胞内液与细胞外液的电解质组成差别显著，细胞内液以 K^+、Mg^{2+}、HPO_4^{2-} 和蛋白质为主；细胞外液以 Na^+、Cl^- 和 HCO_3^- 为主，其中 Na^+ 含量占该区阳离子总量的 90% 以上，对维持细胞外液的渗透压起主要作用，临床上常测定血钠来判断血浆的渗透压，血浆渗透压(mmol/L)＝(血钠浓度＋10)×2。

（三）水代谢的特点

小儿水的需要量大，交换率快，不显性失水较多(是成人的2倍)，因此对缺水的耐受力差，在病理情况下如呕吐、腹泻时则容易出现脱水。

正常情况下，水分排出的多少主要靠肾浓缩和稀释功能调节，由于小儿肾功能不成熟，体液调节功能较差，因此易出现水、电解质紊乱。

二、水、电解质紊乱和酸碱平衡失调

（一）脱水

脱水是指水分子摄入不足或丢失过多所引起的体液总量尤其是细胞外液量的减少，除失水外，尚有钠、钾等电解质的丢失。

1. 脱水程度　脱水程度指患病以来累积的体液损失量。一般根据病史和临床表现综合估计，将脱水分为轻、中、重三度(表7-2)。

表 7-2　不同程度脱水的临床表现

项　目	轻　度	中　度	重　度
失水占体重比例	<5%	5%～10%	>10%
累计损失量	50 mL/kg	50～100 mL/kg	100～120 mL/kg
精神状态	稍差	萎靡或烦躁不安	昏睡或昏迷
皮肤弹性	稍差	差	极差或消失
口腔黏膜	稍干燥	干燥	极干燥或干裂
前囟和眼窝	稍凹陷	明显凹陷	深凹陷
眼泪	有	少	无
尿量	稍少	明显减少	极少或无尿
休克症状	无	无	有

2. 脱水性质　脱水性质指体液渗透压的改变。由于腹泻时水和电解质丢失的比例不同，因而导致体液渗透压发生不同的改变，据此可分为等渗性、低渗性、高渗性脱水(表7-3)。临床上以等渗性脱水最为常见。

表 7-3　不同性质脱水鉴别要点

项　目	等　渗　性	低　渗　性	高　渗　性
主要原因	呕吐、腹泻	营养不良伴腹泻	腹泻时补含钠液
水、电解质丢失比例	水、电解质成比例丢失	电解质丢失多于水	水丢失多于电解质丢失
血钠/(mmol/L)	130～150	<130	>150
主要丧失液区	细胞外液	细胞外液	细胞内脱水
临床表现	一般脱水征(表7-2)	脱水征＋循环衰竭	口渴、烦躁、高热、惊厥

（二）酸碱平衡失调

代谢性酸中毒是小儿最常见的酸碱平衡失调类型，是由于代谢紊乱致血浆中 HCO_3^- 减少或

H^+增加而引起的。因此本节仅介绍代谢性酸中毒。

1. 常见原因 ①呕吐、腹泻丢失大量碱性物质;②摄入热量不足引起体内脂肪分解增加,产生大量酮体;③血容量减少,血液浓缩,血流缓慢,使组织灌注不良、缺氧和乳酸堆积;④肾血流量不足,尿量减少,引起酸性代谢产物堆积于体内等。因此,腹泻患儿常存在代谢性酸中毒,一般脱水越重,酸中毒也越重。

2. 临床表现 根据血HCO_3^-的测定结果,将酸中毒分为轻度(13～18 mmol/L)、中度(9～13 mmol/L)和重度(9 mmol/L 以下)。轻度酸中毒症状、体征不明显;中度酸中毒即可出现精神萎靡、嗜睡或烦躁不安,呼吸深长,口唇呈樱桃红色等典型症状;重度酸中毒症状、体征进一步加重,恶心、呕吐,呼气有酮味,心率加快,昏睡或昏迷。新生儿及小婴儿则表现为面色苍白、拒食、精神萎靡等,而呼吸改变并不典型。

3. 治疗 主要治疗原发病。中、重度酸中毒或经补液后仍有酸中毒症状者,应补充碱性液体,首选5%碳酸氢钠溶液,临床应用时一般应加5%或10%葡萄糖溶液稀释3.5倍成等张液体(1.4%碳酸氢钠溶液)。

(三)低钾血症

1. 常见原因 ①腹泻、呕吐丢失大量钾;②钾的摄入量不足;③脱水、酸中毒的纠正。在纠正脱水、酸中毒前,由于血液浓缩、酸中毒时细胞内钾向细胞外转移及尿少致排钾减少等原因,虽体内钾总量减少,但血钾多数正常。当输入不含钾的溶液时,随着血钾被稀释、酸中毒纠正后钾从细胞外向细胞内转移、输入的葡萄糖合成糖原消耗钾、利尿后排钾增加以及大便继续失钾等,使血钾迅速下降。一般当血钾低于3.5 mmol/L时,即出现不同程度的缺钾症状。

2. 临床表现 ①神经肌肉兴奋性降低:如精神萎靡,反应低下、全身乏力,腱反射减弱或消失,腹胀,肠鸣音减弱或消失。②心脏损害:如心率增快、心肌收缩无力、心音低钝、血压降低、心脏扩大、心律失常等,心电图显示ST段下降,T波低平、双向或倒置,出现U波等。③肾脏损害:多尿、夜尿、口渴、多饮等。

3. 治疗 主要治疗原发病和补充钾盐。氯化钾一般每日3～4 mmol/kg(22～30 mg/kg),重者每日4～6 mmol/kg(30～45 mg/kg),补钾常以静脉输入,但如患儿情况许可,口服缓慢补钾更安全。静脉滴注时液体中钾的浓度不能超过0.3%,静脉滴注时间不应短于6～8 h,切忌静脉推注,以免发生心肌抑制而导致死亡。

(四)低钙血症、低镁血症

腹泻、营养不良或有活动性佝偻病的患儿,当脱水和酸中毒被纠正时,大多有钙缺乏,少数可有镁缺乏。低血钙或低血镁时表现为手足抽搐、惊厥,若经静脉缓慢注射10%葡萄糖酸钙溶液后症状仍不见好转,则应考虑有低镁血症,应深部肌内注射25%硫酸镁溶液。

三、常用液及其配制

1. 非电解质溶液 常用5%和10%葡萄糖溶液,5%葡萄糖溶液为等渗液,10%葡萄糖溶液为高渗液。但葡萄糖输入体内后很快被氧化成二氧化碳和水,失去其渗透压的作用,主要用以补充水分和部分热量,故被视为无张溶液。

2. 电解质溶液 主要用于补充损失的液体和所需的电解质,纠正体液的渗透压和酸碱平衡失调。

(1) 生理盐水(0.9%氯化钠溶液):为等渗液,含Na^+和Cl^-均为154 mmol/L,Na^+接近于血浆浓度(142 mmol/L),而Cl^-比血浆浓度(103 mmol/L)高,故输入过多可使血氯过高,有造成高氯性酸中毒的危险。因此,临床上以2份生理盐水和1份1.4%碳酸氢钠混合,使其钠与氯之比为3:2,与血浆中钠、氯之比相近。

(2) 碱性溶液:用于快速纠正酸中毒。①碳酸氢钠溶液:1.4%碳酸氢钠为等渗液,5%碳酸氢钠为高渗液,稀释3.5倍即为等渗液。②乳酸钠溶液:经肝脏代谢,显效缓慢,临床少用。1.87%

乳酸钠为等渗液,11.2%乳酸钠为高渗液,稀释6倍即为等渗液。

（3）氯化钾溶液:用于纠正低钾血症,常用10%氯化钾溶液,静脉滴注时需稀释成0.2%～0.3%浓度,不可直接静脉推注,以免发生心肌抑制而导致死亡。

3. 混合溶液　临床应用液体疗法时,常将几种溶液按一定比例配成不同的混合液,以满足患儿不同病情时输液的需要。以下是常用混合液的组成（表7-4）和配制（表7-5）。

表7-4　几种常用混合液的组成

溶液种类	0.9%氯化钠	5%或10%葡萄糖	1.4%碳酸氢钠
2:1液	2份	—	1份
1:1液	1份	1份	—
1:2液	1份	2份	—
*1:4液	1份	4份	—
2:3:1液	2份	3份	1份
4:3:2液	4份	3份	2份

* 注:1:4液1000 mL+10%氯化钾15 mL配成的液体即为生理维持液。

表7-5　几种常用混合液的配制

溶液种类	5%或10%葡萄糖/mL	10%氯化钠/mL	5%碳酸氢钠/mL	渗透压或张力
2:1液	500	30	47	等张
1:1液	500	20	—	1/2张
1:2液	500	15	—	1/3张
1:4液	500	10	—	1/5张
2:3:1液	500	15	24	1/2张
4:3:2液	500	20	33	2/3张

注:为方便配制,加入液体的量均为整数,配成的溶液不够精确。

4. 口服补液盐(oral rehydration salts,ORS)　WHO推荐用以治疗急性腹泻合并脱水的一种溶液。目前有多种ORS配方,传统的配方是氯化钠3.5 g,碳酸氢钠2.5 g,枸橼酸钾1.5 g,葡萄糖20.0 g,加水至1000 mL。其电解质的渗透压为220 mmol/L(2/3张),总钾浓度为0.15%,一般适用于轻度或中度脱水无严重呕吐者,在用于补充继续损失量和生理需要量时需适当稀释。

四、液体疗法

液体疗法的目的是纠正水、电解质紊乱和酸碱平衡失调,以恢复机体的正常生理功能。补液时应确定补液的总量、性质和速度（表7-6）,补液总量包括累积损失量、继续损失量及生理需要量三个方面。同时补液时应遵循"先盐后糖、先浓后淡(指电解质浓度)、先快后慢、见尿补钾、抽搐补钙"的原则。

表7-6　液体疗法的定量、定性与定时

		累积损失量	继续损失量	生理需要量
定量	轻度脱水	30～50 mL/kg		
	中度脱水	50～100 mL/kg	10～40 mL/kg	60～80 mL/kg
	重度脱水	100～120 mL/kg	(30 mL/kg)	
定性	低渗性脱水	2/3张		
	等渗性脱水	1/2张	1/3～1/2张	1/4～1/5张
	高渗性脱水	1/3张		

续表

	累积损失量	继续损失量	生理需要量
定时	*于 8～12 h 内输入 8～10 mL/(kg・h)	在补完累积损失量后的 5 mL/(kg・h)	12～16 h 内输入

＊注：重度脱水时应先扩容。

1. 累积损失量 发病后至补液时所损失的水和电解质的量。

（1）补液量：根据脱水程度而定。原则上轻度脱水 30～50 mL/kg，中度脱水 50～100 mL/kg，重度脱水 100～120 mL/kg。实际应用时一般先按上述量的 2/3 给予。

（2）补液种类：根据脱水性质而定。一般低渗性脱水给 2/3 张液体，等渗性脱水给 1/2 张液体，高渗性脱水给 1/3～1/5 张液体。若临床判断脱水性质有困难，可先按等渗性脱水处理。

（3）补液速度：累积损失量应在开始输液的 8～12 h 内补足。重度脱水或有循环衰竭者，应先扩容，以改善血液循环及肾功能，一般用 2∶1 液 20 mL/kg，总量不超过 300 mL，于 30～60 min 内静脉推注或快速滴注。

2. 继续损失量 补液开始后，因呕吐、腹泻等继续损失的液体量。应按实际损失量补充，但腹泻患儿的大便量较难准确计算，一般按每日 10～40 mL/kg 估计，适当增减。一般用 1/3～1/2 张液体，于补完累积损失量后12～16 h 内均匀滴注。

3. 生理需要量 补充基础代谢所需的量，每日为 60～80 mL/kg。这部分液体应尽量口服补充，口服有困难者，给予 1/5～1/4 张液体，生理需要量和继续损失量一同于补完累积损失量后12～16 h 内均匀滴注。

综合以上三部分，第 1 天的补液总量为：轻度脱水 90～120 mL/kg，中度脱水 120～150 mL/kg，重度脱水 150～180 mL/kg。第 2 天以后的补液，一般只补继续损失量和生理需要量，于12～24 h 内均匀输入，能口服者应尽量口服。

五、补液护理

1. 补液前的准备阶段 应全面了解患儿的病史、病情、补液目的及其临床意义；应以高度责任心迅速、认真地做好补液的各项准备工作。做好家长的解释工作，以取得配合。同时也要做好患儿的解释和鼓励工作，以消除其恐惧心理，不合作患儿加以适当约束或给予镇静剂。

2. 输液过程中注意事项

（1）按医嘱要求全面安排 24 h 的液体总量，并遵循"补液原则"分期分批输入。

（2）严格掌握输液速度，明确每小时应输入量，计算出每分钟输液滴数，防止输液速度过快或过缓。有条件最好用输液泵，以精确地控制输液速度。

（3）密切观察病情：①观察生命体征及一般情况，警惕心力衰竭和肺水肿的发生。②注意有无输液反应，若发现应及时与医生联系，并寻找原因和采取措施。③观察静脉滴注是否通畅，有无堵塞、肿胀及漏出血管外等。④注意脱水是否改善及尿量情况，观察输液效果。⑤观察酸中毒表现，注意酸中毒纠正后，有无出现低钙惊厥。补充碱性液体时勿漏出血管外，以免引起局部组织坏死。⑥观察低血钾表现，并按照"见尿补钾"的原则，严格掌握补钾的浓度和速度，绝不可直接静脉推注。

（4）记录 24 h 出入液量：液体入量包括口服液体量、静脉输液量和食物中含水量；液体出量包括尿量、呕吐和大便丢失的水量、不显性失水量。婴幼儿大小便不易收集，可用"称尿布法"计算液体排出量。

第五节 肠套叠患儿的护理

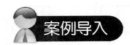

患儿,6个月。主诉(母亲代诉)呕吐、血便1天。伴有发热,体温在38 ℃左右,呕吐物为胃内容物,大便为暗红色,每次量少,次数多,小便正常。查体:患儿哭闹。心肺正常,腹软,触及包块,肠鸣音稍活跃。大便常规检查 WBC、RBC(+++),腹部平片检查可见有少量积气,未见液平面。请问:

(1)该患儿可能患了什么病?

(2)如何指导家长护理?

肠套叠(intussusception)是指部分肠管及其系膜套入邻近肠腔所致的一种肠梗阻,是婴儿时期常见的急腹症之一,是3个月至6岁期间引起肠梗阻的最常见原因。本病60%的患儿年龄在1岁以内,但新生儿罕见,80%的患儿年龄在2岁以内,男孩发病率多于女孩,约为4∶1,发病季节与肠道病毒流行相一致。

【病因】

肠套叠分原发和继发两种,95%为原发性,多见于婴幼儿,婴儿回盲部系膜尚未完全固定,活动度较大是容易发生肠套叠的结构上因素。5%为继发病例,见于年长儿。发生肠套叠的肠管多有明显的器质性原因,如梅克尔憩室翻入肠腔内,成为肠套叠的起点。肠息肉、肠肿瘤、腹型紫癜致肠壁肿胀增厚等,均可牵引肠壁发生肠套叠。有研究表明,病毒感染可致肠套叠。肠套叠根据套入部位不同分为回盲型、回结型、回回型、小肠型、结肠型、多发型。

【临床表现】

1. 急性肠套叠

(1)腹痛:阵发性规律性发作,表现为突然发作剧烈的阵发性绞痛,患儿哭闹不安,屈膝缩腹,面色苍白,持续数分钟或更长时间后腹痛缓解,安静或入睡。间歇10~20 min后伴随肠蠕动出现又发作,反复多次。阵发性腹痛是由于肠系膜受牵拉和套叠鞘部强烈收缩所致。

(2)呕吐:早期症状,初为反射性,含乳块和食肠残渣,后可含胆汁,晚期可吐粪便样液体,说明有肠管梗阻。

(3)血便:重要症状。出现症状的最初几小时大便可正常,以后大便少或无便。约85%的病例在发病后6~12 h排出果酱样黏液血便,或直肠指检时发现血便。

(4)腹部包块:多数病例在右上腹季肋下,可触及有轻微触痛的套叠肿块,呈腊肠样,光滑,不太软,稍可移动。晚期病例发生肠坏死或腹膜炎时,发现腹胀、腹腔积液、腹肌紧张和压痛,不易扪及肿块,有时腹部扪诊和直肠指检双合检查可触及肿块。

(5)全身情况:患儿在早期一般情况尚好,体温正常,无全身中毒症状。伴随病程延长,病情加重,并发肠坏死或腹膜炎时,全身情况恶化,常有严重脱水、高热、嗜睡、昏迷及休克等中毒症状。

2. 慢性肠套叠 年龄越大,发病过程越缓慢。主要表现为阵发性腹痛,腹痛时上腹或脐周可触及肿块,不痛时腹部平坦、柔软、无包块,病程有时长达十余日。由于年长儿肠腔较宽阔,可无梗阻现象,肠管也不易坏死,呕吐少见,便血发生较晚。

【辅助检查】

(1)腹部B超检查,在套叠部位横断扫描时可见"同心圆"或"靶环状"肿块图像,纵断扫描可见"套简征"。

(2)B超监视下水压灌肠。

（3）空气灌肠，由肛门注入空气在 X 线透视下可见杯口影，以及钡剂进入鞘部与套入部，并可同时进行复位治疗。

（4）钡剂灌肠，可见套叠部位充盈缺损和钡剂前端的杯口影，以及钡剂进入鞘部与套入部之间呈现的线条状或弹簧状阴影，只用于慢性肠套叠疑难病例。

【治疗】

肠套叠是一种危及生命的急症，紧急的治疗措施是复位，一旦确诊需立即进行。

1．非手术治疗法

（1）灌肠法适应证：肠套叠在 48 h 内，全身情况良好，腹部不胀，无明显脱水及电解质紊乱。

（2）禁忌证：①病程已超过 48 h，全身情况差，如有脱水、精神萎靡、高热、休克等症状者，对 3 个月以下婴儿尤应注意；②高度腹胀、腹膜刺激征，X 线腹部平片可见多数液平面者；③套叠头部已达脾曲，肿物硬而且张力大者；④多次复发疑有器质性病变者；⑤小肠型肠套叠。

（3）方法：①B 超监视下水压灌肠；②空气灌肠；③钡剂灌肠复位。

（4）灌肠复位成功的表现：①拔出肛管后排出大量带臭味的黏液血便和黄水粪便；②患儿很快入睡，不再哭闹及呕吐；③腹部平软，触不到原有的包块；④灌肠复位后给予 0.5～1 g 活性炭口服，6～8 h 后应有炭末排出，表示复位成功。

2．手术治疗 肠套叠超过 48～72 h，或虽时间不长但病情严重疑有肠坏死或穿孔者，以及小肠型肠套叠均需手术治疗。根据患儿身体情况及套叠肠管的病理变化选择进行肠套叠复位、肠切除吻合术或肠造瘘术等。5％～8％的患儿可有肠套叠复发。灌肠复位比手术复位的复发率高。

【护理诊断】

（1）疼痛 与肠系膜受牵拉和肠管强烈收缩有关。

（2）电解质紊乱 与呕吐、拒食、体液丧失有关。

（3）焦虑 与缺乏肠套叠相关知识有关，与担心愈后有关。

（4）体温过高 与肠腔感染毒素吸收有关。

【护理措施】

1．一般措施 指导患儿家长安慰患儿，适当奖励患儿以转移对疼痛的注意力，可让患儿沉醉于听音乐、唱歌、看电视、做游戏等活动中以缓解紧张情绪。

2．遵医嘱补液治疗 全面评估患儿，合理安排 24 h 输液量；严格控制速度，最好使用输液泵，保证准确、均匀输入；补钾时应严格掌握补钾的浓度和速度；准确记录 24 h 出入液量。

3．降温 体温达 38.5 ℃以上者，采取物理降温和药物降温，遵医嘱使用抗生素。

4．密切观察病情变化

（1）腹部情况的观察：发病早期的患儿腹部柔软，无明显腹胀，在患儿哭闹后间歇期由下腹向上腹部触摸，可在脐上或右上腹触及腊肠样肿块。中晚期患儿出现明显腹胀，不易触及腹部肿块。

（2）大便的观察和肛门指诊：发病后多数患儿有 1～2 次正常排便，4～12 h 后出现果酱样血便，对仅有阵发性哭闹，伴有呕吐和腹胀，而无典型果酱样血便和腹部肿块的患儿，应做肛门指检，指诊发现指套有血性黏液时，应高度怀疑肠道套叠的可能，应尽早行空气或钡剂灌肠。

（3）密切观察灌肠复位后的表现：如出现精神不佳、呼吸困难和腹胀明显，应警惕肠穿孔的可能，应立即通知医生，并积极配合处理。

（4）术前密切观察生命体征、意识状态与有无水、电解质紊乱及出血、腹膜炎等征象，重点观察患儿哭闹规律，做好术前准备。向家长说明选择治疗方法的目的，解除其心理负担。

（5）术后全麻患儿应专人护理，麻醉清醒后应去枕、平卧、头偏向一侧，注意呕吐，防止呕吐物吸入气管导致窒息死亡，每半小时测血压、脉搏一次并详细记录，观察 5 h 直至生命体征平稳。

【健康指导】

肠套叠常继发于腹泻、上呼吸道感染、饮食不当所致的肠功能紊乱。出院时要教会家长对患儿的生活护理,宣传母乳喂养,指导家长合理添加辅食,以满足婴儿的生长发育需要。叮嘱家长注意小儿饮食卫生,防止腹泻及感冒。如遇到小儿腹胀、呕吐、腹泻时,应暂停添加辅食,如再次出现肠套叠的临床症状,应及时就诊。

案例总结

患儿,男,7个月,因腹泻伴发热2天入院,2天前无明显诱因出现腹泻,呈蛋花水样便,每日10余次。入院前4 h排尿1次,量少。查体:体温39.3 ℃,心率136次/分,呼吸42次/分;精神萎靡,哭声弱,泪少,皮肤弹性差,前囟和眼窝明显凹陷,口腔黏膜干燥,唇色樱桃红,咽充血,双肺(一),心音低钝,腹稍胀,肠鸣音2次/分,四肢稍凉,膝腱反射减弱。大便常规:大量白细胞,红细胞3~6个/HP;血常规无明显异常。血生化:血钠126 mmol/L,血钾3.0 mmol/L,血HCO_3^- 12 mmol/L。临床诊断为感染性腹泻。问题:

(1) 根据患儿目前身心状况,列出其主要护理诊断。

(2) 试判断其脱水程度和性质,酸碱平衡失调的类型及程度。

(3) 计算患儿第一天补液的总量,选择何种液体,如何安排输液?

(4) 如何护理该患儿?

考点链接

1. 刘某,女,2.5岁,昨日以腹泻脱水、电解质紊乱而入院治疗,经6 h补液后患儿出现明显眼睑水肿,这说明了什么?(　　)

    A. 补盐水过多　　　　　　　　B. 碱中毒未纠正　　　　　　　C. 输葡萄糖过多

    D. 血容量不足　　　　　　　　E. 酸中毒为纠正

2. 8个月女婴腹泻3天,稀水便带皂块,每日4~5次,无呕吐,神态清,前囟及眼窝无凹陷,血钠140 mmol/L,用哪种液体治疗比较好?(　　)

    A. 2∶1等张含钠液　　　　　　B. 6∶2∶1液　　　　　　　　C. 5%糖盐水

    D. ORS液　　　　　　　　　　E. 4∶3∶2液

3. 女,3岁,患儿突然出现阵发性腹痛,哭闹不停,面色苍白,排除果酱样大便,应采取什么措施?(　　)

    A. 急诊手术　　　　　　　　　B. 灌肠　　　　　　　　　　　C. 行肠切除手术

    D. 应用吗啡类止痛　　　　　　E. 早期可试行空气灌肠

4. 7个月患儿呕吐2天,呼吸45次/分,心率128次/分,皮肤弹性差,心音低顿,血钠138 mmoL/L,血钾4.1 mmol/L,CO_2CP 15 mmol/L,该患儿应诊断为(　　)。

    A. 轻度脱水,等渗性　　　　　　　　　　　　B. 轻度脱水,低渗性

    C. 中度脱水,等渗性　　　　　　　　　　　　D. 重度脱水,低渗性

    E. 中度脱水,高渗性

5. 腹泻脱水患儿补液后排尿,此时输液瓶中尚有不含钾液体200 mL,此液体中最多可加入多少10%氧化钾溶液?(　　)

    A. 4 mL　　　B. 6 mL　　　C. 8 mL　　　D. 10 mL　　　E. 12 mL

6. 患儿,女,1岁,发热、腹泻3天,皮肤弹性极差,四肢厥冷,12 h无尿,应立即输何种液体?(　　)

    A. ORS液　　　B. 2∶1液　　　C. 2∶3∶1液　　　D. 4∶3∶2液　　　E. 1∶4液

(7~9题共用题干)

3个月小儿,腹泻2天,每天约10余次,水样便,呕吐,尿少,前囟凹陷极明显,浅昏迷状,呼吸深快、口唇樱红,血清钠156 mmol/L,口腔黏膜有白色点片状物,强拭去可见红色创面。

7. 该患儿考虑腹泻伴（　　）。

A. 休克　　　　　B. 酸中毒　　　　C. 中毒性脑病　　D. 低钾血症　　　E. 败血症

8. 该患儿还有哪种口腔疾病？（　　）

A. 鹅口疮　　　　　　　　B. 溃疡性口腔炎　　　　　　C. 口腔溃疡

D. 疱疹性口腔炎　　　　　E. 龋齿病

9. 此患儿为何种脱水？（　　）

A. 轻度低渗脱水　　　　　B. 中度等渗脱水　　　　　C. 重度低渗脱水

D. 重度高渗脱水　　　　　E. 中度高渗脱水

（10～11题共用题干）

8个月患儿，发热3天，呕吐、腹泻2天入院，大便每日20余次，水样便，无腥臭味，尿少。查体：呼吸130次/分，精神萎靡，皮肤弹性差，前囟、眼窝凹陷，唇干，心、肺（－）。大便镜检：白细胞0～1个/HP。脂肪滴（＋）。血电解质正常。该患儿被诊断为轮状病毒性肠炎。

10. 该患儿脱水程度为（　　）。

A. 轻度等渗性脱水　　　　B. 中度等渗性脱水　　　　C. 重度高渗性脱水

D. 中度低渗性脱水　　　　E. 重度低渗性脱水

11. 患儿呕吐不重，若口服ORS液时，以下哪种方法是错误的？（　　）

A. 应少量多次饮用　　　　　　　　B. 若呕吐可停10 min后再喂

C. 累积损失量应在4～6 h喂完　　　D. 根据大便量适当补充继续损失量

E. 服用ORS液时暂不饮用白开水

（王秀华）

岗位任务拓展7

课程思政融入12

重点:

1. 小儿呼吸系统的解剖、生理和免疫特点。

2. 小儿肺炎的分类、病因和临床表现(重症)。

3. 小儿肺炎的治疗要点、护理诊断和护理措施。

第八章 呼吸系统疾病患儿的护理

第八章 疱疹性咽峡炎

第八章 肺炎的临床表现

第八章 呼吸系统疾病患儿的护理

呼吸系统疾病是小儿常见病,尤以急性上呼吸道感染、支气管炎、支气管肺炎发病率为高,约占儿科门诊患者的60%以上。由于各年龄时期小儿呼吸系统解剖、生理特点的不同,使疾病的发生、发展、预后和护理方面各具特点。一般年龄越小,病情越重,并发症越多,死亡率越高。

第一节 小儿呼吸系统解剖生理特点

任务目标

思政素质目标:

培养学生的社会责任感和求真、进取的学习态度。引导学生关爱肺炎患儿,建立和谐护患关系。

知识目标:

能正确评估上呼吸道感染、支气管炎发生的各种原因。掌握肺炎的分类、临床表现、护理措施。

技能目标:

能对呼吸系统疾病患儿及其家长进行健康宣教。

呼吸系统以环状软骨为界划分为上、下呼吸道。上呼吸道包括鼻、鼻窦、咽、咽鼓管、会厌及喉,下呼吸道包括气管、支气管、毛细支气管、呼吸性毛细支气管、肺泡管及肺泡。

（一）解剖特点

1. 上呼吸道 婴幼儿鼻腔相对短小,无鼻毛,后鼻道狭窄,黏膜柔嫩,血管丰富,因而易受感染,且感染时黏膜易充血、肿胀,引起鼻塞而致呼吸困难,影响吮乳。婴儿鼻腔黏膜与鼻窦黏膜相连续,且鼻窦口相对较大,故急性鼻炎时易致鼻窦炎。以上颌窦及筛窦最易感染。婴幼儿鼻泪管较短,开口瓣膜发育不全,上呼吸道感染时易引起结膜炎。婴幼儿的咽鼓管较宽,且短而直,呈水平位,故鼻咽炎时易致中耳炎。腭扁桃体在4～10岁时发育达高峰,14～15岁后逐渐退化,因此扁桃体炎常见于年长儿,而1岁以内少见。小儿喉部呈漏斗形,相对较窄,软骨柔软,黏膜柔嫩而富有血管及淋巴组织,轻微炎症即可引起局部水肿,导致呼吸困难和声音嘶哑。

2. 下呼吸道 婴幼儿气管、支气管相对狭窄,黏膜血管丰富,软骨柔软,缺乏弹力组织,黏液腺分泌不足,气道较干燥,纤毛运动差,清除能力弱,易于感染并易导致呼吸道阻塞。由于右支气管粗短,为气管直接延伸,因此异物易进入右支气管,引起右侧肺不张和右上肺炎。小儿肺的弹力纤维发育差,血管丰富,毛细血管及淋巴组织间隙较成人宽,间质发育旺盛,肺泡小而且数量少,使肺的含血量相对多而含气量少,故易于感染,并易引起间质性炎症、肺不张或肺气肿等。

3. 胸廓 婴幼儿胸廓较短、呈桶状,肋骨呈水平位,膈肌位置较高,使心脏呈横位。胸腔较小而肺相对较大,呼吸肌发育差,呼吸时胸廓运动不充分,肺的扩张受到限制,不能充分通气、换气。小儿纵隔相对较大,纵隔周围组织松软、富于弹性,胸腔积液或积气时易致纵隔移位。

（二）生理特点

1. 呼吸频率和节律 小儿代谢旺盛,需氧量高,但因呼吸系统发育不完善,呼吸运动较弱,为满足生理需要,只有加快呼吸频率,故小儿呼吸频率较快,且年龄越小,呼吸频率越快,各年龄呼吸频率见表8-1。婴幼儿由于呼吸中枢发育未完全成熟,易出现呼吸节律不齐,尤以新生儿最明显。

表8-1 各年龄小儿呼吸、脉搏频率及其比例

年 龄	呼吸/(次/分)	脉搏/(次/分)	呼吸脉搏
新生儿	40～45	120～140	1：3
1岁以内	30～40	110～130	1：(3～4)
2～3岁	25～30	100～120	1：(3～4)
4～7岁	20～25	80～100	1：4
8～14岁	18～20	70～90	1：4

2. 呼吸类型 婴幼儿呼吸肌发育差,呼吸时胸廓活动范围小而膈肌活动明显,呈腹膈式呼吸;随着年龄增长,呼吸肌逐渐发育,膈肌下降,肋骨由水平位逐渐倾斜,胸廓前后径和横径增大,出现胸腹式呼吸。

3. 呼吸功能的特点 小儿肺活量、潮气量、气体弥散量均较成人小,而气道阻力较成人大,显示小儿各项呼吸功能的储备能力均较低,当患呼吸道疾病时,易发生呼吸功能不全。

4. 血液气体分析 婴幼儿的肺活量不易检查,但可通过血气分析了解血氧饱和度水平及血液酸碱平衡状态。小儿动脉血气分析正常值见表8-2。

表8-2 小儿动脉血气分析正常值

项 目	新生儿	2岁以内	2岁以后
氢离子浓度/(mmol/L)	35～50	35～50	35～50
PaO_2/kPa	8～12	10.6～13.3	10.6～13.3
$PaCO_2$/kPa	4～4.67	4～4.67	4～6.0
$[HCO_3^-]$/(mmol/L)	20～22	20～22	20～22
BE/(mmol/L)	-6～+2	-6～+2	-6～+2
SaO_2	0.90～0.965	0.95～0.97	0.95～0.977

（三）呼吸道免疫特点

小儿呼吸道的非特异性及特异性免疫功能均较差。新生儿和婴幼儿的纤毛运动差,咳嗽反射和气道平滑肌收缩功能也差,难以有效地清除吸入的尘埃及异物颗粒。婴幼儿体内免疫球蛋白含量低,尤以分泌型IgA为低,且肺泡巨噬细胞功能不足,乳铁蛋白、溶菌酶、干扰素、补体等的数量和活性不足,故易患呼吸道感染。

第二节 急性上呼吸道感染

案例导入

患儿,女,1岁4个月,近两天来流涕、烦躁、精神较差、鼻塞、发热。就诊时查:体温38.8℃,脉搏104次/分,呼吸45次/分,咽部充血,心肺无异常。末梢血白细胞$8×10^9$/L,中性粒细胞0.4,淋巴细胞0.6,初步诊断为急性上呼吸道感染。

根据背景资料讨论:

（1）该患儿现存的主要护理诊断是什么?

（2）对该患儿首先应采取的护理措施有哪些?

急性上呼吸道感染(acute upper respiratory infection,AURI)简称上感,俗称"感冒",包括流行性上感和一般类型上感,是小儿最常见的疾病,主要指鼻、鼻咽和咽部的急性感染,常诊断为急性鼻咽炎、急性咽炎、急性扁桃体炎。该病全年均可发生,以冬、春季为多。

【病因】

90％以上由病毒引起,主要有呼吸道合胞病毒、流感病毒、副流感病毒、腺病毒、鼻病毒、柯萨奇病毒、单纯疱疹病毒、EB病毒等。病毒感染后也可继发细菌感染,常见的为溶血性链球菌,其次为肺炎球菌等。

由于上呼吸道的解剖生理特点和免疫特点,婴幼儿易患上呼吸道感染;若有维生素D缺乏性佝偻病、营养不良、贫血等,则易致反复感染使病程迁延;气候改变、空气污浊、护理不当等容易诱发本病。

【临床表现】

病情轻重不一,与年龄、病原和机体抵抗力不同有关。婴幼儿局部症状不显著而全身症状重,年长儿症状较轻。

1. 一般类型上感 轻症主要是鼻咽部症状,多见于年长儿,常于受凉后1～3天出现流涕、鼻塞、打喷嚏、咽部不适、干咳与不同程度的发热,可伴有头痛、食欲减退、乏力、全身酸痛等。重症多见于婴幼儿,可骤然起病、咳嗽、拒奶、乏力,可伴有呕吐、腹泻、腹痛、烦躁,甚至高热惊厥。部分患儿发病早期可有阵发性腹痛,多位于脐周,与发热所致的阵发性肠痉挛或肠系膜淋巴结炎有关。

体检可见鼻黏膜和咽部充血、水肿及咽部滤泡,扁桃体充血或有白色斑点状渗出物,颌下淋巴结肿大、触痛。肠病毒感染患儿可出现不同形态的皮疹。肺部呼吸音正常。病程3～5天。

2. 几种特殊类型上感

(1) 疱疹性咽峡炎(herpangina):由柯萨奇A组病毒引起,好发于夏、秋季。表现为急起高热、咽痛、流涎、厌食、呕吐等,体检可见咽充血,咽腭弓、悬雍垂、软腭等处有2～4 cm大小的疱疹,周围有红晕,疱疹破溃后形成小溃疡。患儿因疼痛而影响吞咽和进食。病程1周左右。

(2) 咽-结合膜热(pharyngo-conjunctival fever):由腺病毒引起,春、夏季发病多,可在集体儿童机构中流行。临床上以发热、咽炎、结合膜炎为特征。表现为高热、咽痛、一侧或双侧眼结合膜炎,眼分泌物不多,但见明显眼睑水肿、畏光、流泪,颈部耳后淋巴结肿大,有时伴胃肠道症状。病程1～2周。

(3) 流行性感冒(流感)(influenza):由流感病毒引起,可致大流行。突出表现为严重的感染中毒症状,患儿持续高热、寒战、头痛、乏力、全身肌肉和关节酸痛、呕吐等,可伴惊厥,甚至昏迷、休克等。易继发肺炎、心肌炎等,病程多超过7天。

3. 上呼吸道炎症 波及邻近器官或向下蔓延可引起中耳炎、鼻窦炎、咽后壁脓肿、颈淋巴结炎、喉炎、支气管炎、肺炎等。年长儿若患链球菌性上感可引起急性肾炎、风湿热等疾病。

【辅助检查】

病毒感染者白细胞计数正常或偏低,病毒分离和血清反应可明确病原菌;细菌感染者白细胞增高,中性粒细胞增高,咽拭子培养可有病原菌生长。

【治疗要点】

本病一般治疗包括休息、降温处理、防鼻塞,供给足够的水分,还要注意保暖,冬季需保持室内空气新鲜。本病多为病毒感染引起,治疗主要是抗病毒用药,如利巴韦林肌内注射、板蓝根冲剂冲服、双黄连静脉滴注。若并发细菌感染,常选用青霉素、头孢类抗生素静脉滴注(注意使用此类抗生素前要做药物过敏试验)。

【主要护理诊断/问题】

(1) 体温过高 与上呼吸道感染有关。

(2) 潜在并发症:惊厥。

(3) 不舒适 与咽痛、鼻塞等有关。

NOTE

【护理措施】

1. 一般护理

(1) 促进舒适:保持室内空气清新,维持室温 18～22 ℃,湿度 50％～60％。

(2) 保证患儿摄入充足的水分,给予易消化和富含维生素的清淡饮食,必要时静脉补充营养和水分。

(3) 及时更换汗湿的衣服并适度保暖,避免因受凉而使症状加重或反复;保持口腔及皮肤清洁。

2. 病情观察 密切观察病情变化,警惕高热、惊厥的发生。如患儿病情加重,体温持续不退,应考虑并发症的可能,需及时报告和处理。如病程中出现皮疹,应区别是否为某种传染病早期征象,以便及时采取措施。

3. 用药护理

(1) 以支持疗法及对症治疗为主,注意预防并发症。抗病毒药物常用利巴韦林(三氮唑核苷、病毒唑),疗程 3～5 天。病毒性结合膜炎可用 0.1％阿昔洛韦滴眼。

(2) 病情较重、有继发性细菌感染或发生并发症者,应用抗生素,常用复方磺胺甲基异噁唑,细菌感染用青霉素,疗程 3～5 天。

(3) 如确为溶血性链球菌感染或既往有肾炎、风湿热病史者,应用青霉素,疗程 10～14 天。

4. 症状护理

(1) 降低体温:密切观察体温变化,体温超过 38.5 ℃时给予物理降温,如头部冷敷、腋下及腹股沟放置冰袋、温水或酒精擦浴、冷盐水灌肠等。遵医嘱给予退热剂。

(2) 及时清除鼻腔及咽喉部分泌物,保证呼吸道通畅。鼻塞严重时可清除鼻腔分泌物后用 0.5％麻黄素液滴鼻,每次 1～2 滴,对因鼻塞而妨碍吸吮的婴幼儿,宜在哺乳前 10～15 min 滴鼻,使鼻腔通畅,保证吸吮。

(3) 注意观察咽部充血、水肿等情况,咽部不适时可给予润喉含片或行雾化吸入。

【健康教育】

指导家长掌握上呼吸道感染的预防知识和护理要点,懂得相应的应对技巧,例如,加强体格锻炼,多进行户外活动,以增强机体抵抗力。在呼吸道疾病流行期间,避免去人多拥挤的公共场所,气温变化时及时增减衣服,避免受凉或过热。鼓励母乳喂养,及时添加辅食,积极防治各种慢性病,如佝偻病、营养不良及贫血等,按时预防接种。在集体儿童机构中,如有上感流行趋势,应早期隔离患儿,室内用食醋熏蒸法消毒。

第三节 急性支气管炎

急性支气管炎(acute bronchitis)是支气管黏膜的急性炎症,气管常同时受累,以咳嗽、啰音及呼吸音改变和伴有发热为主要表现。该病常继发于上呼吸道感染后,亦常为肺炎的早期表现,或为一些急性呼吸道传染病的常见并发症。

【病因】

(1) 病因:凡能引起上呼吸道感染的病毒和细菌皆可引起支气管炎,常为混合感染。

(2) 易发因素:特异性体质、免疫功能失调、营养不良、佝偻病、鼻窦炎等患儿常易反复发生支气管炎。

(3) 详细询问发病时间、既往健康状况、有无反复发作以及过敏史。

【临床表现】

(1) 大多先有上呼吸道感染症状,以咳嗽为主,初为刺激性干咳,以后有痰。婴幼儿全身症状较明显,常有发热、纳差、乏力、呕吐、腹胀、腹泻等。一般无气促和发绀。

(2) 肺部听诊:呼吸音粗糙,可闻及不固定的散在的干、湿啰音,啰音常在体位改变或咳嗽后随分泌物的排出而有明显变化或消失。

(3) 婴幼儿可发生一种特殊类型的支气管炎,称为哮喘性支气管炎(asthmatic bronchitis),也称喘息性支气管炎,是指婴幼儿时期以喘息为突出表现的支气管炎。

患儿除有上述临床表现外,主要特点如下:①多见于 3 岁以下,有湿疹或其他过敏史的患儿;②咳嗽频繁,并有呼气性呼吸困难伴喘息,夜间或清晨较重,或在哭闹、活动后加重,肺部叩诊呈鼓音,听诊两肺布满哮鸣音及少量粗湿啰音;③有反复发作倾向,但大多数患儿随年龄增长而发作减少,至 4~5 岁停止发作,但有 40%左右可发展为支气管哮喘。

【辅助检查】

(1) 血常规:病毒感染者白细胞计数正常或偏低,细菌感染者白细胞增高。

(2) 胸部 X 线检查多无异常改变,或有肺纹理增粗、肺门阴影增深。

【治疗要点】

主要是控制感染和对症治疗。

1. 控制感染　发热、痰多而黄,考虑为细菌感染时使用抗生素,如青霉素等。

2. 对症治疗　一般不用镇咳剂或镇静剂,以免抑制咳嗽反射,影响痰液咳出。对于刺激性咳嗽可用复方甘草合剂、急支糖浆等,咳嗽重而痰液黏稠者可用 10%氯化铵。喘息者可用氨茶碱或氨茶碱缓释片,也可行博利康尼止喘药的超声雾化吸入,喘息严重时可加用泼尼松。

【主要护理诊断/问题】

(1) 清理呼吸道无效　与痰液黏稠不易咳出,气道分泌物堆积有关。

(2) 体温过高　与细菌或病毒感染有关。

【护理措施】

1. 一般护理

(1) 保持室内空气新鲜,温、湿度适宜,以减少对支气管黏膜的刺激,利于排痰。

(2) 经常更换患儿体位,拍击背部,指导并鼓励患儿有效咳嗽,以利于痰液排出,促进炎症消散。

2. 对症护理

(1) 密切观察体温变化,体温超过 38.5 ℃时给予物理降温或遵医嘱给予药物降温,防止发生惊厥。

(2) 给予超声雾化吸入,以湿化气道,消除炎症,促进排痰。必要时用吸引器及时清除痰液,保持呼吸道通畅。

(3) 遵医嘱给予抗生素、化痰止咳剂、平喘剂,密切观察用药后反应。

①对于刺激性咳嗽可用复方甘草合剂、急支糖浆等;咳嗽重而痰液黏稠者可用 10%氯化铵,每次 0.1~0.2 mL/kg。

②喘息者可用氨茶碱,每次 2~4 mg/kg,每 6 h 一次,或用氨茶碱缓释片,每次 2~4 mg/kg,每 12 h 一次;也可行超声雾化吸入,喘息严重时可加用泼尼松,每日 1 mg/kg,用 1~3 天。

(4) 对哮喘性支气管炎的患儿,注意观察有无缺氧症状,必要时给予氧气吸入。

【健康教育】

指导患儿及家长适当开展户外活动,进行体格锻炼,增强机体对气温变化的适应能力;根据气温变化增减衣服,避免受凉或过热;在呼吸道疾病流行期间,避免到人多拥挤的公共场所,以免交叉感染;积极预防营养不良、佝偻病、贫血和各种传染病,按时预防接种,增强机体的免疫力。

第四节 肺 炎

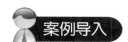案例导入

陈某,男,1岁,5天前突然发热、咳喘、烦躁、厌食,于 4 h 前突然全身抽搐,持续 2 h 左右。查体:体温 38.6 ℃,营养发育中等、神志不清、呼吸急促、发绀、颈项强直、前囟紧张、眼球上窜、面部及双下肢轻度水肿;呼吸 160 次/分,心音钝,两肺散在小水泡音,腹轻度胀气,肝肋下 3.5 cm,质较软,脾未及,右侧上、下肢有小抽动。查血:白细胞 15.2×10⁹/L,血钠 130 mmol/L,脑脊液压力高,化验正常。问题:

(1) 临床诊断为何种疾病(包括合并症)?

(2) 该患儿现存的主要护理诊断是什么?

(3) 对该患儿应采取的主要护理措施有哪些?

肺炎(pneumonia)是指不同病原体或其他因素所致的肺部炎症。以发热、咳嗽、气促、呼吸困难和肺部固定湿啰音为共同临床表现。该病是儿科常见疾病中能威胁生命的疾病之一。据联合国儿童基金会统计,全世界每年有 350 万左右 5 岁以下儿童死于肺炎,占 5 岁以下儿童总死亡率的 28%;我国每年 5 岁以下儿童因肺炎死亡者约 35 万,占全世界儿童肺炎死亡数的 10%。因此,积极采取措施,降低小儿肺炎的死亡率,是我国的重要任务。

目前小儿肺炎的分类尚未统一,常用分类方法有四种。

(1) 病理分类:可分为支气管肺炎、大叶性肺炎、间质性肺炎等。

(2) 病因分类:感染性肺炎如病毒性肺炎、细菌性肺炎、支原体肺炎、衣原体肺炎、真菌性肺炎、原虫性肺炎;非感染性肺炎如吸入性肺炎、坠积性肺炎等。

(3) 病程分类:急性肺炎(病程小于 1 个月)、迁延性肺炎(病程 1～3 个月)、慢性肺炎(病程大于 3 个月)。

(4) 病情分类:轻症肺炎(主要为呼吸系统表现)、重症肺炎(除呼吸系统受累外,其他系统也受累,且全身中毒症状明显)。

临床上若病因明确,则按病因分类,否则按病理分类。

【病因及病理生理】

1. 病因 引起肺炎的主要病原体为病毒和细菌,病毒中最常见的为呼吸道合胞病毒,其次为腺病毒、流感病毒等;细菌中以肺炎链球菌多见,其他有葡萄球菌、革兰阴性杆菌等。

2. 诱发因素 低出生体重、营养不良、维生素 D 缺乏性佝偻病、先天性心脏病等患儿易患本病,且病情严重,容易迁延不愈,病死率也较高。

3. 病理生理改变 病原体多由呼吸道入侵,也可经血行入肺,引起支气管、肺泡、肺间质炎症,支气管因黏膜水肿而管腔变窄,肺泡壁因充血水肿而增厚,肺泡腔内充满炎性渗出物,可影响通气和气体交换。同时,由于小儿呼吸系统的特点,当炎症进一步加重时,可使支气管管腔更加狭窄甚至阻塞,造成通气和换气功能障碍,导致低氧血症及高碳酸血症。为代偿缺氧,患儿呼吸与心率加快,出现鼻翼扇动和"三凹征",严重时可产生呼吸衰竭。由于病原体作用,重症常伴有毒血症,引起不同程度的感染中毒症状。缺氧、二氧化碳潴留及毒血症可导致循环系统、消化系统、神经系统的一系列症状以及水、电解质紊乱和酸碱平衡失调。

【临床表现】

(一)支气管肺炎

支气管肺炎(bronchopneumonia)为小儿最常见的肺炎,多见于 3 岁以下婴幼儿。

1. 轻症肺炎 轻症肺炎以呼吸系统症状为主,大多起病较急。主要表现为发热、咳嗽和气

促。①发热：热型不定，多为不规则热，新生儿或重度营养不良儿可不发热，甚至体温不升。②咳嗽：较频，早期为刺激性干咳，以后有痰，新生儿则表现为口吐白沫。③气促：多发生在发热、咳嗽之后，呼吸频率加快，每分钟可达 40～80 次，可有鼻翼扇动、点头呼吸、"三凹征"、唇周发绀。肺部可听到较固定的中、细湿啰音。

2. 重症肺炎　重症肺炎常有全身中毒症状及循环、神经、消化系统受累的临床表现。

（1）循环系统：常见心肌炎、心力衰竭及微循环障碍。心肌炎表现为面色苍白、心动过速、心音低钝、心律失常，心电图显示 ST 段下移和 T 波低平、倒置。心力衰竭表现为呼吸突然加快，达 60 次/分以上；极度烦躁不安，明显发绀，面色发灰；心率增快，达 180 次/分以上，心音低钝，有奔马律；颈静脉怒张，肝脏迅速增大，尿少或无尿，颜面或下肢水肿等。

（2）神经系统：表现为烦躁或嗜睡，脑水肿时出现意识障碍、反复惊厥、前囟膨隆、脑膜刺激征等。

（3）消化系统：常有纳差、腹胀、呕吐、腹泻等；重症可引起中毒性肠麻痹和消化道出血，表现为严重腹胀、肠鸣音消失、便血等。

（4）若延误诊断或病原体致病力强，可引起脓胸、脓气胸、肺大疱等并发症，多表现为体温持续不退，或退而复升，中毒症状或呼吸困难突然加重。

（二）几种不同病原体所致肺炎的特点（表 8-3）

1. 呼吸道合胞病毒肺炎（respiratory syncytial virus pneumonia）　呼吸道合胞病毒肺炎由呼吸道合胞病毒感染所致，多见于 2 岁以内婴幼儿，尤以 2～6 个月婴儿多见。常于上呼吸道感染后 2～3 天出现干咳，低至中度发热，喘憋为突出表现，2～3 天后病情逐渐加重，出现呼吸困难和缺氧症状。肺部听诊可闻及大量哮鸣音、呼气性喘鸣，肺基底部可听到细湿啰音。喘憋严重时可合并心力衰竭、呼吸衰竭。

呼吸道合胞病毒肺炎临床上有两种类型。

（1）毛细支气管炎（bronchiolitis）：有上述临床表现，但中毒症状不严重。当毛细支气管接近完全阻塞时，呼吸音可明显减弱，胸部 X 线常显示不同程度的梗阻性肺气肿和支气管周围炎，有时可见小片状阴影或肺不张。

（2）间质性肺炎（interstitial pneumonia）：全身中毒症状较重，呼吸困难明显，肺部体征出现较早，胸部 X 线呈线条状或单条状阴影增深，或互相交叉成网状阴影，多伴有小点状致密阴影。

2. 腺病毒肺炎（adenovirus pneumonia）　腺病毒肺炎由腺病毒引起，在我国以 3、7 两型为主，11、12 型次之。本病多见于 6 个月至 2 岁的婴幼儿。起病急骤，呈稽留高热，全身中毒症状明显，咳嗽较剧，可出现喘憋、呼吸困难、发绀等。肺部体征出现较晚，常在发热 4～5 日后出现湿啰音，以后病变融合而呈现肺实变体征。少数患儿可并发渗出性胸膜炎。胸部 X 线改变的出现较肺部体征为早，可见大小不等的片状阴影或融合成大病灶，并多见于肺气肿，病灶吸收较缓慢，需数周至数月。

3. 葡萄球菌肺炎（staphylococcal pneumonia）　葡萄球菌肺炎包括金黄色葡萄球菌及白色葡萄球菌所致的肺炎。多见于新生儿及婴幼儿。临床起病急、病情重、进展迅速，多呈弛张高热，婴儿可呈稽留热。中毒症状明显，面色苍白、咳嗽、呻吟、呼吸困难，皮肤常见一过性猩红热样或荨麻疹样皮疹，有时可找到化脓灶，如疖肿等。肺部体征出现较早，双肺可闻及中、细湿啰音，易发脓胸、脓气胸等，可合并循环、神经及胃肠功能障碍。胸部 X 线常见浸润阴影，易变性是其特征。

4. 肺炎支原体肺炎（mycoplasmal pneumoniae pneumonia）　肺炎支原体肺炎由肺炎支原体引起，多见于年长儿，婴幼儿发病率也较高。以刺激性咳嗽为突出表现，有的酷似百日咳样咳嗽，咳出黏稠痰，甚至带血丝。常有发热，热程 1～3 周。年长儿可伴有咽痛、胸闷、胸痛等症状，肺部体征不明显，常仅有呼吸音粗糙，少数闻及干、湿啰音。婴幼儿起病急，呼吸困难、喘憋和双肺哮鸣音较突出。部分患儿出现全身多系统的临床表现，如心肌炎、心包炎、溶血性贫血、脑膜炎等。

胸部 X 线检查可分为四种改变:①肺门阴影增浓;②支气管肺炎改变;③间质性肺炎改变;④均一的实变影。

表 8-3 几种不同病原体所致的肺炎

	呼吸道合胞病毒肺炎	腺病毒肺炎	葡萄球菌肺炎	肺炎支原体肺炎
好发年龄	2 岁以内,尤以 2～6 个月婴儿多见	6 个月至 2 岁的婴幼儿	新生儿及婴幼儿	婴幼儿及年长儿
临床特点	喘憋为突出表现,临床上有毛细支气管炎和间质性肺炎两种类型:前者中毒症状轻,后者中毒症状明显,抗生素治疗无效	骤起稽留高热,全身中毒症状明显,咳嗽较剧,有喘憋、发绀等症状。抗生素治疗无效	起病急、病情重、进展迅速、中毒症状明显,可有皮疹,易复发及发生并发症。因病原体较顽固,抗生素疗程长	刺激性咳嗽为突出表现。常有发热,热程 1～3 周。咳出黏稠痰,可带血丝。可有全身多系统受累的表现。红霉素治疗有效
肺部体征	肺部可听到细湿啰音,出现较晚	肺部体征出现较晚,常在发热 4～5 日后出现湿啰音	肺部体征出现较早,双肺可闻及中、细湿啰音	肺部体征不明显,婴幼儿以呼吸困难、喘憋和双肺哮鸣音较突出
X 线检查	肺气肿和支气管周围炎,小片状阴影,肺纹理增多	肺部体征出现较晚。呈片状阴影,可融合呈大病灶,有肺气肿	变化快,有小片状浸润影,迅速形成多发小脓肿、脓胸等	四种改变:肺门阴影增浓;支气管肺炎改变;间质性肺炎改变;均一的实变影

【辅助检查】

1. 病原学检查 取鼻咽拭子或气管分泌物标本可做病毒分离和鉴别;取痰液、气管吸出物、胸水、脓液及血液等做细菌培养,可明确病原菌;肺炎支原体、沙眼衣原体、真菌等可通过特殊分离培养获得相应病原诊断;病原特异性抗原检测和病原特异性抗体检测有助于早期诊断。

2. 外周血检查

(1)血细胞检查:病毒性肺炎白细胞总数大多正常或降低,有时可见异型淋巴细胞;细菌性肺炎白细胞总数及中性粒细胞常增高,并有核左移,胞浆中可见中毒颗粒。

(2)四氮唑蓝试验(NBT):细菌感染时中性粒细胞吞噬活力增加,用四氮唑蓝染色时 NBT 阳性细胞增多,正常为 10% 以下,若超过 10% 提示细菌感染,病毒感染时则不增加。

(3)C 反应蛋白(CRP):细菌感染时,血清 CRP 浓度升高,而非细菌感染时则升高不明显。

3. 胸部 X 线检查 支气管肺炎早期肺纹理增粗,以后出现大小不等的斑片状阴影,可融合成片,以双肺下野、中内带多阴影,可伴有肺不张或肺气肿。

【治疗要点】

原则:采取综合措施,积极控制感染,改善肺的通气功能,防治并发症。

1. 控制感染 根据药物过敏试验选用抗生素,使用原则为早期、联合、足量、足疗程,静脉给药。一般使用至体温正常后的 5～7 天,临床症状基本消失后 3 天。

(1)在病原菌未明时,对未用过抗生素治疗的患儿,应首选青霉素,肌内注射。重症者可增加剂量 2～3 倍,静脉给药。

(2)年龄小或病情严重者需用广谱抗生素联合治疗,可用氨苄青霉素肌内注射或静脉注射,加用庆大霉素或卡那霉素等。

(3)青霉素疗效不佳或对青霉素过敏的患儿改用红霉素,静脉滴注。

(4)疑为金黄色葡萄球菌感染可用新青霉素 Ⅱ、Ⅲ 加庆大霉素或氯霉素等,亦可应用先锋霉素、万古霉素等。

(5) 病原体已明确者,根据药物过敏试验选择有效抗生素治疗。

(6) 支原体、衣原体感染首选红霉素。

(7) 真菌感染应停止使用抗生素及激素,选用制霉菌素雾化吸入,亦可用克霉唑、大扶康或两性霉素 B。

病毒感染尚无特效药物,可用利巴韦林、干扰素、聚肌胞、乳清液等。

2. 对症治疗 最主要的措施是保持呼吸道通畅、吸氧。

3. 防治并发症 对并发脓胸、脓气胸者及时抽脓、抽气;对年龄小、中毒症状明显、脓液黏稠经反复穿刺抽脓不畅者,以及有张力性气胸者进行胸腔闭式引流。

【主要护理诊断/问题】

(1) 气体交换受损 与肺部炎症有关。

(2) 清理呼吸道无效 与呼吸道分泌物过多、黏稠、不易排出有关。

(3) 体温过高 与肺部感染有关。

(4) 潜在并发症:心力衰竭、中毒性脑病、中毒性肠麻痹。

【护理措施】

1. 一般护理

(1) 环境:保持病室空气新鲜,定时开窗通风,室内温度保持在 18～20 ℃,相对湿度在 60% 左右,以利于湿润呼吸道,有助于分泌物的排出。

(2) 饮食宜给予易消化、营养丰富的流质、半流质饮食。少量多餐、避免一次吃得过饱影响呼吸。进食可取半卧位或坐位,减少对呼吸的影响。哺喂时应耐心,防止呛咳引起窒息。保证液体的供应,防止呼吸道分泌物黏稠。

(3) 改善呼吸功能:

①至少每 2 h 评估一次呼吸型态,如出现呼吸困难、憋喘、口唇发绀、烦躁不安、面色苍白等严重缺氧表现时,立即按医嘱给氧。一般用鼻前庭给氧,氧流量为 0.5～1 L/min,氧浓度不超过 40%;缺氧明显者宜用面罩给氧,氧流量为 2～4 L/min,氧浓度为 50%～60%;若出现呼吸衰竭,则用人工呼吸器。吸氧时应注意氧气的湿化。

②指导年长儿采取舒适体位或置小患儿于舒适体位以维持良好的呼吸功能,可采取半卧位或抬高床头 30°～60°,经常帮助患儿更换体位,以利于呼吸和分泌物排出,并减轻肺部淤血和防止肺不张发生。

③用手轻拍背的方法助痰排出,方法是五指并拢、稍向内合掌,由下向上、由外向内轻拍背部,边拍边鼓励患儿咳嗽。及时清除口鼻分泌物。

④对痰液黏稠不易咳出者可用超声雾化器雾化吸入。给予超声雾化吸入可稀释痰液以利于痰液咳出,必要时及时吸痰,保持呼吸道通畅。雾化吸入剂的配制:庆大霉素 8 万单位＋地塞米松 5 mg＋α-糜蛋白酶 0.25 mg。既减轻喉头水肿,又稀释痰液。

⑤痰液不能咳出需要吸痰时,应严格执行无菌操作,采用一次性吸痰管吸痰,动作要轻柔、迅速、敏捷。吸引时间不应超过 10 s,防止损伤呼吸道黏膜。吸痰前后给予加压给氧,以免造成突然缺氧窒息。

2. 病情观察 一旦出现下列症状,立即报告医生共同处理。

(1) 患儿出现烦躁不安,面色苍白,气喘加重,呼吸频率大于 60 次/分,心率大于 160 次/分,肝脏在短时间内增大为心力衰竭的表现,应立即给予吸氧,一般用鼻前庭导管给氧,氧流量为 0.5～1 L/min,氧浓度为 40%;缺氧明显者宜用面罩给氧,氧流量为 2～4 L/min,氧浓度为 50%～60%。同时减慢输液速度,准备强心剂、利尿剂和镇静剂。

(2) 患儿出现呼吸困难、咳嗽加重、口吐粉红色泡沫样痰,为肺水肿的表现。应给予吸入经 20%～30% 酒精湿化的氧气,每次吸入时间不宜超过 20 min。若出现呼吸衰竭,应用人工呼吸机。

（3）患儿出现体温持续不降或降而复升,中毒症状加重,呼吸困难和咳嗽加重,咳出大量脓性痰为肺脓肿表现。如果患儿突然出现剧烈咳嗽、呼吸困难、胸痛、发绀、烦躁不安、患侧呼吸运动受限,应考虑并发了脓胸或脓气胸,应立即配合做好胸穿或胸腔闭式引流的准备,并做好术后护理。

（4）密切观察意识、瞳孔等的变化,若患儿出现烦躁或嗜睡、惊厥、昏迷、呼吸不规则等,提示颅内压增高,应立即报告医生并共同抢救。

（5）患儿出现腹胀,呕吐咖啡样内容物、黑便等表现,提示可能为中毒性肠麻痹及胃肠道出血,应禁食、予以胃肠减压,遵医嘱皮下注射新斯的明,以促进肠蠕动、消除腹胀、缓解呼吸困难。

3. 预防心力衰竭的护理

（1）安静休息,半卧位,尽量减少刺激。尽量避免患儿哭闹,减少氧的消耗,必要时按医嘱给予镇静剂。

（2）控制输液速度,滴速应控制在每小时 5 mL/kg。

4. 用药护理

（1）控制感染:根据不同病原体选用敏感抗生素,积极控制感染,使用原则为早期、联合、足量、足疗程,重症宜静脉给药。

①WHO 推荐的四种第一线抗生素为复方磺胺甲基异噁唑、青霉素、氨苄青霉素、阿莫西林,其中青霉素为首选药,复方磺胺甲基异噁唑不能用于新生儿。怀疑有金黄色葡萄球菌肺炎者,推荐用氨苄青霉素、氯霉素、苯唑青霉素或邻氯青霉素。

②我国卫生部对轻症肺炎推荐使用头孢氨苄（先锋霉素 Ⅳ）。大环内酯类抗生素如红霉素、交沙霉素、罗红霉素等,对支原体肺炎、衣原体肺炎等均有效。用药时间应持续至体温正常后 5～7 天,临床症状基本消失后 3 天。支原体肺炎至少用药 2 周,以免复发。葡萄球菌肺炎比较顽固,疗程宜长,一般于体温正常后继续用药 2 周,总疗程 6 周。

③病毒感染尚无特效药物,可用利巴韦林、干扰素、聚肌胞、乳清液等,中药治疗有一定疗效。

（2）对于中毒性肠麻痹者,应禁食、胃肠减压,皮下注射新斯的明。

（3）糖皮质激素的应用:若中毒症状明显,或严重喘憋,或伴有脑水肿、中毒性脑病、感染性休克、呼吸衰竭等以及胸膜有渗出者,可应用糖皮质激素,常用地塞米松,每日 2～3 次,每次 2～5 mg,疗程 3～5 天。

【健康教育】

向患儿家长讲解疾病的有关知识和护理要点,指导家长合理喂养,加强体格锻炼,以改善小儿呼吸功能。对易患呼吸道感染的患儿,在寒冷季节外出时,应注意保暖,避免着凉;定期健康检查,按时预防接种。对年长儿说明住院和注射等对疾病痊愈的重要性,鼓励患儿克服暂时的痛苦,与医护人员合作。教育患儿咳嗽时用手帕或纸捂嘴,不随地吐痰,防止病原菌污染空气而传染给他人。

第五节　急性呼吸衰竭患儿的护理

急性呼吸衰竭（acute respiratory failure,ARF,简称呼衰）,是指呼吸器官和（或）呼吸中枢的各种疾病所致的肺通气和换气功能障碍的临床综合征。小儿因急性发病多,且呼吸代偿机制不全,病情进展迅速,故多见急性呼吸衰竭。其主要表现为单纯低氧血症或低氧血症伴高碳酸血症,并由此引起一系列生理功能和代谢功能紊乱。

案例导入

患儿,男,6 个月。因"发热、咳嗽伴喘息 5 天,加重 1 天"入院。患儿于入院前 5 天受凉后出现咳嗽，有痰，当时体温 37.6 ℃，轻度喘息。在外院按急性支气管炎治疗 3 天，体温持续上升，最高达 39.9 ℃以上，咳喘加重。入院查体：体温 38.8 ℃，呼吸 50 次/分，脉搏 160 次/分，血压 80/50 mmHg。精神反应差，烦躁，面色灰白，呼吸急促、表浅，"三凹征"阳性，口周、鼻尖明显发绀。双肺呼吸音粗，可闻及哮鸣音及细湿啰音。心音有力，律齐，未闻杂音。腹平软，肝肋下 3.5 cm，质软边锐。四肢及神经系统检查未见异常，双下肢水肿，无杵状指、趾，甲床发绀。立即以急性呼吸衰竭收治入院。

请对该患儿病史特点及门诊体检进行分析，初步判断。

【病因】

急性呼吸衰竭有中枢性呼吸衰竭和周围性呼吸衰竭两大类。

1. 中枢性呼吸衰竭 中枢性呼吸衰竭包括颅内感染、出血、损伤、肿瘤、药物中毒及颅内压增高症所致的呼吸中枢受损。

2. 周围性呼吸衰竭

（1）呼吸道疾病：急性喉炎、气管和支气管炎、气管异物、急性毛细支气管炎、哮喘持续状态、肺炎、新生儿呼吸窘迫综合征。

（2）胸廓及胸腔疾病：气胸、脓胸、血胸等。

（3）心血管疾病：先天性心脏病、心肌炎、充血性心力衰竭等。

（4）神经系统疾病：多发性神经根炎、脊髓灰质炎等所致的呼吸肌麻痹。

【临床表现】

1. 呼吸困难 呼吸频率加快、鼻翼扇动及"三凹征"。上呼吸道梗阻以吸气性呼吸困难为主。下呼吸道梗阻以呼气性呼吸困难为主。呼吸肌麻痹者，呼吸浅而无力。中枢性呼吸衰竭者表现为呼吸节律不齐、深浅不均，出现潮式呼吸、叹息样呼吸、双吸气、呼吸暂停及下颌呼吸等。

2. 发绀 患儿常表现为唇、口周和甲床发绀，但伴严重贫血，血红蛋白低于 50 g/L 时，发绀可不明显。

3. 其他 心率增快，心音低钝、烦躁不安、嗜睡、意识模糊，甚至惊厥、昏迷。

【辅助检查】

1. 动脉血气分析 单纯 $PaO_2 < 60$ mmHg 为 I 型呼吸衰竭；若伴有 $PaCO_2 > 50$ mmHg，则为 II 型呼吸衰竭。

2. 胸部影像学检查 胸部影像学检查包括普通 X 线胸片、胸部 CT 等。

【治疗原则】

重症患儿常需进入 ICU 病房。特别要注意防治多器官功能障碍综合征（MODS）。

1. 保持呼吸道通畅 ①患儿昏迷，应使其处于仰卧位，头后仰，托起下颚并将口打开；②清除气道内分泌物及异物；③必要时建立人工气道。人工气道的建立一般有三种方法，即简便人工气道、气管插管及气管切开。气管内插管是重建呼吸最可靠的方法。

2. 氧疗 I 型呼吸衰竭的主要问题为氧合功能障碍而通气功能基本正常，较高浓度（35%以上）给氧可以迅速缓解低氧血症而不致引起 CO_2 潴留。对于伴有高碳酸血症的急性呼吸衰竭者，往往需要进行机械通气治疗。

3. 增加通气量、改善 CO_2 潴留

（1）呼吸兴奋剂：主要适用于以中枢抑制为主、通气量不足引起的呼吸衰竭，对以肺炎、肺水肿等病变引起的以肺换气功能障碍为主的呼吸衰竭患儿，不宜使用。

（2）机械通气：急性呼吸衰竭患儿昏迷逐渐加深，呼吸不规则或出现暂停，呼吸道分泌物增多，咳嗽和吞咽反射明显减弱或消失时，应气管插管使用机械通气。

4. 纠正平衡 纠正酸碱平衡失调和电解质紊乱。

5. 使用利尿剂 合理使用利尿剂。

6. 其他 重要脏器功能的检测与支持。

NOTE

【护理诊断】

(1) 气体交换受损 与肺通气、换气功能障碍有关。

(2) 清理呼吸道无效 与呼吸功能受损,呼吸道分泌物黏稠、积聚有关。

(3) 潜在并发症:继发感染、营养失调。

(4) 恐惧 与病情危重有关。

【护理措施】

1. 病情监测 危重患儿应检测呼吸、血压、心率及意识变化,记录出入液量。遵医嘱采取各种对症治疗,配合抢救。

2. 保持呼吸道通畅,改善通气

(1) 及时清除痰液,清醒患儿鼓励用力咳嗽,对于痰液黏稠的患儿,要加强雾化。对于咳嗽无力或昏迷患儿,定时协助翻身、拍背,促进排痰。

(2) 遵医嘱应用支气管扩张剂,如氨茶碱等。

(3) 对于危重或昏迷患儿可气管插管或气管切开,使用人工呼吸机。

3. 合理用氧 未行机械通气前,对Ⅱ型呼吸衰竭患儿应给予低浓度(25%~29%)、低流量(1~2 L/min)鼻导管持续吸氧,以免缺氧纠正过快引起呼吸中枢抑制。

4. 用药护理

(1) 遵医嘱使用抗生素控制呼吸道感染。

(2) 遵医嘱使用呼吸兴奋剂如尼可刹米、洛贝林等,必须保持呼吸道通畅。注意观察用药后反应,及时调整用药量和给药速度。对烦躁不安、失眠患儿,慎用镇静剂,以防引起呼吸抑制。

5. 观察病情,防治并发症

(1) 神志:神志与精神的改变,对发现肺性脑病先兆极为重要。如精神恍惚、白天嗜睡、夜间失眠、多语或躁动为肺性脑病表现。

(2) 呼吸:注意呼吸幅度、频率、节律的变化。若呼吸变浅、减慢、节律不齐或呼吸暂停,为呼吸中枢受抑制的表现。

(3) 心率与血压:病程早期心率加速、血压上升,后期心脏功能失代偿可致心率减慢、血压下降。

(4) 痰:注意痰量、性状及排痰是否通畅。如:痰量增多,呈黄色脓性,表示感染加重;原有大量痰液突然减少,常见于快速利尿;分泌物干结,病情加重。

(5) 尿量和粪便颜色:尿量多少反映患儿体液平衡和心、肾功能。呼吸衰竭尤其是合并心力衰竭、肾功能衰竭、休克的患儿,应每日记录尿量及入量。呼吸衰竭患儿常合并消化道出血时,应注意观察粪便颜色,并做隐血试验,以便及时发现。

(6) 呕吐物颜色:合并上消化道出血时,可出现呕血。

(7) 并发症:呼吸衰竭患儿出现严重并发症时,死亡率甚高,因此需密切观察。如发现在输液过程中容易发生针头堵塞、注射部位淤血或有淤斑、皮肤黏膜自发出血等,均提示有合并弥散性血管内凝血的可能。

(8) 观察应用呼吸兴奋剂的反应:应用呼吸兴奋剂后,若出现颜面潮红、面部肌肉颤动、烦躁不安等现象,表示过量,应减慢滴速或停用。

【护理措施】

(1) 向患儿及家属讲解疾病的发生机制、诱发因素、发展和转归,使患儿理解康复保健的意义与目的。

(2) 教会患儿和家属有效咳嗽、咳痰、体位引流、拍背等的方法。

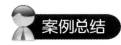 **案例总结**

患儿,男,3岁。因咳嗽、咳痰、气喘9天,加重3天入院。查体:体温39 ℃,脉搏165次/分,

呼吸 30 次/分。患儿呼吸急促、面色苍白、口周围青紫、神萎、鼻翼扇动,两肺背侧下部可闻及湿啰音。心率 165 次/分,心音钝,心律齐。血常规:白细胞 $24×10^9/L$,中性粒细胞 0.83,淋巴细胞 0.17。X 线胸片:左、右肺下叶可见灶状阴影。临床诊断:小叶性肺炎、心力衰竭。入院后曾用抗生素及对症治疗,但病情逐渐加重,立即转 ICU 抢救。问题:

(1) 你是否同意临床诊断? 依据是什么?

(2) 根据本病例制订出下一步的护理方案。

考点链接

1. 小儿,1.5 岁,已确诊为肺炎,现有明显的缺氧症状,使用面罩给氧,应给予吸入的氧流量和氧浓度为(   )。

A. 1 L/min,30%　　　　　　B. 2 L/min,25%　　　　　　C. 2 L/min,30%

D. 3 L/min,40%　　　　　　E. 3 L/min,50%

2. 属于典型肺炎常见病原体的是(   )。

A. 肺炎支原体　B. 衣原体　　C. 肺炎链球菌　D. 病毒　　　E. 军团菌

3. 小儿金黄色葡萄球菌肺炎的临床特点为(   )。

A. 起病缓慢　　　　　　　　　　　B. 多为低热

C. 肺部体征出现较晚　　　　　　　D. 较易发展成脓胸、脓气胸、肺大疱

E. 氨苄青霉素有特效

4. 下列不属于小儿重症肺炎表现的是(   )。

A. 哮喘持续状态　　　　　　B. 心力衰竭　　　　　　　C. 中毒性肠麻痹

D. 休克　　　　　　　　　　E. 脑水肿

5. 支气管肺炎患儿宜采取的体位是(   )。

A. 头侧平卧位　B. 去枕平卧位　C. 左侧卧位　D. 右侧卧位　E. 头高位或半卧位

6. 长期应用广谱抗生素可诱发哪种感染?(   )

A. 致病性大肠杆菌感染　　　　B. 空肠弯曲菌感染　　　　C. 白色念珠菌感染

D. 轮状病毒感染　　　　　　　E. 柯萨奇病毒感染

7. 重症肺炎患儿,突然口吐粉红色泡沫样痰。下列处理哪项正确?(   )

A. 大量间歇氧气吸入　　　　　　　B. 小量间歇氧气吸入

C. 吸入 50% 酒精湿化的氧气　　　　D. 持续高流量氧气吸入

E. 持续低流量氧气吸入

8. 患儿,7 个月,因重症肺炎入院。在治疗中突然烦躁不安,呼吸困难加重,呼吸 60 次/分,心率 170 次/分,心音低钝,肝在短期内增大 2 cm,疑并发急性心力衰竭。下列应急处理哪项最为重要?(   )

A. 立即更换体位以减轻肺部淤血　　　　B. 镇静,吸氧

C. 吸痰,通畅呼吸道　　　　　　　　　　D. 使用快速洋地黄制剂

E. 使用强力利尿剂

9. 患儿,5 个月,入院时,体温 39.5 ℃,咳嗽、呼吸急促,呛奶,口周发绀,两肺有固定细湿啰音。住院 1 日后出现两眼上翻、惊厥、昏迷、前囟紧张,脑脊液检查未见异常,体温升至 40 ℃,该患儿入院初步诊断为(   )。

A. 急性上呼吸道感染　　　　　　　　　　B. 支气管炎

C. 支气管肺炎合并中毒性脑病　　　　　　D. 肺不张

E. 气胸合并中毒性脑病

10. 患儿,2 个月,因重症肺炎住院治疗。今晨突然出现烦躁不安、呼吸急促、口唇发绀、心率增快、肝大。不妥的处理措施是(   )。

A. 立即采取平卧位   B. 头罩吸氧

C. 使用抗生素及糖皮质激素   D. 给镇静剂及新药

E. 使用利尿剂

11. 患儿,7 岁。发热、咳嗽 6 天。体温 38 ℃,呼吸 24 次/分,肺部有少量细湿啰音。痰液黏稠,不宜咳出,该患儿的主要护理措施是( )。

A. 立即物理降温   B. 给予适量止咳药

C. 室内湿度应保持在 40%   D. 嘱患儿勿进食过饱

E. 定时雾化吸入、排痰

12. 患儿,11 个月,骤起高热 4 天。流涎拒食,体检无皮疹,咽充血,咽峡部多个小疱疹,心、肺阴性。诊断首先考虑( )。

A. 咽结膜热   B. 鹅口疮   C. 疱疹性咽峡炎

D. 幼儿急疹   E. 手足口病

13. 患儿,2 岁,发热 4 天,咳嗽,有痰不易咳出,轻度呼吸困难,双肺可闻及散在中、细湿啰音。诊断时应首先考虑为( )。

A. 急性支气管炎   B. 急性喉炎   C. 毛细支气管炎

D. 支气管肺炎   E. 支气管哮喘

14. 患儿,男,6 个月,低热 3 天,咳嗽,喘憋明显。心、肺可闻及少量哮鸣音,X 线示两肺纹理增多,肺气肿。临床诊断首先考虑为( )。

A. 支气管肺炎   B. 支原体肺炎   C. 腺病毒肺炎

D. 婴幼儿哮喘   E. 毛细支气管炎

15. 患儿,男,1 岁,持续高热、咳嗽、喘憋 5 天,抽搐 1 次。查体:精神差,口周青紫,双肺呼吸音粗,可闻及干啰音,左下呼吸音低,X 线片示左下大片状阴影,白细胞 $8.8×10^9$/L,中性粒细胞 0.68,冷凝集试验(一)。诊断考虑为( )。

A. 腺病毒肺炎   B. 毛细支气管炎

C. 金黄色葡萄球菌肺炎   D. 支原体肺炎

E. 衣原体肺炎

16. 患儿,男,7 个月,高热 5 天,咳嗽,气促,精神、吃奶差,时有吐奶,白细胞 $21×10^9$/L,皮肤可见猩红热样皮疹,两肺闻及中、细湿啰音。诊断可能为( )。

A. 腺病毒肺炎   B. 肺炎支原体肺炎   C. 肺炎链球菌肺炎

D. 金黄色葡萄球菌肺炎   E. 毛细支气管炎

(于 雁)

岗位任务拓展 8

第九章　循环系统疾病患儿的护理

第九章　法洛四联症

第九章　循环系统疾病患儿的护理

第一节　小儿循环系统解剖生理特点

任务目标

思政素质目标：

培养学生护士职业道德中的平等、友善的精神。引导学生关爱先心病患儿，理解患儿家长焦虑的心情，建立和谐护患关系。

知识目标：

准确描述四种常见先心病的临床特点。说出常见先心病的护理措施。

技能目标：

能对循环系统疾病患儿进行护理评估，并对家长进行健康指导。

一、心脏的胚胎发育

胚胎第 2 周开始形成原始心脏，原始心脏是一个纵直管道，由外表收缩环把它分为心房、心室、心球三部分。由于遗传基因的作用，心管逐渐扭曲生长，从上到下构成静脉窦（以后发育成上、下腔静脉及冠状窦）、共同心房、共同心室、心球（以后形成心室的流出道）和动脉总干（以后分隔为主动脉和肺动脉）。由于心室的扩展和伸张较快，心室渐向腹面突出，使心球、静脉窦和动脉总干都位于心脏的前端，心脏流入和流出孔道并列在一端，四组瓣膜环连在一起，组成纤维支架。

胚胎第 4 周时心房和心室是共腔的，心房和心室的划分最早是在房室交界处的背、腹面长出一心内膜垫，最后两垫相接将心脏分为心房和心室。心房的左、右之分起始于胚胎第 3 周末，先是心房腔的前背部向心内膜垫长出一镰状隔，即第一房间隔，暂时未闭合时所留的孔道为第一房间孔。第一房间孔未闭合前，其上部组织吸收而形成第二房间孔，这样左、右心房仍保持相通。至胚胎第 5、6 周，第一房间隔右侧长出一镰状隔，即第二房间隔。此隔向心内膜延伸过程中，其游离缘留下一个孔道为卵圆孔，此孔与第一房间隔的第二房间孔并非叠合而是上下相对。随着心脏的生长，两个房间隔逐渐接近而黏合，第二房间隔将第二房间孔完全掩盖，而第一房间隔成为卵圆孔的帘膜，血流可由右侧推开帘膜流向左侧，反向时帘膜遮盖卵圆孔阻止血液从左心房流入右心房。胚胎发育过程中，若心内膜垫未能与第一房间隔完全接合，第一孔没有关闭，就形成房间隔第一孔缺损（原发孔缺损）；若第一房间隔上部吸收过多，或第二房间隔发育不良，就形成第二孔缺损（继发孔缺损），临床上后者多见。

心室间隔的形成有三个来源：①由原始心室底壁向上生长的肌隔，部分地将左、右两心室分开；②心内膜垫向下生长与肌隔相合，构成室间隔；③小部分为动脉总干及心球分化成主动脉与肺动脉时的中隔向下延伸部分。其中，后两部分形成室间隔的膜部。胚胎发育过程中，若肌部发育不良，则形成室间隔的低位缺损；若膜部未长成，则形成室间隔的高位缺损。

心脏在胚胎第 4 周开始有循环作用。胚胎在第 8 周房室中隔完全形成，即成为具有四腔的心脏。动脉总干以后被隔分开，形成主动脉和肺动脉，主动脉向左向后旋转并与左心室相连，肺动脉向后向前旋转并与右心室相连。胚胎发育过程中,若该隔膜发育障碍、分隔不均或扭转不全,则可造成主动脉骑跨、肺动脉狭窄或大血管错位等畸形。

心脏胚胎发育的关键时期是胚胎2~8周,在此期间如受到某些物理、化学和生物因素的影响,则易引起心血管发育畸形。

二、胎儿血液循环和出生后的改变

(一)正常胎儿血液循环

胎儿循环与成人循环在许多方面是不同的,主要是由气体交换的部位不同引起的。胎儿由于不存在有效的呼吸运动,故肺的循环血量很少,且卵圆孔和动脉导管开放,几乎左右心都经主动脉向全身输送血液。胎儿时期的营养代谢和气体交换通过脐血管和胎盘与母体之间以弥散的方式进行,含氧量较高的动脉血经脐静脉进入胎儿体内,在肝脏下缘分流为两支:一支入肝脏与门静脉汇合后经肝静脉进入下腔静脉;另一支经静脉导管直接进入下腔静脉,与来自于下半身的静脉血混合,流入右心房。来自于下腔静脉的血液(以动脉血为主)进入右心房后,1/3的血量经卵圆孔流入左心房,再经左心室流入升主动脉,主要供应心脏、头部和上肢(上半身);2/3血量流入右心室。从上腔静脉回流的来自上半身的静脉血进入右心房后,绝大部分流入右心室,再转入肺动脉。由于胎儿肺脏无呼吸功能,肺血管阻力高,故肺动脉的血只有少量流入肺,大部分流入右心室的血液经动脉导管流入降主动脉,与来自升主动脉的血汇合,供应腹腔器官和下肢(下半身),最后血液经脐动脉回到胎盘,再次进行营养和气体交换。由此可见胎儿期供应脑、心、肝和上肢的血液的氧气含量远比下半身高(图9-1)。

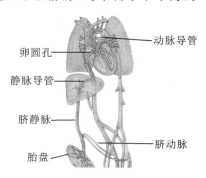

图 9-1 正常胎儿血液循环

(二)出生后血液循环的改变

出生后血液循环的主要改变是胎盘血液循环停止而肺循环建立,血液气体交换由胎盘转移至肺(图9-2)。

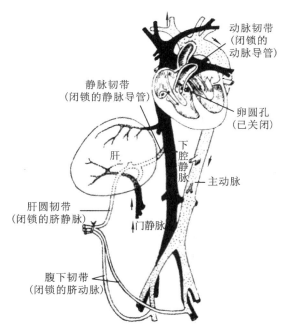

图 9-2 出生后血液循环的改变

1. 肺循环阻力下降 出生后脐血管剪断结扎,呼吸建立,在肺脏开始进行气体交换。由于肺泡的扩张和氧分压的增加,使肺小动脉管壁肌层逐渐退化,管壁变薄、扩张,肺循环压力降低,故肺血流量明显增多。

2. 卵圆孔关闭 肺膨胀后肺血流量明显增多,由肺静脉回流到左心房的血液增多,左心房压力因而也增高,当左心房压力超过右心房压力时,卵圆孔则发生功能上的关闭。出生后 5～7 个月时,卵圆孔解剖上大多闭合,15％～20％的人可保留卵圆孔,但无左向右分流。

3. 动脉导管关闭 自主呼吸使体循环血氧饱和度增高,直接促使动脉导管壁平滑肌收缩、前列腺素 E 浓度下降(前列腺素 E 是维持胎儿动脉导管开放的重要因素),故导管逐渐闭塞,动脉导管形成功能性关闭。出生后 3～4 个月 80％的婴儿、1 岁时 95％的婴儿形成解剖上的闭合。

(三)正常各年龄小儿心脏、心率、血压的特点

1. 心脏大小和位置 小儿心脏体积相对地比成人大,随着年龄的增长,心脏重量与体重的比值下降,且左、右心室增长不平衡。胎儿的右心室负荷较左心室大,出生时两侧心室壁厚度几乎相等,随着小儿的生长发育,体循环量日趋扩大,左心室负荷明显增加,而肺循环的阻力在出生后明显下降,故左心室壁较右心室壁增厚更快。小儿心脏在胸腔的位置随年龄而改变。新生儿和小于 2 岁婴幼儿的心脏多横位,心尖搏动位于左侧第 4 肋间、锁骨中线外侧,心尖部主要为右心室,以后心脏逐渐由横位转为斜位;3～7 岁心尖搏动已位于左侧第 5 肋间、锁骨中线处,左心室形成心尖部;7 岁以后心尖位置逐渐移到锁骨中线以内 0.5～1 cm。

2. 心率 由于小儿新陈代谢旺盛和交感神经兴奋性高,故心率较快。随年龄增长心率逐渐减慢,新生儿平均 120～140 次/分,2～3 岁 100～120 次/分,4～7 岁 80～100 次/分,8～14 岁 70～90 次/分。

进食、活动、哭闹和发热可影响小儿心率,因此,应在小儿安静或睡眠时测量心率和脉搏。一般体温每升高 1 ℃,心率增加 10～15 次/分。凡脉搏显著增快,而且睡眠时不见减慢者,应怀疑有器质性心脏病。

3. 血压 小儿由于心搏出量较少,动脉壁的弹性较好和血管口径相对较大,故血压偏低,但随着年龄的增长而逐渐升高。新生儿收缩压平均 60～70 mmHg(8.0～9.3 kPa),1 岁时 70～80 mmHg(9.3～10.7 kPa),2 岁以后收缩压可按公式计算,收缩压(mmHg)＝年龄×2＋80 mmHg(年龄×0.26＋10.7 kPa),收缩压的 2/3 是舒张压。收缩压高于此标准 20 mmHg(2.7 kPa)为高血压,低于此标准 20 mmHg(2.7 kPa)为低血压。正常情况下,下肢的血压比上肢约高 20 mmHg(2.7 kPa)。

第二节 先天性心脏病

一、概述

先天性心脏病(congenital heart disease,CHD)简称先心病,是胎儿时期心脏血管发育异常而导致的心血管畸形,是小儿最常见的心脏病。发病率为活产婴儿的 7‰～8‰,而在早产儿中的发病率为成熟儿的 2～3 倍,在死胎中的发病率为活产儿的 10 倍。近 30 多年来,由于心导管检查、心血管造影术和超声心动图等的应用,介入性导管术及在低温麻醉和体外循环下心脏直视手术的发展,以及术后监护技术的提高,许多常见的先天性心脏病得到准确的诊断,多数患儿获得彻底根治,先天性心脏病的预后已大为改观,但仍为儿童因先天发育异常致死的重要原因。

【病因和预防】

任何影响胎儿心脏发育的因素都可以使心脏的某一部分出现发育停滞和异常。先天性心脏病的病因尚未完全明确,目前认为心血管畸形的发生主要是由遗传和环境因素及其相互作用

所致。

1. 遗传因素 遗传因素主要包括染色体易位与畸变、单一基因突变、多基因病变和先天性代谢紊乱。

2. 环境因素 环境因素主要是孕早期宫内感染,如风疹、流感、流行性腮腺炎和柯萨奇病毒感染等;孕妇与大剂量的放射线接触和服药史,如抗肿瘤药、甲苯磺丁脲(甲糖宁);孕妇患代谢紊乱性疾病,如糖尿病、高钙血症等;引起子宫内缺氧的慢性疾病;妊娠早期饮酒、吸食毒品等。

虽然引起先天性心脏病的病因尚未完全明确,对孕妇加强保健工作,特别是在妊娠早期积极预防风疹、流感等病毒性疾病和避免与疾病有关的高危因素接触,慎用药物,对预防先天性心脏病是很重要的。现在可以在怀孕的早、中期通过胎儿的超声心动图及染色体、基因诊断等对先天性心脏病进行早期诊断和早期干预。

【分类】

根据左、右心腔或大血管间有无直接分流和临床有无青紫,可将先天性心脏病分为以下三类。

1. 左向右分流型(left-to-right-shunt lesions)(潜伏青紫型) 在左、右心之间或主动脉与肺动脉之间有异常通道。正常情况下,由于体循环压力高于肺循环,所以血液从左向右分流而不出现青紫。当屏气、剧烈哭闹或任何病理情况致肺动脉和右心压力增高并超过左心压力时,则可使含氧量低的血液自右向左分流而出现短暂性青紫,故此型又称潜伏青紫型。常见的有室间隔缺损、房间隔缺损和动脉导管未闭等。

2. 右向左分流型(right-to-left shunt lesions)(青紫型) 右向左分流型为先天性心脏病中最严重的一组。由于畸形的存在,致右心压力增高并超过左心,血液从右向左分流;或大动脉起源异常时,导致大量回心静脉血进入体循环,引起全身持续性青紫。常见的有法洛四联症和大动脉错位等。

3. 无分流型(non-shunt lesions)(无青紫型) 在心脏左、右两侧或动、静脉之间没有异常分流或交通存在,故无青紫现象,只在发生心力衰竭时才发生青紫,如主动脉缩窄和肺动脉狭窄等。

二、临床常见的先天性心脏病

小儿先天性心脏病中常见的是房间隔缺损、室间隔缺损、动脉导管未闭、法洛四联症、肺动脉狭窄等。室间隔缺损是最常见的先天性心脏病。

(一)房间隔缺损

房间隔缺损(atrial septal defect,ASD)占先天性心脏病发病总数的7%~15%,女性较多见,男女比约1∶2。房间隔缺损是在胚胎发育过程中房间隔发育不良、吸收过度或心内膜垫发育障碍,导致两心房之间存在通路。根据解剖病变的不同可分为原发孔型缺损(占5%~10%)(图9-3)、继发孔型缺损(约占70%)和静脉窦型缺损(较少见)。卵圆孔不闭合并不发生左向右分流,不能称为缺损。小儿时期症状较轻,不少患儿到成年后才被发现。

【病理生理】

出生后随着肺循环血量的增加,左心房压力超过右心房压力,分流自左向右,分流量的大小取决于缺损的大小和两侧心室顺应性。新生儿及婴儿早期,由于左、右两侧心室充盈压相似,通过房间隔缺损的分流量受到限制。随年龄增长,体循环压力增高,肺阻力及右心室压力降低,心房水平自左向右的分流增加。分流造成右心房和右心室负荷过重而使右心房和右心室增大,肺循环血量增多和体循环血量减少。分流量大时可使肺动脉压力升高,晚期当右心房压力大于左心房压力时,则可产生右向左分流,出现持续性青紫。原发孔型缺损伴有二尖瓣关闭不全时,左心室也增大(图9-4)。

【临床表现】

1. 症状 房间隔缺损的症状随缺损的大小而不同。缺损小者可无症状,多在体检时发现胸

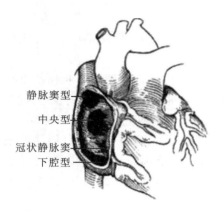

图 9-3　房间隔原发孔型缺损

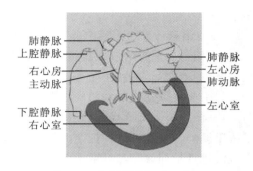

图 9-4　房间隔缺损病理生理

骨左缘第 2～3 肋间有收缩期杂音。缺损大者由于分流量大,使体循环血量减少而表现为易感乏力、体型瘦长、面色苍白;由于肺循环血量的增多使肺充血,患儿活动后气促、易患呼吸道感染;当哭闹、患肺炎或心力衰竭时,右心房压力可超过左心房,出现暂时性青紫。

2. 体征　可见体格发育落后、消瘦、心前区隆起、心尖搏动弥散、心浊音界扩大。听诊:①胸骨左缘第 2～3 肋间可闻及收缩期喷射性杂音。②肺动脉瓣区第二心音(P_2)增强或亢进,伴固定分裂。由于右心室容量增加,收缩时喷射血流时间延长,肺动脉瓣关闭更落后于主动脉瓣,导致不受呼吸影响的第二心音固定分裂。③当肺循环血流量超过体循环达 1 倍以上时,在胸骨左下第 4～5 肋间隙处可出现三尖瓣相对狭窄的短促、低频的舒张早中期杂音,吸气时更响,呼气时减弱。

【辅助检查】

1. 心电图　典型心电图表现为电轴右偏和不完全性右束支传导阻滞,部分病例尚有右心房和右心室肥大。原发孔型缺损伴二尖瓣关闭不全者,则左心室亦增大。

2. 胸部 X 线检查　心脏外形呈轻至中度扩大,以右心房、右心室增大为主,肺动脉段突出,肺门血管影增粗,肺野充血,主动脉影缩小。透视下可见肺门肺动脉总干及分支随心脏搏动而一明一暗,表现为"肺门舞蹈征"。

3. 超声心动图　超声心动图示右心房和右心室内径增大。二维超声心动图可见房间隔回声中断,并可显示缺损的位置和大小。多普勒彩色血流显像可观察到分流的位置、方向且能估测分流的大小。

4. 心导管检查　疑有肺动脉高压存在者,可做心导管检查。右心导管检查可发现右心房血氧含量高于上、下腔静脉平均血氧含量。心导管可由右心房通过缺损进入左心房。

【治疗要点】

1. 介入性心导管术　如符合适应证,可通过介入性心导管用扣式双盘堵塞装置、蚌状伞或蘑菇伞关闭缺损。

2. 手术治疗　缺损较大影响生长发育者宜于学龄前做房间隔缺损修补术。

【预后】

本病一般预后较好,小型房间隔缺损(直径<3 mm)在 1 岁内有自然闭合的可能,缺损大的自然闭合的可能性很小,分流量占体循环量 30% 以上时可导致肺动脉高压。

（二）室间隔缺损

室间隔缺损(ventricular septal defect,VSD)是最常见的先天性心脏病,发病率占小儿先天性心脏病的 30%～50%。室间隔缺损是心脏胚胎发育异常而形成左、右心室间的异常通道,它可单独存在,也可与其他心脏畸形同时存在。根据缺损位置的不同,可分为三种类型。①膜周部缺损:缺损最常见的部位,又分为单纯膜部缺损、嵴下型缺损、隔瓣后型缺损。②漏斗部缺损:又分为干下型缺损和嵴内型缺损。③肌部缺损:较少见。缺损可以只有一个,也可以同时存在几个。

根据缺损大小可分为小型缺损(缺损直径小于 0.5 cm)、中型缺损(缺损直径为 0.5～1.0 cm),大型缺损(缺损直径大于 1.0 cm)(图 9-5)。

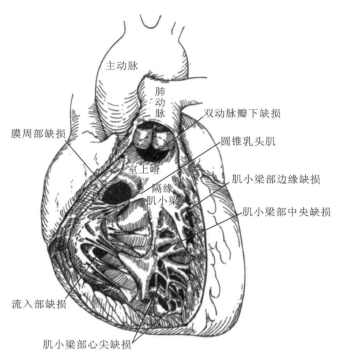

图 9-5　室间隔缺损分型

【病理生理】

室间隔缺损主要是左、右心室之间有一异常分流。由于左心室压力高于右心室,室间隔缺损所引起的分流是自左向右,所以一般无青紫。分流致肺循环血量增加,回流致左心房和左心室的血量增多,使左心房和左心室的负荷加重,导致左心房和左心室肥大(图 9-6)。随着病情的发展或分流量增大,可产生肺动脉高压。此时自左向右分流量减少,最后出现双向分流或反向分流,患儿呈现青紫色。当肺动脉高压显著,产生自右向左分流时,临床上出现持续性青紫,即艾森曼格综合征(Eisenmenger syndrome)。

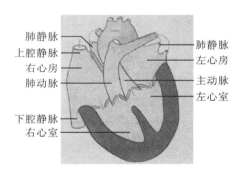

图 9-6　室间隔缺损病理生理

【临床表现】

1. 症状　临床表现取决于缺损的大小和肺循环的阻力。

(1) 小型室间隔缺损:患儿无明显症状、生长发育正常、胸廓无畸形,临床上多见于体检时发现杂音,为胸骨左缘第 3～4 肋间听到响亮、粗糙的全收缩期杂音,肺动脉第二心音正常或稍增强。

(2) 大、中型室间隔缺损:在新生儿后期及婴儿期即可出现症状,表现为喂养困难,吸吮时常因气急而中断,面色苍白,多汗,生长发育落后,反复出现肺部感染及充血性心力衰竭。长期肺动脉高压的患儿多有活动能力的下降、青紫和杵状指。

2. 体征　可见心前区隆起,心界向左下扩大。心脏听诊:①胸骨左缘第 3、4 肋间可闻及Ⅲ～Ⅳ级粗糙的全收缩期杂音,向四周广泛传导,可扪及收缩期震颤。②肺动脉第四心音增强。③分流量大时在心尖区可闻及二尖瓣相对狭窄的较柔和舒张中期杂音。④明显肺动脉高压者,肺动脉第二心音显著亢进而心脏杂音较轻,此时右心室肥大较明显,左向右分流减少,当出现右向左分流时,患儿身体呈现青紫色。有时因扩张的肺动脉压迫喉返神经,引起声音嘶哑。

【辅助检查】

1. 心电图　小型室间隔缺损者心电图基本正常。中型缺损者左心室肥大。大型缺损者左、右心室肥大。

2. 胸部 X 线检查　小型缺损者无明显改变。中、大型缺损者肺血增多,心影增大,肺动脉段凸出,搏动强烈,肺门阴影扩大,心脏以左心室增大为主,左心房也常增大,晚期可出现右心室增大。

3. 超声心动图　可见左心室、左心房和右心室内径增大,主动脉内径缩小。二维超声心动图可显示室间隔回声中断,并可提示缺损的位置和大小。彩色多普勒血流显像可直接见到分流的位置、方向和区别分流的大小,还能确诊多个缺损的存在。

4. 心导管检查　近年来非侵入性检查如超声心动图等可对多数室间隔缺损做出诊断,而小型缺损心电图和 X 线检查基本正常亦无手术指征,都不必进行创伤性心导管检查和心血管造影。如合并重度肺动脉高压、其他心脏畸形或对解剖有疑点时,须做右心导管检查,可发现右心室血氧含量明显高于右心房,右心室和肺动脉压力升高。

【治疗要点】

1. 内科治疗

（1）防治并发症:主要是防治感染性心内膜炎、肺部感染和心力衰竭。为预防感染性心内膜炎,应在拔牙、做扁桃体或其他咽部手术时预防性使用抗生素;可选用地高辛、利尿剂等控制心力衰竭。

（2）介入性心导管术:通过介入性心导管术封堵肌部室间隔缺损是可行的,但难度较大。

2. 手术治疗　小型室间隔缺损者有自然闭合的可能,不主张外科手术,亦不必限制体力活动。中型室间隔缺损临床上有症状者宜于学龄前期在体外循环心内直视下做修补术。大型室间隔缺损在 6 个月以内发生难以控制的充血性心力衰竭和反复罹患肺炎、生长缓慢者应予以手术治疗;6 个月至 2 岁的婴幼儿,虽然心力衰竭能控制,但肺动脉压力持续升高、大于体循环的 1/2,或 2 岁以后肺循环血量与体循环血量的比例大于 2∶1,亦应及时进行手术修补缺损。

【预后】

室间隔缺损的自然病程取决于缺损的大小。小型室间隔缺损预后良好,膜周部和肌部的室间隔缺损自然闭合率高（25%～40%）,大部分在 3 岁以内关闭,尤其是 1 岁以内。小型室间隔缺损即使不闭合也无碍,一般不至于发生心力衰竭或肺动脉高压。大型室间隔缺损在婴儿期易出现心力衰竭,甚至死亡,年长后可发展成梗阻型肺动脉高压,错失手术的时机。

（三）动脉导管未闭

动脉导管未闭（patent ductus arteriosus,PDA）占先天性心脏病发病总数的 9%～12%（不包括早产儿的动脉导管未闭）,女多于男,比例为（2～3）∶1。动脉导管是胎儿时期肺动脉与主动脉间的正常通道,是胎儿循环的重要途径。出生后,随着呼吸的开始,肺循环压力降低,血氧分压提高,动脉导管于出生后数小时至数天在功能上关闭,出生后 3 个月左右解剖上亦完全关闭。若持续开放并出现左向右分流者即为动脉导管未闭。根据未闭的动脉导管大小、长短和形态不一,分为管型、漏斗型、窗型、瘤型,后两种类型不常见（图 9-7）。

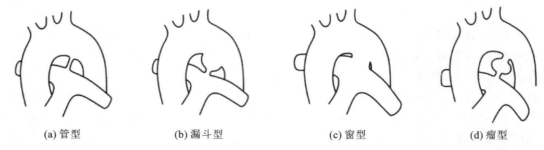

(a) 管型　　　　(b) 漏斗型　　　　(c) 窗型　　　　(d) 瘤型

图 9-7　动脉导管未闭分型

【病理生理】

动脉导管的开放使主动脉和肺动脉之间存在通路,分流量的大小与导管的粗细及主、肺动脉之间的压力差有关。由于主动脉压力高于肺动脉压力,故收缩期或舒张期血液均自主动脉向肺动脉分流,肺循环血量增加,回流至左心房和左心室的血量增加,致左心房和左心室压力和负荷加重而肥厚扩大,甚至出现左心功能衰竭。长期的左向右分流,刺激肺小动脉痉挛,肺循环压力升高,致右心室负荷加重,右心室逐渐肥大。如肺循环持续高压则由功能性转变为器质性肺动脉高压。当肺动脉压力超过主动脉时,即产生右向左分流,患儿呈现下半身青紫、左上肢轻度青紫、右上肢正常,称为差异性发绀(differential cyanosis)。由于主动脉血在舒张期也流入肺动脉,故周围动脉舒张压下降而致脉压增大(图9-8)。

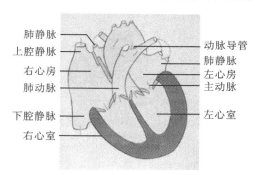

图 9-8 动脉导管未闭病理生理

【临床表现】

1. 症状 临床症状取决于动脉导管的粗细和肺动脉压力的大小。导管口径较细者,分流量小及肺动脉压力正常,临床可无症状,仅在体检时发现心脏杂音。导管粗大者,分流量大影响生长发育,患儿活动后气急、疲劳、多汗,易发生反复呼吸道感染及充血性心力衰竭。如合并重度肺动脉高压,即出现青紫,偶因扩大的肺动脉压迫喉返神经而引起声音嘶哑。

2. 体征 可见患儿多消瘦,轻度胸廓畸形,心前区隆起,心尖搏动增强。心脏听诊:①胸骨左缘第2～3肋间可闻及粗糙、响亮的连续性机器样杂音,占据整个收缩期和舒张期,向左上和腋下传导,可伴有震颤;②肺动脉瓣区第二心音增强或亢进。婴幼儿期及合并肺动脉高压或心力衰竭时,主动脉与肺动脉舒张期压力差很小,可仅有收缩期杂音。由于肺动脉分流使动脉舒张压降低,收缩压多正常,脉压多大于 40 mmHg(5.3 kPa),可有水冲脉、毛细血管搏动和股动脉枪击音等周围血管征。伴有显著肺动脉高压者可出现差异性青紫,多限于左上肢及下半身青紫。

【辅助检查】

1. 心电图 导管细、分流量小者心电图正常。导管粗、分流量大者可有左心室肥大和左心房肥大,合并肺动脉高压时右心室肥大。

2. 胸部 X 线检查 导管口径较细、分流量小者可无异常发现。导管粗、分流量大者有左心室和左心房增大,肺动脉段突出,肺门血管影粗,肺野充血。有肺动脉高压时,右心室亦增大,主动脉弓往往有所增大。

3. 超声心动图 超声心动图示左心房和左心室内径增宽,主动脉内径增宽。二维超声心动图可直接显示肺动脉与降主动脉之间有导管存在,并显示导管的管径和长度。多普勒彩色血流显像可直接见到分流的方向和大小。

4. 心导管检查 多数患儿不需心导管检查,早产儿禁忌。如有肺动脉高压或伴发其他畸形者进行心导管检查。右心导管检查显示肺动脉血氧含量高于右心室,说明肺动脉部位有左向右的分流。肺动脉和右心室的压力可正常或不同程度升高。部分患儿心导管可通过未闭的动脉导管,由肺动脉进入降主动脉。

【治疗要点】

1. 内科治疗

(1)早产儿动脉导管未闭的治疗:可用吲哚美辛或阿司匹林口服,以抑制前列腺素合成,促使导管平滑肌收缩而关闭导管。但对足月儿无效,不应使用。

(2)介入性心导管术:近年来介入性治疗已成为动脉导管未闭首选的治疗方法,可采用微型弹簧圈或蘑菇伞堵塞动脉导管。

2. 手术治疗 手术结扎或切断缝扎导管即可治愈,宜于1～6岁施行,必要时任何年龄均可手术。

【预后】

足月婴儿和小儿的动脉导管通常不会自然关闭。其预后与导管的粗细及分流量的大小有关。导管口径较细、分流量较小者，预后良好。导管口径较粗、分流量较大者，婴儿期易患肺部感染及心力衰竭，是本病死亡的常见原因。若不予治疗，最终因严重的肺动脉高压，出现反流及右心衰竭而于成人期死亡。

（四）法洛四联症

法洛四联症(tetralogy of fallot,TOF)是 1 岁以后儿童最常见的青紫型先天性心脏病，其发病率占所有先天性心脏病的 10％～15％，男女发病比例接近。

法洛四联症由以下四种畸形组成：①肺动脉狭窄：以漏斗部狭窄多见。②室间隔缺损。③主动脉骑跨：主动脉骑跨于室间隔之上。④右心室肥厚：肺动脉狭窄后右心室负荷增加的结果。以上四种畸形中以肺动脉狭窄最重要，对患儿的病理生理和临床表现有重要影响。

【病理生理】

主要取决于肺动脉狭窄的程度和室间隔缺损的大小。由于肺动脉狭窄，血液进入肺循环受阻，右心室压力增高，引起右心室代偿性肥厚；狭窄严重时，右心室压力超过左心室，此时为右向左分流，血液大部分进入骑跨的主动脉。由于主动脉骑跨于两心室之上，主动脉除接受左心室的血液外，还直接接受一部分来自右心室的静脉血，因而出现青紫。另外，由于肺动脉狭窄，肺循环进行气体交换的血流减少，更加重了青紫的程度。在动脉导管关闭前，肺循环血流量减少的程度轻，随着动脉导管关闭和漏斗部狭窄逐渐加重，青紫日益明显（图 9-9）。

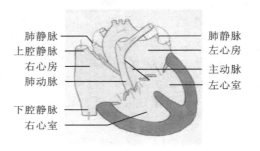

肺静脉	肺静脉
上腔静脉	左心房
右心房	主动脉
肺动脉	左心室
下腔静脉	
右心室	

图 9-9 法洛四联症病理生理

【临床表现】

1. 症状

（1）青紫：严重程度及出现的早晚与肺动脉狭窄程度成正比。一般出生时青紫多不明显，3～6 个月后逐渐明显，并随年龄的增加而加重。肺动脉狭窄严重或闭锁的患儿，在出生后不久即青紫。青紫常于唇、球结合膜、口腔黏膜、耳垂、指（趾）等毛细血管丰富的部位明显。由于血氧含量下降致患儿活动耐力差，稍一活动，如吃奶、哭闹、走动等，即出现呼吸急促和青紫加重。

（2）缺氧发作：2 岁以下的患儿多有缺氧发作，常在晨起吃奶时或大便、哭闹后出现阵发性呼吸困难、烦躁、青紫加重，严重者可引起突然昏厥、抽搐或脑血管意外，这是由于在肺动脉漏斗部狭窄的基础上，突然发生该处肌肉痉挛，引起一时性肺动脉梗阻，使脑缺氧加重所致。每次发作可持续数分钟至数小时，常能自行缓解。年长儿常诉头晕、头痛。

（3）蹲踞：法洛四联症患儿活动后常见的症状。蹲踞时下肢屈曲受压，体循环阻力增加，使右向左分流减少，可使肺血流量增加，同时下肢屈曲，使静脉回心血量减少，减轻了右心室负荷，使右向左分流减少，从而缺氧症状暂时得以缓解。患儿常喜竖抱时将双膝屈曲，大腿贴腹部，侧卧时双膝屈曲。年长儿常将双腿交叉，坐时更喜屈膝，每于行走、活动或站立过久时，因气急而主动下蹲片刻再行走，为一种无意识的自我缓解缺氧和疲劳的体位。

（4）杵状指（趾）：由于患儿长期缺氧，致使指（趾）端毛细血管扩张增生，局部软组织和骨组织也增生肥大,随后指(趾)末端膨大如鼓槌状。

2. 体征 可见患儿生长发育迟缓,青紫和杵状指(趾),心前区可稍隆起。心脏听诊胸骨左缘第2~3肋间可闻及Ⅱ~Ⅲ级喷射性收缩期杂音,一般以第3肋间最响,其响度取决于肺动脉狭窄程度。狭窄重,流经肺动脉的血液少,杂音则轻而短。肺动脉第二心音减弱或消失。

3. 并发症 由于长期缺氧、红细胞增加、血液黏稠度高、血流变慢引起脑血栓,若为细菌性血栓,则易形成脑脓肿。常见并发症还有亚急性细菌性心内膜炎。

【辅助检查】

1. 实验室检查 周围血红细胞计数增多,血红蛋白和血细胞比容增高。

2. 心电图 心电轴右偏,右心室肥大,也可有右心房肥大。

3. 胸部 X 线检查 心脏大小正常或稍增大。典型者心影呈靴形,是右心室肥大使心尖圆钝上翘和漏斗部狭窄使心腰凹陷所致。肺门血管影缩小,肺纹理减少,透亮度增加(图9-10)。

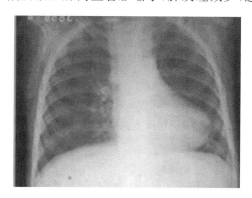

图 9-10 法洛四联症胸片(正位)

4. 超声心动图 二维超声心动图可显示主动脉内径增宽并向右移位。右心室内径增大,流出道狭窄;左心室内径缩小。彩色多普勒血流显像可见右心室直接将血液注入骑跨的主动脉。

5. 心导管检查 导管较易从右心室进入主动脉,有时能从右心室进入左心室。心导管从肺动脉向右心室退出时,可记录到肺动脉和右心室之间的压力差,根据压力曲线可判断肺动脉狭窄的类型。股动脉血氧饱和度降低,证明有右向左的分流存在。

6. 心血管造影 造影剂注入右心室,可见主动脉和肺动脉几乎同时显影。主动脉影增粗且位置偏前、稍偏右。此外,尚可显示肺动脉狭窄的部位、程度和肺血管的情况。

【治疗要点】

1. 内科治疗 及时治疗呼吸道感染,防治感染性心内膜炎,预防脱水及并发症。

缺氧发作时的处理:①轻者置患儿于膝胸位即可缓解;②及时吸氧并保持患儿安静;③皮下注射吗啡 0.1~0.2 mg/kg,可抑制呼吸中枢和消除呼吸急促;④静脉应用碳酸氢钠,纠正代谢性酸中毒;⑤重者可静脉注射β受体阻滞剂普萘洛尔(心得安)减慢心率,以缓解发作。口服普萘洛尔可预防再次缺氧发作。

2. 外科治疗 以根治手术治疗为主。手术年龄一般在2~3岁以上。在体外循环下做心内直视手术,切除流出道肥厚部分,修补室间隔缺损,纠正主动脉骑跨。如肺血管发育较差不宜做根治手术,则以姑息分流手术为主,以增加肺血流量。待年长后一般情况改善时再做根治术。

【预后】

本病的预后与肺动脉狭窄的严重程度、并发症及手术的早晚有关,若不手术,其自然生存率平均为10年。

(五)肺动脉狭窄

肺动脉狭窄(pulmonary stenosis,PS)为右心室流出道梗阻的先天性心脏病,按狭窄部位的不同,可分为肺动脉狭窄、漏斗部狭窄、肺动脉干及肺动脉分支狭窄,其中以肺动脉狭窄(图9-11)最常见。发病率占先天性心脏病总数的10%~20%。

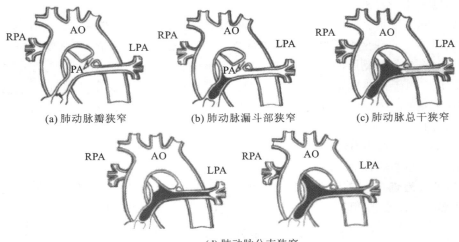

(a)肺动脉瓣狭窄   (b)肺动脉漏斗部狭窄   (c)肺动脉总干狭窄

(d)肺动脉分支狭窄

图 9-11　肺动脉狭窄类型(黑色部位)

【病理生理】

由于肺动脉狭窄,右心室排出受阻,收缩期负荷加重,压力升高,导致右心室肥厚。当右心室失代偿时,右心房压力也升高,出现右心衰竭。如伴有房间隔缺损或卵圆孔未闭,可产生右向左分流而出现青紫。

【临床表现】

1. 症状　轻度肺动脉狭窄一般无症状,只有在体检时才发现。狭窄程度越重,症状越明显,主要为活动后有气急、乏力和心悸,生长发育落后。重症肺动脉狭窄婴儿期即可发生青紫及右心衰竭,青紫主要为通过未闭的卵圆孔的左向右分流所致。发生心力衰竭前,生长发育尚可。

2. 体征　可见心前区隆起,胸骨左缘搏动较强。肺动脉瓣区可触及收缩期震颤,心脏听诊闻及响亮的喷射性全收缩期杂音,向颈部传导。轻中度狭窄杂音为Ⅱ～Ⅳ级,重度狭窄可达Ⅴ级,但极重度狭窄时杂音反而减轻。杂音部位与狭窄的类型有关:瓣膜型以第 2 肋间最响,漏斗部狭窄以第 3、4 肋间最响。如右心室代偿失调而扩大,则于三尖瓣区可闻及收缩期吹风样杂音,同时可有颈静脉怒张、肝大、下肢水肿等右心衰竭表现。

【辅助检查】

1. 心电图　心电图轻者正常。中度以上狭窄者,显示不同程度的电轴右偏,右心室肥大,部分患儿有右心房肥大。

2. 胸部 X 线检查　肺野清晰,肺纹理减少。右心室扩大,有时右心房亦扩大,肺动脉段明显凸出。

3. 超声心动图　右心室和右心房内径增宽,右心室前壁和室间隔增厚。扇形切面显像可见肺动脉瓣增厚和活动受限。漏斗部狭窄可见右心室流出道狭小。多普勒超声检查可估测跨瓣压差。

4. 心导管检查　右心导管显示右心室收缩压增高,而肺动脉收缩压降低。导管从肺动脉拉到右心室的同时进行连续测压,可记录到肺动脉和右心室之间的压力阶差,一般大于 15 mmHg(2 kPa)。根据连续压力曲线变化可判断狭窄类型和程度。

【治疗要点】

1. 内科治疗

(1)药物治疗:严重肺动脉狭窄并伴有发绀的新生儿可应用前列腺素 E_1 开放动脉导管,或其他措施缓解缺氧。

(2)介入性心导管术:经皮穿刺心导管球囊扩张形成术目前在临床上应用广泛,是治疗肺动脉瓣狭窄的首选,多数效果良好。

2. 手术治疗 对肺动脉瓣膜显著增厚、漏斗部有狭窄或合并其他心脏结构异常时宜及早进行外科手术治疗。

三、先天性心脏病患儿的护理

【护理评估】

1. 健康史 了解母亲妊娠史,尤其是妊娠初期2～3个月内有无感染史、接触放射线史、用药史及吸烟、饮酒史;母亲是否患有代谢性疾病,家族中是否有先天性心脏病患者。了解患儿发生心脏病的时间,详细询问有无青紫、出现青紫的时间;小儿发育的情况,体重的增加情况,与同龄儿相比活动耐力是否下降,有无喂养困难、声音嘶哑、苍白多汗、反复呼吸道感染,是否喜欢蹲踞,有无阵发性呼吸困难或突然昏厥发作。

2. 身体状况 体检注意患儿精神状态、生长发育的情况,皮肤黏膜有无发绀及其程度,有无周围血管征,检查有无呼吸急促、心率加快、鼻翼扇动,以及肺部湿啰音、肝脏增大等心力衰竭的表现。有无杵状指(趾),胸廓有无畸形,有无震颤,听诊心脏杂音位置、时间、性质和程度,特别要注意肺动脉瓣区第二心音是增强还是减弱,是否有分裂。

了解X线、心电图、超声心动图、血液检查的结果和临床意义。较复杂的畸形还应该取得心导管检查和心血管造影的诊断资料。

3. 心理-社会状况 评估患儿是否因患先天性心脏病生长发育落后,正常活动、游戏、学习受到不同程度的限制和影响而出现抑郁、焦虑、自卑、恐惧等心理。了解家长是否因本病的检查和治疗比较复杂、风险较大、预后难以预测、费用高而出现焦虑和恐惧等。

【主要护理诊断/问题】

(1)活动无耐力 与体循环血量减少或血氧饱和度下降有关。

(2)营养失调:低于机体需要量 与喂养困难及体循环血量减少、组织缺氧有关。

(3)生长发育迟缓 与体循环血量减少或血氧下降影响生长发育有关。

(4)有感染的危险 与肺血增多及心内缺损易致心内膜损伤有关。

(5)潜在并发症:心力衰竭、感染性心内膜炎、脑血栓。

(6)焦虑 与疾病的威胁和担忧手术有关。

【预期目标】

(1)患儿活动量得到适当的限制,能满足基本生活所需。

(2)患儿获得充足的营养,满足生长发育的需要。

(3)患儿不发生感染。

(4)患儿不发生并发症或发生时能即时被发现,得到及时适当的处理。

(5)患儿及家长能获得本病的相关知识和心理支持,较好地配合诊断检查和手术治疗。

【护理措施】

1. 建立合理的生活制度 安排好患儿的作息时间,保证睡眠、休息,根据病情安排适当的活动量,减少心脏负担。集中护理,避免引起情绪激动和大哭大闹。病情严重的患儿应卧床休息。

2. 供给充足的营养 注意营养搭配,供给充足能量、蛋白质和维生素,保证营养需要,以增强体质,提高对手术的耐受力。对喂养困难的小儿要耐心喂养,可少量多餐,避免呛咳和呼吸困难,必要时让家长陪护;心功能不全有水钠潴留者,应根据病情,采用无盐饮食或低盐饮食。

3. 预防感染 注意体温变化,按气温及时加减衣服,避免受凉引起呼吸系统感染。注意保护性隔离,以免交叉感染。做各种口腔小手术时,应给予抗生素预防感染,防止感染性心内膜炎发生,一旦发生感染应积极治疗。

4. 病情观察

(1)注意观察,防止法洛四联症患儿因活动、哭闹、便秘引起缺氧发作,一旦发生应将小儿置于膝胸卧位,此体位可增加体循环阻力,使右向左分流减少,同时给予吸氧,并与医生合作给予吗啡及普萘洛尔抢救治疗。

（2）法洛四联症患儿血液黏稠度高，发热、出汗、吐泻时，体液量减少，加重血液浓缩易形成血栓，因此要注意供给充足液体，必要时可静脉输液。

（3）观察有无心率增快、呼吸困难、端坐呼吸、吐泡沫样痰、水肿、肝大等心力衰竭的表现，如出现上述表现，立即置患儿于半卧位，给予吸氧，及时与医生联系，并按心力衰竭护理。

【健康教育】

指导家长掌握先天性心脏病的日常护理，建立合理的生活制度，合理用药，预防感染和其他并发症。定期复查，调整心功能到最好状态，使患儿能安全到达手术年龄，安全渡过手术关。法洛四联症的患儿多取蹲踞位，在行走或玩耍时常会主动蹲下片刻。这是因为蹲踞后可使缺氧症状得到缓解，患儿如有这种现象，家长切不可强行将患儿拉起。

附：心导管介入术护理常规

先天性心脏病心导管介入封堵术是近 15 年来在心脏病介入治疗基础上发展起来的分支学科，通过穿刺股动脉或股静脉，插入特制的导管，将特制的封堵器由外周血管送入达到所需要治疗的病变部位，将封堵器释放并固定在病变部位，以达到治愈的目的。

【术前护理】

1. 常规检查　体格检查、普通化验、心电图、心脏彩超。

2. 介入治疗前的治疗及护理

（1）纠正心功能不全、心律失常，避免哭闹，以减少活动量。

（2）进食原则为少量多次，有助于改善心功能。

（3）注意预防呼吸道感染，通常采取单人或病床少的房间。保证充足睡眠。

3. 术前一天

（1）向患儿及家属介绍手术的方法及注意事项，讲述成功的例子，减轻焦虑心理。对于年龄较大的患儿多交流、沟通，训练床上排尿等。

（2）遵医嘱使用抗生素。

（3）清洁皮肤准备：股动脉及股静脉是最佳穿刺点，所以股部清洁非常重要，局部有溃烂及感染时暂停手术。

（4）禁食、禁水：1 岁以上患儿禁食、禁水 6 h，小于 1 岁禁食、禁水 4 h。禁食期间，适量补液，预防术中低血糖、低血容量性休克。

（5）术前应置好留置针：一般选择在左下肢，便于术中操作。

（6）患儿去导管室前家长应督促或协助其排净大、小便，预防介入治疗手术时行股动、静脉穿刺误伤膀胱。

（7）交代家长做好术后生活用品准备。

【术后护理】

（1）患儿置病床，去枕平卧位，头偏向一侧，保持呼吸道通畅。立即给予低流量吸氧 1 L/min。

（2）连接心电监护仪，测量血压：15 min 4 次、30 min 4 次、1 h 3 次，直至平稳。接经皮氧导线，测量数值。

（3）静脉穿刺侧制动 4～6 h，按压 1 h，放松后无出血不按，有出血继续按；动脉穿刺以左手食指、中指两指按压穿刺点止血 3 h 以上。压迫点在皮肤穿刺点近心侧 1～2 cm 处，穿刺侧肢体制动 12 h。

（4）定时扪及穿刺侧足背动脉搏动的强弱，并与对侧进行比较。观察穿刺侧有无局部血肿，当血肿明显增大或穿刺点有新鲜出血时，必须加压，直至出血停止。

（5）注意观察穿刺侧皮肤温度、颜色，并与对侧进行比较。若穿刺侧的下肢发凉、变紫，予以按摩、揉搓，处理后无明显改善时，立即通知医生行溶栓、抗凝等对症处理。

（6）全身麻醉术后禁食、禁水 4～6 h，清醒后 2 h 无恶心、呕吐，可试饮水。

（7）固定患儿四肢，保持患儿安静，烦躁时可用镇静剂。及时、准确记录各项数值。卧床制动期间做好生活护理。

【并发症护理】

（1）溶血：术后严密观察患儿尿量及颜色，监测体温。发生溶血时遵医嘱应用碳酸氢钠碱化尿液、激素治疗，保护肾功能。

（2）血栓栓塞：对足背动脉较对侧弱、皮温较对侧低者，使用肝素 5000 U 加入 0.9% 生理盐水中静脉注射，必要时 6 h 重复 1 次。

（3）封堵器移位、变形或脱落：一旦发生用异物钳取出或外科手术。

【健康教育】

（1）先天性心脏病介入封堵术后不能做 MRI 检查，其他检查不限制。

（2）嘱患儿 3 个月内避免剧烈运动，如跑、跳等。经常观察穿刺处，防止穿刺部位愈合不良而形成血肿。

（3）保证营养，给予高蛋白质、高热量、高维生素、易消化饮食，以增强体质。同时给予适量的粗纤维蔬菜，以保持大便通畅。

（4）先天性心脏病介入术后 1 年内不能受外伤，注意防治感染。

（5）介入术后 1 年后可以上体育课进行一些运动，但是也要避免剧烈运动，有异常情况需随诊检查。

（6）定期随访。

案例总结

患儿，男，1 岁，出生后 3 个月起青紫渐明显，活动后气急，患儿常喜竖抱时将双膝屈曲，大腿贴腹部。患儿入院当天吃奶时出现阵发性呼吸困难、烦躁和青紫加重，并且出现晕厥。

查体：体温 36.5 ℃，脉搏 120 次/分，呼吸 30 次/分，血压 70/50 mmHg，体重 7 kg。生长发育明显落后，口唇、鼻尖、耳垂、指（趾）端青紫明显，伴杵状指（趾），双肺呼吸音清，胸骨左缘闻及Ⅲ级收缩期杂音，肺动脉第二心音减弱，腹软，肝脾未及，神经系统（一）。

辅助检查：血常规示血红蛋白 190 g/L。胸部 X 线显示心影呈靴形，双肺纹理减少，心电图提示右心室肥大。问题：

（1）诊断该患儿为法洛四联症的依据是什么？

（2）患儿吃奶时出现阵发性呼吸困难、烦躁和青紫加重，并且出现晕厥。该患儿发生了什么？如何处理？

（3）根据血常规的结果，患儿易合并何种并发症？

（4）为什么竖抱患儿时患儿常双膝屈曲？

（5）患儿有哪些护理问题？

（6）护理此患儿时应注意什么？

考点链接

1. 左向右分流型心脏病最常见的并发症是（　　）。

A. 支气管炎   B. 脑栓塞   C. 喉返神经麻痹

D. 咯血   E. 亚急性细菌性心内膜炎

2. 10 个月小儿的正常心率是（　　）。

A. 120～140 次/分   B. 110～130 次/分   C. 100～120 次/分

D. 80～100 次/分   E. 70～90 次/分

3. 最易并发脑脓肿的先天性心脏病是（　　）。

A. 室间隔缺损   B. 房间隔缺损   C. 法洛四联症

D. 动脉导管未闭　　　　　　　　E. 主动脉狭窄

4. 男孩,1岁,身体瘦弱,多次患支气管肺炎。胸部 X 线检查:心脏增大,以左心室、左心房、右心室增大,肺动脉段突出,肺血管影增粗。最可能的诊断为(　　)。

A. 房间隔缺损　　　　　　B. 室间隔缺损　　　　　　C. 动脉导管未闭

D. 艾森曼格综合征　　　　E. 肺动脉狭窄

5. 法洛四联症患儿突然晕厥、抽搐的原因是(　　)。

A. 长期脑缺氧　　　　　　B. 合并脑血栓　　　　　　C. 合并脑脓肿

D. 合并脑膜炎　　　　　　E. 肺动脉漏斗部肌肉痉挛

6. 法洛四联症患儿手术治疗年龄一般应选在(　　)。

A. 1 岁以内　　B. 1～2 岁　　C. 2～3 岁　　D. 4～5 岁　　E. 5～6 岁

7. 护理发绀型先天性心脏病患儿,要注意保证摄入水量,防止脱水,其目的是(　　)。

A. 防止心力衰竭　　　　　B. 防止肾功能衰竭　　　　C. 防止休克

D. 防止血栓栓塞　　　　　E. 防止便秘

8. 法洛四联症患儿哭闹不止,突然昏厥,应立即采取什么体位,可缓解病情?(　　)

A. 休克体位　　B. 半坐位　　C. 端坐位　　D. 胸膝位　　E. 右侧卧位

9. 法洛四联症患儿突然脑缺氧发作应按医嘱立即给予(　　)。

A. 地西泮　　　　　　　　B. 甘露醇　　　　　　　　C. 高渗葡萄糖

D. 普萘洛尔　　　　　　　E. 葡萄糖酸钙

10. 法洛四联症患儿,青紫轻重程度取决于(　　)。

A. 室间隔缺损　　　　　　B. 卵圆孔是否关闭　　　　C. 肺动脉狭窄程度

D. 右心室扩大程度　　　　E. 主动脉骑跨程度

11. 左向右分流型先天性心脏病最易继发(　　)。

A. 充血性心力衰竭　　　　B. 呼吸道感染　　　　　　C. 体格发育障碍

D. 脑血栓形成　　　　　　E. 亚急性细菌性心内膜炎

12. 下列疾病中,最早出现下半身青紫的是(　　)。

A. 房间隔缺损　　　　　　B. 室间隔缺损　　　　　　C. 动脉导管未闭

D. 法洛四联症　　　　　　E. 肺动脉狭窄

13. 心导管检查显示右心室血氧含量明显高于右心房,该患儿所患先天性心脏病的类型为(　　)。

A. 房间隔缺损、法洛四联症　　　　　B. 室间隔缺损、房间隔缺损

C. 法洛四联症、室间隔缺损　　　　　D. 房间隔缺损、动脉导管未闭

E. 室间隔缺损、动脉导管未闭

14. 患儿,4岁,女,确诊为室间隔缺损,持续发热 1 周,38～39 ℃,皮肤有淤点,浅表淋巴结不大,肝右肋下 2 cm,脾肋下 1 cm,白细胞 $15×10^9$/L,中性粒细胞 90%,诊断考虑先天性心脏病并发(　　)。

A. 急性心力衰竭　　　　　　　　　B. 亚急性细菌性心内膜炎

C. 皮肤黏膜淋巴结综合征　　　　　D. 败血症

E. 败血症并发心力衰竭

15. 患儿,8个月,无青紫,胸骨左缘第 2～3 肋间可闻 SMⅢ,第二心音亢进伴固定分裂,X 线检查示肺充血,诊断首先考虑(　　)。

A. 病毒性心肌炎　　　　　B. 房间隔缺损　　　　　　C. 室间隔缺损

D. 动脉导管未闭　　　　　E. 心肌病

第十章　血液系统疾病患儿的护理

课程思政融入 14

第一节　小儿造血和血液特点

 任务目标 ...

思政素质目标：

能用护理程序对血液病患儿实施整体护理,培养评判性思辨和归纳总结问题的能力。

知识目标：

陈述小儿贫血的分度及诊断标准。比较小儿缺铁性贫血与巨幼红细胞性贫血的发病机制与临床特点。

技能目标：

能对小儿缺铁性贫血与巨幼红细胞性贫血患儿进行健康指导。

重点与难点：

1. 小儿造血分期及血液特点,常见贫血疾病的类型。

2. 贫血的定义、程度和分类。

3. 缺铁性贫血的病因、主要临床表现、实验室检查、治疗措施和护理、使用铁剂的指导方法。

4. 营养性巨幼红细胞性贫血的病因、临床表现、治疗原则。

第十章　血液系统疾病患儿的护理

一、造血特点

儿童造血分为胚胎期造血与生后造血两个阶段。

（一）胚胎期造血

胚胎期造血首先在卵黄囊出现,然后在肝(脾),最后在骨髓。这是三个不同的造血时期。

1. 中胚叶造血期　在胚胎第 3 周,开始出现卵黄囊造血,之后在中胚叶组织中出现广泛的原始造血成分,其中主要是原始的有核红细胞。在胚胎第 6 周后,中胚叶造血开始减退,至第 10 周时几乎停止,代之以肝、脾造血。

2. 肝、脾造血期　在胚胎第 6～8 周开始建立肝脏造血,2～6 个月时最为活跃,是胎儿中期造血的主要部位。肝脏造血先是产生有核红细胞,以后产生粒细胞和巨核细胞,至胎儿期 6 个月后,肝脏造血逐渐减退,至出生后 4～5 日完全停止。肝脏造血期间胎盘也是一个造血部位。

胚胎第 8 周左右脾参与造血,主要产生粒细胞、红细胞和少量淋巴细胞,至胎儿第 5 个月后脾逐渐停止造红细胞和粒细胞,仅保留造淋巴细胞功能。

胸腺在胎儿第 6～7 周已出现,且开始有造淋巴细胞的功能,而且胚胎期胸腺还有短暂的生成红细胞和粒细胞的功能。

淋巴结在胚胎第 11 周开始生成淋巴细胞,并成为终身造淋巴细胞和浆细胞的器官。

3. 骨髓造血期　胚胎第 6 周时骨髓腔发育已初具规模,但在第 4 个月时才开始有造血功能,并迅速成为造血的主要器官,直至出生 2～5 周后骨髓成为唯一的造血场所。

（二）生后造血

生后造血是胚胎造血的延续,分为骨髓造血与骨髓外造血。

1. 骨髓造血　出生后主要是骨髓造血。婴幼儿所有骨髓均为红骨髓,全部参与造血,以满足生长发育的需要。5～7 岁时长骨中的红骨髓逐渐被脂肪组织(黄髓)所代替,至成人时红骨髓仅限于颅骨、锁骨、肋骨、肩胛骨、脊柱、骨盆和长骨近端,但黄骨髓仍有造血潜能,在造血需要增加时能转变成红骨髓恢复造血功能。儿童在出生后头几年,由于缺乏黄骨髓,造血的代偿潜力低。

141

当需要增加造血时,就会出现骨髓外造血。

2. 骨髓外造血　在正常情况下,骨髓外造血极少。当严重感染或溶血性贫血等需要增加造血时,易出现骨髓外造血。表现为肝、脾、淋巴结肿大,恢复到胎儿期的造血状态。此时外周血中可见幼红细胞和(或)幼粒细胞。这是儿童造血的一种特殊反应,感染及贫血纠正后即恢复正常。

二、血液特点

(一)红细胞数与血红蛋白量

由于胎儿期处于相对缺氧状态,红细胞数及血红蛋白量较高,出生时红细胞数为$(5.0\sim7.0)\times10^{12}$/L,血红蛋白量为$150\sim220$ g/L。生后$6\sim12$ h,由于进食较少和不显性失水,红细胞数和血红蛋白量常较出生时更高。出生后因红细胞生成素减少、生理性溶血、血液循环量增加等因素,红细胞数及血红蛋白量逐渐降低,至生后10天左右较出生时约减少20%;至$2\sim3$个月时,红细胞数降至3.0×10^{12}/L,血红蛋白量降至100 g/L左右,出现轻度贫血,称为生理性贫血。此种贫血在早产儿发生更早,程度更重。生理性贫血呈自限性经过,3个月后,红细胞生成素的生成增加,红细胞数和血红蛋白量又逐渐上升,约12岁时达成人水平。出生时外周血中可见少许有核红细胞,生后数天消失。

(二)白细胞数与分类

出生时白细胞总数为$(15\sim20)\times10^9$/L,生后$6\sim12$ h达$(21\sim28)\times10^9$/L,以后逐渐下降,至生后10天左右降至12×10^9/L,婴儿期白细胞数维持在10×10^9/L左右,8岁后接近成人水平。

出生时中性粒细胞约占65%,淋巴细胞约占30%。随着白细胞总数下降,中性粒细胞比例也相应下降,生后$4\sim6$天时两者比例约相等。婴幼儿期淋巴细胞约占60%,中性粒细胞约占35%,至$4\sim6$岁时两者又相等。以后中性粒细胞比例增多,分类逐渐达成人水平。出生时外周血中可见少许幼稚中性粒细胞,生后数天即消失。嗜酸性粒细胞、嗜碱性粒细胞及单核细胞各年龄期差异不大。

(三)血小板数

血小板数儿童与成人差别不大,为$(150\sim300)\times10^9$/L。

(四)血红蛋白种类

出生时,血红蛋白以胎儿血红蛋白(HbF)为主,平均占0.70。出生后HbF迅速被成人型血红蛋白(HbA)代替,至4月龄时HbF占比小于20%,1岁时HbF占比小于5%,2岁后达成人水平,HbF占比小于2%。

(五)血容量

儿童血容量相对较成人多,新生儿血容量占体重的10%,儿童占体重的8%～10%,成人占体重的6%～8%。

第二节　小儿贫血概述

一、贫血的定义

贫血(anemia)是指末梢血中单位容积内红细胞数或血红蛋白量低于正常。儿童贫血的国内诊断标准:新生儿期血红蛋白(Hb)<145 g/L,$1\sim4$个月时Hb<90 g/L,$4\sim6$个月时Hb<100 g/L;6个月以上则根据世界卫生组织资料,即6个月至5岁Hb<110 g/L,$5\sim11$岁Hb<115 g/L,$12\sim14$岁Hb<120 g/L为贫血;海拔每升高1000 m,Hb上升4%。

二、贫血的分度

根据外周血中血红蛋白含量或红细胞数可将贫血分为轻、中、重、极重 4 度(表 10-1)。

表 10-1 贫血的分度

	轻度	中度	重度	极重度
血红蛋白量/(g/L)	90～120	60～90	30～60	<30
红细胞数/(10^{12}/L)	3～4	2～3	1～2	<1

三、贫血的分类

一般采用病因学和形态学分类。

1. 病因学分类 根据引起贫血的原因和发病机制可分为如下几种。

(1)红细胞及血红蛋白生成不足:①造血原料缺乏:如维生素 B_{12} 或叶酸缺乏所致的巨幼红细胞贫血,体内铁缺乏所致的缺铁性贫血等。②骨髓造血功能障碍:如再生障碍性贫血(原发性及继发性),各种原因所致的骨髓抑制如放射线、化学物质、药物等。③其他:感染性、炎症性、癌症性、慢性肾脏病等所致的贫血。

(2)溶血性贫血:可由红细胞内在异常因素或外在因素引起的红细胞破坏过多。如 G-6-PD 缺陷病、海洋性贫血、遗传性球形细胞增多症等。

(3)失血性贫血:包括急性和慢性失血性贫血。

2. 形态学分类 根据红细胞平均容积(MCV)、红细胞平均血红蛋白量(MCH)、红细胞平均血红蛋白浓度(MCHC)的值将贫血分为四类(表 10-2)。

表 10-2 贫血的细胞形态分类

	MCV/fL	MCH/pg	MCHC/(%)
正常值	80～94	28～32	32～38
大细胞性	>94	>32	32～38
正细胞性	80～94	28～32	32～38
单纯小细胞性	<80	<28	32～38
小细胞低色素性	<80	<28	<32

第三节 营养性缺铁性贫血患儿的护理

案例导入

男孩,10 个月,母乳和牛乳混合喂养,未添加其他辅食。近日时而哭闹烦躁,不爱吃奶,邻居阿姨发现患儿面色逐渐发白,提醒家长带患儿到医院检查。医生发现患儿口唇、结膜苍白,心音有力,心尖部可闻及 II 级收缩期杂音,肝肋下 3 cm,脾肋下 2 cm,其余检查未见异常。血常规检查:红细胞 2.6×10^{12}/L,血红蛋白 70 g/L,白细胞及血小板正常,初步诊断为营养性缺铁性贫血。

你在进行护理评估时应重点询问哪些健康史?通过你的评估发现该患儿可能存在哪些护理问题?

缺铁性贫血(iron deficiency anemia,IDA)是由于体内铁缺乏致使血红蛋白合成减少而引起的一种小细胞低色素性贫血。为儿童贫血中最常见者,以 6 个月至 2 岁的婴幼儿发病率最高,是我国重点防治的儿童疾病之一。

【病因】

铁是构成血红蛋白必需的原料。任何引起体内铁缺乏的原因均可导致贫血,以下原因可单独或同时存在。

1. 先天储铁不足 胎儿在孕期后 3 个月从母体获得的铁最多,平均每日可获得 4 mg 铁,故足月新生儿从母体所获得铁量足以满足其生后 4～5 个月的造血所需。若早产、双胎、多胎、胎儿失血、孕母严重缺铁等均可致胎儿储存铁减少。

2. 铁摄入不足 食物铁供应不足是儿童缺铁性贫血的主要原因,单独的人乳、牛奶及谷物等低铁食品喂养而未及时添加换乳期食物,年长儿偏食、挑食等均可致铁摄入量不足。

3. 生长发育快 婴儿期生长发育迅速,血容量增加也快,1 岁时血液循环中的血红蛋白增加 2 倍。早产儿生长发育更快,血红蛋白的增加更高,其铁的需要量相对增加。足月儿自生后 4 个月至 3 岁每日约需铁 1 mg/kg,早产儿约需 2 mg/kg,若不及时添加含铁丰富的换乳期食物,易发生缺铁。

4. 铁丢失过多或吸收减少 正常婴儿每日排铁量相对比成人多。生后 2 个月的婴儿粪便排出的铁比食物中摄入的铁多。各种原因引起的急、慢性出血均可致铁丢失过多,每失血 1 mL 即损失铁 0.5 mg。饮食搭配不合理影响铁的吸收,胃肠炎、慢性腹泻、反复感染等均可减少铁的吸收,增加铁的消耗,影响铁利用。

【发病机制】

1. 对造血系统的影响 经小肠吸收的食物铁或衰老红细胞破坏释放的铁经转铁蛋白转运至幼红细胞及储铁组织。幼红细胞摄取的铁在线粒体内与原卟啉结合,形成血红素。后者再与珠蛋白结合形成血红蛋白。缺铁时血红素形成不足,血红蛋白合成减少,新生的红细胞内血红蛋白含量不足,细胞质较少;而缺铁对细胞的分裂、增殖影响小,故红细胞数减少的程度不如血红蛋白减少明显,从而形成小细胞低色素性贫血。

人体总铁量的 60%～70% 存在于血红蛋白和肌红蛋白中,约 30% 以铁蛋白和含铁血黄素的形式储存于肝、脾和骨髓中,称为储存铁,极少量存于含铁酶及血中。当铁供应不足时,储存铁可供造血所需,故缺铁早期无贫血表现。如铁缺乏进一步加重,使储存铁耗竭时,即有贫血表现。所以,缺铁通常经过三个阶段才发生贫血。①铁减少期(iron depletion,ID):这个阶段体内储存铁已经减少,但供红细胞合成血红蛋白的铁尚未减少。②红细胞生成缺铁期(iron deficient erythropoiesis,IDE):此时期体内储存铁进一步耗竭,红细胞生成所需要的铁也不足,但血液循环中血红蛋白的量尚未减少。③缺铁性贫血期(iron deficiency anemia,IDA):此期出现小细胞低色素贫血。

2. 对其他系统的影响 体内许多酶如细胞色素 C、单胺氧化酶、核糖核苷酸还原酶、琥珀酸脱氢酶、腺苷脱氨酶等为含铁酶或铁依赖酶,其活性依赖铁的水平。这些酶与生物氧化、组织呼吸、胶原合成、卟啉代谢、淋巴细胞及粒细胞功能、神经介质的合成与分解、躯体及神经组织的发育有关。因此,铁缺乏时使酶活性下降、细胞功能紊乱而出现一些非血液系统的表现。

【临床表现】

任何年龄均可发病,以 6 个月至 2 岁最多。大多起病缓慢,开始时多不为家长所注意,至就诊时多数患儿为中度贫血。

1. 一般表现 皮肤黏膜逐渐苍白,以唇、口腔黏膜及甲床最明显。常有烦躁不安或精神不振,不活泼,厌食,体重不增或增加缓慢。年长儿可诉头晕、眼前发黑、耳鸣等。

2. 髓外造血表现 肝、脾轻度肿大,年龄愈小、病程愈长、贫血愈重,肝脾肿大愈明显。淋巴结肿大较轻。

3. 非造血系统表现

(1)消化系统可出现口腔炎、舌炎、呕吐、腹泻,少数有异食癖(如喜吃泥土、煤渣等)。

(2)神经系统可出现注意力不集中、易激惹、多动、记忆力减退、智力发育迟滞,智力多较同龄儿低。

（3）心血管系统在严重贫血时心率加快、心脏扩大,严重者并发心力衰竭。

（4）其他如皮肤干燥、毛发枯黄易脱落、反甲、免疫功能低下易合并感染等。

【实验室检查】

1. 外周血象 血红蛋白降低比红细胞数减少明显,呈小细胞低色素性贫血。外周血涂片可见红细胞大小不等,以小细胞为多,中央淡染区扩大(图 10-1)。网织红细胞数正常或轻度减少。白细胞、血小板一般无改变。

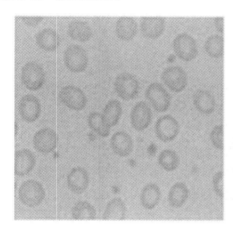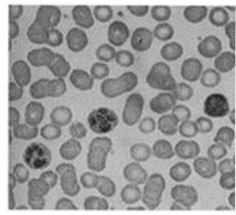

图 10-1　缺铁性贫血外周血涂片

2. 骨髓象 呈增生活跃,以中、晚幼红细胞增生为主。各期红细胞均较小,胞浆少,染色偏蓝,显示胞浆成熟程度落后于胞核。粒细胞和巨核细胞系一般无明显异常。

3. 有关铁代谢的检查

（1）血清铁蛋白(serum ferritin,SF):可较敏感地反映体内储存铁情况,因而是诊断缺铁铁减少期的敏感指标。其放射免疫法测定的正常值:3 个月以内婴儿为 $194\sim238$ $\mu g/L$,3 个月后为 $18\sim91$ $\mu g/L$;当低于 12 $\mu g/L$ 时,提示缺铁。

（2）红细胞游离原卟啉(free erythrocyte protopophyrin,FEP):红细胞内缺铁时 FEP 不能完全与铁结合成血红素,血红素减少又反馈性地使 FEP 合成增多,未被利用的 FEP 在红细胞内堆积,导致 FEP 值增高,当 FEP>0.9 $\mu mol/L$(500 $\mu g/dL$)时即提示细胞内缺铁。

（3）血清铁(SI)、总铁结合力(TIBC)和转铁蛋白(TS,反映血浆中铁含量):SI<9.0 $\mu mol/L$(50 $\mu g/dL$)为缺铁;TIBC 上升,缺铁时 TIBC>62.7 $\mu mol/L$(350 $\mu g/dL$);TS 下降,TS$<15\%$有意义。

4. 骨髓可染铁 骨髓涂片用普鲁士蓝染色,显微镜检查,缺铁时细胞外铁减少。观察红细胞内铁粒细胞数,如小于 15%提示储存铁减少(细胞内铁减少),这是一项反映体内储存铁的敏感而可靠的指标。

【治疗原则】

关键是祛除病因和补充铁剂。

1. 祛除病因 喂养不当者应合理安排饮食,纠正不良的饮食习惯和膳食结构,增加含铁丰富及富含维生素 C 的食物,治疗原发病,如驱除钩虫、手术治疗消化道畸形、控制慢性失血等。

2. 铁剂治疗 多采用口服,剂量以元素铁计算,一般为每天 $4\sim6$ mg/kg,分 $2\sim3$ 次口服,疗程至血红蛋白达正常水平后 2 个月左右停药。常用口服制剂有硫酸亚铁(含元素铁 20%)、富马酸亚铁(含元素铁 33%)、葡萄糖酸亚铁(含元素铁 12%)等。口服铁剂不能耐受或因长期腹泻、呕吐、胃肠手术等致吸收不良者可采用注射铁剂如右旋糖酐铁。

3. 输血治疗 一般病例不需输血。严重贫血者可少量多次输注浓缩红细胞或压积红细胞,以尽快改善贫血症状。

【主要护理诊断/问题】

（1）活动无耐力　与贫血致组织、器官缺氧有关。

（2）营养失调:低于机体需要量　与铁供应不足、吸收不良、丢失过多或消耗增加有关。

（3）知识缺乏　与家长及年长患儿的营养知识不足,缺乏本病的防治知识有关。

（4）有感染的危险　与机体的免疫功能低下有关。

【护理措施】

1. 正确指导,合理安排饮食

（1）协助纠正不良的饮食习惯。

（2）指导合理搭配患儿的饮食。含铁丰富且易吸收的食物如动物血、肉类、鱼类、肝脏及豆制品;维生素 C、氨基酸、果糖、肉类可促进铁的吸收,可与铁剂或含铁食物同时进食;茶、咖啡、牛奶、蛋类、麦麸、植物纤维可抑制铁的吸收,应避免与含铁食物同食;鲜牛奶必须加热处理后才能喂养婴儿,以减少因过敏而致肠出血。

（3）婴儿提倡母乳喂养,按时添加含铁丰富的辅食或补充铁强化食品如铁强化奶、铁强化食盐。人乳含铁虽少,但吸收率高达 50%,而牛奶中铁的吸收率仅为 10%～25%。婴儿 6 个月后应逐渐减少奶类的每日摄入量,以便增加含铁丰富的固体食物。对早产儿和低体重儿自 2 个月左右给予铁剂预防。

2. 指导正确应用铁剂,观察疗效与副作用

（1）指导正确用药:服用铁剂的正确剂量和疗程,注意药物应放在患儿不能触及之处且不能存放过多,以免误服过量中毒。

（2）口服铁剂对胃肠道有刺激,可致恶心、呕吐、腹泻或便秘、厌食、胃部不适及疼痛。宜从小剂量开始逐渐加至足量,副作用明显者可饭后服用,或者两餐之间服药,以减少胃肠道刺激、利于吸收。液体铁剂可使牙齿染黑,应用吸管或滴管送服。

（3）铁剂可与维生素 C、果汁等同服,以利于吸收;忌与抑制铁吸收的食物同服。服用铁剂后,大便变黑或呈柏油样,停药后恢复,应向家长说明原因,消除紧张心理。

（4）注射铁剂时应分次深部肌内注射,每次更换注射部位,可采用"Z"字形注射,注射前更换新针头或注射器内留微量(约 0.1 mL)气体,以防药液漏入皮下组织致局部坏死。

3. 观察疗效

（1）临床症状:用药后 12～24 h 好转。症状减轻或消失。

（2）实验室检查:网织红细胞 2～3 天升高,5～7 达高峰,2～3 周降至正常。血红蛋白 1～2 周逐渐上升,3～4 周达正常。

【健康教育】

贫血纠正后,仍要坚持合理安排小儿膳食,培养良好饮食习惯,这是防止复发及保证正常生长发育的关键。

1. 指导合理喂养,增加食物铁摄入　提倡母乳喂养,及时添加含铁丰富且铁吸收率高的辅食如肝脏、瘦肉、鱼等,注意合理搭配膳食。婴儿如以牛奶喂养,必须经加热处理,以减少因过敏引起的肠道失血。婴幼儿食品中可加入适量的铁剂进行强化。

2. 注意休息,适量活动　本病起病缓慢、病程长。贫血程度较轻者,对一般日常活动均可耐受,但应避免剧烈活动,生活要有规律,做适合自身的运动,活动间隔使患儿充分休息。贫血严重者,应根据其活动耐受下降情况制订活动强度、活动持续时间及休息方式,以不感到疲乏为度。

3. 其他　指导家长正确应用铁剂,观察疗效与副作用。

第四节 营养性巨幼红细胞性贫血患儿的护理

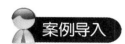 案例导入

吴某,女,生后母乳喂养,现在 10 个月,未添加任何辅食,近 2 个月发现她面色渐渐发黄、食欲不振、表情呆滞、嗜睡、少哭不笑,智力及动作发育出现倒退现象,手足不自主震颤。检查发现:血红蛋白 70 g/L,红细胞 3.0×10^{12}/L,红细胞大小不均,以大细胞为主,中央淡染区不明显,血清维生素 B_{12}、叶酸均降低。

临床诊断为营养性巨幼红细胞性贫血。问题:

(1) 请说出本病血象特点。

(2) 为促进叶酸吸收可同服何种药物?

(3) 维生素 B_{12}、叶酸水平如何会发病?

营养性巨幼红细胞性贫血(nutritional megaloblastic anemia)是由于缺乏维生素 B_{12} 和(或)叶酸所引起的一种大细胞性贫血,主要特点为贫血,红细胞数较血红蛋白减少更明显,红细胞胞体变大,骨髓中出现巨幼红细胞,用维生素 B_{12} 和(或)叶酸治疗有效。

【病因】

人体所需的维生素 B_{12} 主要来源于动物性食物,如动物的肝、肾、肉类及蛋类等,乳类中含量少,羊乳几乎不含维生素 B_{12} 和叶酸,植物性食物中含量甚少。食物中维生素 B_{12} 进入胃内后,与内因子结合成复合物在回肠吸收入血,主要储存于肝脏。叶酸主要来自绿叶蔬菜及动物肝、肾、蛋类等。引起维生素 B_{12} 和叶酸缺乏的常见原因如下。

1. 摄入量不足 胎儿可从母体获得维生素 B_{12} 和叶酸,并储存于肝内。如孕母缺乏维生素 B_{12},出生后单纯母乳喂养或奶粉、羊乳喂养而未及时添加换乳期食物,易致维生素 B_{12} 和(或)叶酸缺乏。年长儿偏食、素食者易致缺乏。长期或大量应用某些药物如广谱抗生素、抗叶酸制剂(甲氨蝶呤)及某些抗癫痫药(苯妥英钠、扑米酮、苯巴比妥)等可致叶酸缺乏。

2. 吸收代谢障碍 严重营养不良、慢性腹泻或吸收不良综合征使维生素 B_{12}、叶酸吸收减少。

3. 需要量增加 生长发育迅速,使需要量增加。严重感染使维生素 B_{12} 消耗增加,其需要量也相应增加。

【发病机制】

吸收进体内的叶酸在叶酸还原酶作用下生成四氢叶酸,四氢叶酸和维生素 B_{12} 与一碳单位代谢有关,一碳单位代谢直接影响 DNA 合成。维生素 B_{12} 和叶酸缺乏时,DNA 合成障碍,造血细胞内 DNA 减少,使红细胞的分裂延迟,胞浆成熟而核发育落后,红细胞胞体变大,骨髓中巨幼红细胞增生而出现巨幼红细胞。由于红细胞生成速度变慢,生成的巨幼红细胞在骨髓内易被破坏,在外周血中寿命也短,因而出现巨幼红细胞贫血。粒细胞核也因 DNA 不足而致成熟障碍、胞体增大,出现巨大幼稚粒细胞和中性粒细胞分叶过多的现象。骨髓中巨核细胞的核发育障碍而出现巨大血小板。

维生素 B_{12} 还与神经髓鞘中脂蛋白的形成有关,能保持有髓鞘神经纤维的完整功能。缺乏时可致周围神经变性、脊髓亚急性联合变性和大脑损害,出现神经精神症状。

【临床表现】

以 6 个月至 2 岁多见,起病缓慢。

1. 一般表现 多呈虚胖或颜面轻度水肿,毛发纤细稀疏、发黄,严重者皮肤有出血点或淤斑。

2. 贫血表现 皮肤常呈现蜡黄色,睑结膜、口唇、指甲等处苍白,偶有轻度黄疸,疲乏无力,常伴有肝脾肿大。

3. 神经精神症状 可出现烦躁不安、易怒等症状。维生素 B_{12} 缺乏者表现为表情呆滞、目光发呆、对周围反应迟钝、嗜睡、不认亲人、少哭不笑，智力、动作发育落后甚至退步。重症病例可出现不规则性震颤，手足无意识运动，甚至抽搐、感觉异常、共济失调、踝阵挛和巴宾斯基征阳性等。叶酸缺乏不发生神经系统症状，但可导致神经精神异常。

4. 消化系统症状 常出现较早，如厌食、恶心、呕吐、腹泻和舌炎等。

【实验室检查】

1. 外周血象 呈大细胞性贫血，MCV＞94 fL，MCH＞32 pg。血涂片可见红细胞大小不等，以大细胞为多，易见嗜多色性红细胞和嗜碱性点彩红细胞，可见巨幼变的有核红细胞，中性粒细胞呈分叶过多现象。网织红细胞、白细胞、血小板计数常减少。

2. 骨髓象 增生明显活跃，以红细胞系增生为主，粒、红细胞系均出现巨幼变，表现为胞体变大，核染色质粗而松，副染色质明显。中性粒细胞的胞浆空泡形成，核分叶过多。巨核细胞的核有过度分叶现象，巨大血小板。

3. 血清维生素 B_{12} 和叶酸测定 血清维生素 B_{12} 正常值为 $200\sim800$ ng/L，100 ng/L 以下为缺乏。血清叶酸正常值为 $5\sim6$ μg/L，3 μg/L 以下为缺乏。

【治疗原则】

祛除病因，加强营养，防治感染，坚持足疗程用药。

1. 一般治疗 注意营养，及时添加辅食；加强护理，防止感染。

2. 祛除病因 对引起维生素 B_{12} 和叶酸缺乏的原因应予以去除。

3. 维生素 B_{12} 和叶酸治疗 有神经精神症状者，应以维生素 B_{12} 治疗为主，维生素 B_{12} 每次 $500\sim1000$ μg 肌内注射，每周 $2\sim3$ 次，连用数周，直至临床症状好转、血象恢复正常为止。叶酸口服剂量为每次 5 mg，每日 3 次，连续数周至临床症状好转、血象恢复正常为止。

【主要护理诊断/问题】

（1）活动无耐力 与贫血致组织、器官缺氧有关。

（2）营养失调：低于机体需要量 与维生素 B_{12} 和（或）叶酸摄入不足、吸收不良等有关。

（3）生长发育改变 与营养不足、贫血及维生素 B_{12} 缺乏，影响生长发育有关。

【护理措施】

1. 一般护理 根据患儿的耐受情况安排其休息与活动，一般不需严格卧床，严重贫血者适当限制活动。有烦躁、震颤、抽搐者限制活动，必要时遵医嘱使用镇静剂。

2. 合理喂养 及时添加富含维生素 B_{12} 的食物，如肝、肾、肉类、蛋类、海产品等。给予富含叶酸的食物，如绿色新鲜蔬菜、水果、酵母、谷类和动物肝、肾等。合理搭配患儿食物，对年幼儿要耐心喂养，少量多餐，改变烹调方法，注意食物的色、香、味、形的调配，以唤起患儿食欲。年长儿预防偏食、挑食，养成良好的饮食习惯，对震颤严重不能吞咽者可鼻饲流食。

3. 按医嘱用药，观察用药疗效 一般用药 $2\sim4$ 天后患儿症状逐渐好转，食欲增加，网织红细胞上升，$2\sim6$ 周红细胞和血红蛋白恢复正常，然而神经精神症状恢复较慢。单纯维生素 B_{12} 缺乏时，不宜加用叶酸治疗，以免加重神经精神症状。维生素 C 有助于叶酸的吸收，建议同时服用。恢复期需加用铁剂，防止红细胞增加过快时出现缺铁症状。

4. 预防受伤 由于维生素 B_{12} 缺乏的患儿可出现全身震颤、抽搐、感觉异常、共济失调等，容易发生外伤，需要密切观察，适当限制活动。震颤严重者应按医嘱给予镇静剂、维生素 B_6，上下门齿之间可垫缠有纱布的压舌板，以防咬破口唇、舌尖。

【健康教育】

向家长介绍维生素 B_{12} 和（或）叶酸缺乏不仅可造成贫血，还会引起小儿神经精神症状，解释及时的药物治疗和正确的喂养可以改善症状。指导家长护理患儿，预防感染。按期进行预防接种，适当户外活动。指导生长发育监测和评估，告诫家长要有足够的爱心和耐心，加强教养和训练，针对患儿动作、智力发育落后和倒退现象，多给患儿触摸、拥抱、亲吻等爱抚，指导其做被动体操，逐渐训练坐、立、行等运动功能，以促进动作和智力发育。向家长宣传本病的预防，说明从孕期就应该开始补充维生素 B_{12} 和叶酸,以增加胎儿体内的储存量。告知家长母乳与动物乳中叶酸、维生素 B_{12} 含量均很少,应该及时添加富含维生素 B_{12} 和叶酸的辅食。强调饮食多样化,养成不挑食、不偏食的生活习惯。合理使用药物,积极治疗相关疾病。

第五节　急性白血病患儿的护理

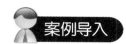案例导入

患儿,男,6 岁,因近 4 个月面色苍白且间断发热、腿痛 1 个月来就诊。入院时护理查体发现体温 38.5 ℃,脉搏 120 次/分,呼吸 28 次/分,体重 20 kg。面色苍白,精神尚可,头颈部及双下肢可见散在出血点。颈部及腹股沟处可触及数枚花生米大小的淋巴结,活动、无触痛。心肺未见异常。腹部平软,肝肋下 3 cm,脾肋下 6 cm,质中等硬度,有轻压痛。双下肢胫骨有压痛,神经系统未见异常。初步诊断为急性白血病。问题:

(1) 该患儿符合急性白血病的身体状况有哪些?

(2) 患儿此时最主要的心理反应是什么?

(3) 列出患儿现存的护理问题。

白血病(leukemia)是造血系统的恶性疾病。其临床特点为造血组织中某一血细胞系统过度增生、进入血液并浸润各组织和器官,引起一系列临床表现。我国儿童的恶性肿瘤中,白血病发病率最高,为 3/10 万～4/10 万,男性高于女性。任何年龄均可发病,但以学龄前期和学龄期儿童多见。急性白血病占儿童白血病的 90% 以上。

【病因及发病机制】

尚未完全明了,可能与下列因素有关。

1. 病毒感染 多年研究已证明属于 RNA 病毒的逆转录病毒(retrovirus,又称人类 T 淋巴细胞白血病病毒,HTLV)可引起人类 T 淋巴细胞白血病。

2. 物理和化学因素 电离辐射能引起白血病。小儿对电离辐射较为敏感,在曾经放射治疗胸腺肥大的小儿中,白血病发生率较正常小儿高 10 倍;妊娠妇女照射腹部后,其新生儿的白血病发病率比未经照射者高 17.4 倍。苯及其衍生物、氯霉素、保泰松、乙双吗啉和细胞毒药物等均可诱发急性白血病。

3. 遗传因素 白血病不属于遗传性疾病,但在家族中却可有多发性恶性肿瘤的情况。少数患儿可能患有其他遗传性疾病,如 21-三体综合征、先天性睾丸发育不全症、先天性再生障碍性贫血伴有多发畸形(Fanconi 贫血)、先天性远端毛细血管扩张性红斑症(Bloom 综合征)以及严重联合免疫缺陷病等,这些疾病患儿的白血病发病率比一般小儿明显增高。此外,同卵孪生儿中一个患急性白血病,另一个患白血病的概率为 20%,比双卵孪生儿的发病率高 12 倍。以上现象均提示白血病的发生与遗传因素有关。

【分类和分型】

急性白血病的分类或分型对于诊断、治疗和提示预后都有一定意义。根据增生的白细胞种类的不同,可分为急性淋巴细胞白血病(急淋,ALL)和急性非淋巴细胞白血病(急非淋,ANLL)两大类,前者在小儿中发病率较高。目前,常采用形态学(M)、免疫学(I)、细胞遗传学(C)和分子生物学(M),即 MICM 综合分型,更有利于指导治疗和提示预后。

1. 急性淋巴细胞白血病

(1) 形态学分型(FAB 分型):根据原淋巴细胞形态学的不同,分为三种类型。①L1 型:以小细胞为主,其平均直径为 6.6 μm。②L2 型:以大细胞为主,大小不一,其平均直径为 8.7 μm。③L3 型:以大细胞为主,细胞大小一致。其中 L1 型多见,占 80% 以上。

（2）免疫学分型：分为 T 系急性淋巴细胞白血病（T-ALL）和 B 系急性淋巴细胞白血病（B-ALL）两大系列。

2. 急性非淋巴细胞白血病 急性非淋巴细胞白血病常用 FAB 分型。

（1）原粒细胞白血病未分化型（M1）：骨髓中原粒细胞≥90％，早幼粒细胞很少，中幼粒以下各阶段细胞极少见，可见 Auer 小体。

（2）原粒细胞白血病部分分化型（M2）：骨髓中原粒和早幼粒细胞共占 50％以上，可见多少不一的中幼粒、晚幼粒和成熟粒细胞，可见 Auer 小体。M2b 型即以往命名的亚急性粒细胞白血病，骨髓中有较多的核、浆发育不平衡的中幼粒细胞。

（3）颗粒增多的早幼粒细胞白血病（M3）：骨髓中颗粒增多的异常早幼粒细胞占 30％以上，胞浆多少不一，胞浆中的颗粒形态分为粗大密集和细小密集两类，据此又可分为两型，即粗颗粒型（M3a）和细颗粒型（M3b）。

（4）粒-单核细胞白血病（M4）：骨髓中幼稚的粒细胞和单核细胞同时增生，原始及幼稚粒细胞＞20％；或原始、幼稚单核和单核细胞≥20％；或原始、幼稚和成熟单核细胞＞30％，原粒和早幼粒细胞＞10％。除以上特点外，骨髓中异常嗜酸性粒细胞增多。

（5）单核细胞白血病（M5）：骨髓中以原始、幼稚单核细胞为主。可分为两型：①未分化型，原始单核细胞＞80％；②部分分化型，骨髓中原始及幼稚单核细胞＞30％，原始单核细胞＜80％。

（6）红白血病（M6）：骨髓中有核红细胞＞50％，以原始及早幼红细胞为主，且常有巨幼样变，原粒及早幼粒细胞＞30％。外周血可见幼红及幼粒细胞，粒细胞中可见 Auer 小体。

（7）急性巨核细胞白血病（M7）：骨髓中原始巨核细胞＞30％，外周血有原始巨核细胞。

【临床表现】

小儿白血病起病时多为一般症状，如苍白、乏力、不明原因发热等，血液系统症状、体征往往不明显。有些患儿以骨关节痛起病，似急性风湿病；有的因局部出血，如鼻出血、牙龈出血、紫癜或淋巴结肿大而引起注意；偶有以中枢神经系统症状，如头痛、呕吐为早期症状；个别病例可起病突然，有高热，酷似严重感染。各型急性白血病的临床表现基本相同，主要表现如下。

1. 起病大多较急，少数缓慢 早期症状有面色苍白、精神不振、乏力、食欲低下、鼻衄或齿龈出血等，少数患儿以发热和类似风湿热的骨关节痛为首发症状。

2. 发热 多数患儿起病时有发热，热型不定，可低热、不规则发热、持续高热或弛张热，一般不伴寒战。发热原因之一是白血病性发热，多为低热且抗生素治疗无效；另一原因是感染，多为高热。

3. 贫血 贫血出现较早，并随病情发展而加重，表现为苍白、虚弱无力、活动后气促等。贫血主要是由于骨髓造血干细胞受到抑制所致。

4. 出血 出血以皮肤和黏膜出血多见，表现为紫癜、淤斑、鼻衄、齿龈出血、消化道出血和血尿。偶有颅内出血，为引起死亡的重要原因之一。出血的主要原因如下：①骨髓被白血病细胞浸润，巨核细胞受抑制使血小板的生成减少和功能不足；②白血病细胞浸润肝脏，使肝功能受损，纤维蛋白原、凝血酶原和第Ⅴ因子等生成不足；③感染和白血病细胞浸润使毛细血管受损，血管通透性增加；④并发弥散性血管内凝血。在各种类型白血病中，以 M3 型白血病的出血最为显著。

5. 白血病细胞浸润引起的症状和体征

（1）肝、脾、淋巴结肿大：白血病细胞浸润而发生肝脾肿大，急性淋巴细胞白血病尤其显著。肿大的肝、脾质软，表面光滑，可有压痛。全身浅表淋巴结轻度肿大，但多局限于颈部、颌下、腋下和腹股沟等处，其肿大程度以急性淋巴细胞白血病较为显著。有时因纵隔淋巴结肿大引起压迫症状而发生呛咳、呼吸困难和静脉回流受阻。

（2）骨和关节浸润：小儿骨髓多为红髓，易被白血病细胞侵犯，故患儿骨、关节疼痛较为常见。约 25％的患儿以四肢长骨、肩、膝、腕、踝等关节疼痛为首发症状，其中部分患儿呈游走性关节痛，局部红肿现象多不明显，并常伴有胸骨压痛。骨和关节痛多见于急性淋巴细胞白血病。骨痛的原因主要与骨髓腔内白血病细胞大量增生、压迫和破坏邻近骨质以及骨膜浸润有关。骨骼 X 线检查可见骨质疏松、溶解,骨骺端出现密度降低,横带和骨膜下新骨形成等征象。

（3）中枢神经系统浸润:白血病细胞侵犯脑实质和（或）脑膜时即引起中枢神经系统白血病（central nervous system leukemia，CNSL）。由于近年联合化疗的进展,使患儿的寿命得以延长,但因多数化疗药物不能透过血脑屏障,故中枢神经系统便成为白血病细胞的"庇护所",造成CNSL的发生率增高,这在急性淋巴细胞白血病尤其多见。浸润可发生于病程中任何时候,但多见于化疗后缓解期,它是导致急性白血病复发的主要原因。常见症状为颅内压增高,出现头痛、呕吐、嗜睡、视乳头水肿等;浸润脑膜时,可出现脑膜刺激征;浸润脑神经核或神经根时,可引起脑神经麻痹;脊髓浸润可引起横贯性损害而致截瘫。此外,也可有惊厥、昏迷。检查脑脊液可以确诊:脑脊液色清或微浊,压力增高;细胞数$>10\times10^6$/L,蛋白质>0.45 g/L;将脑脊液离心沉淀做涂片检查可发现白血病细胞。

（4）睾丸浸润:白血病细胞侵犯睾丸时即引起睾丸白血病（testic leukemia，TL）,表现为局部肿大、触痛,阴囊皮肤可呈红黑色。由于化疗药物不易进入睾丸,在病情完全缓解时,该处白血病细胞仍存在,因而常成为导致白血病复发的另一重要原因。

（5）绿色瘤:急性粒细胞白血病的一种特殊类型,白血病细胞浸润眶骨、颅骨、胸骨、肋骨或肝、肾、肌肉等,在局部呈块状隆起而形成绿色瘤。此瘤切面呈绿色,暴露于空气中绿色迅速消退,这种绿色素的性质尚未明确,可能是光紫质或胆绿蛋白的衍生物。绿色瘤偶由急性单核细胞白血病局部浸润形成。

（6）其他器官浸润:少数患儿有皮肤浸润,表现为丘疹、斑疹、结节或肿块;心脏浸润可引起心脏扩大、传导阻滞、心包积液和心力衰竭等;消化系统浸润可引起食欲不振、腹痛、腹泻、出血等;肾脏浸润可引起肾肿大、蛋白尿、血尿、管型尿等;齿龈和口腔黏膜浸润可引起局部肿胀和口腔溃疡,这在急性单核细胞白血病较为常见。

【实验室检查】

1. 外周血象 红细胞及血红蛋白均减少,大多为正细胞正血色素性贫血。网织红细胞数大多较低,少数正常。白细胞分类示原始细胞和幼稚细胞占多数。血小板减少。

2. 骨髓象 骨髓象是确立诊断和评定疗效的重要依据。典型的骨髓象为该类型白血病的原始及幼稚细胞极度增生,幼红细胞和巨核细胞减少。但有少数患儿的骨髓表现为增生低下。

3. 组织化学染色 常用以下组织化学染色以协助鉴别细胞类型。染色方法:过氧化物酶、酸性磷酸酶、碱性磷酸酶、苏丹黑、糖原、非特异性酯酶。

4. 溶菌酶检查 查血清中的溶菌酶是否主要来源于破碎的单核细胞和中性粒细胞,测定血清与尿液中溶菌酶的含量可以协助鉴别白血病细胞类型。

【治疗原则】

采用以化疗为主的综合治疗措施,其原则是早诊断、早治疗。

1. 化学疗法 这些药物进入血液循环,到达人体各个部位,使化疗对儿童白血病这种易扩散的癌症能起作用。

2. 放射疗法 用于治疗白血病的放射疗法只用来治疗脑膜和睾丸中的白血病细胞。

3. 干细胞移植 主要针对采用常规甚至强化化疗治愈可能性很小的儿童。干细胞移植用于急性淋巴细胞白血病消除后在12～18个月内复发的患儿。

【主要护理诊断/问题】

（1）体温过高 与大量白血病细胞浸润、坏死或感染有关。

（2）活动无耐力 与贫血致组织、器官缺氧有关。

（3）有感染的危险 与中性粒细胞减少、免疫功能下降有关。

（4）潜在并发症:出血 药物副作用。

（5）营养失调:低于机体需要量 与疾病过程中消耗增加,抗肿瘤治疗致恶心、呕吐、食欲下降,摄入不足有关。

（6）疼痛 与白血病细胞浸润有关。

（7）预感性悲哀　与久治不愈有关。

【护理措施】

1. 休息　白血病患儿常有活动无耐力现象，需卧床休息，但一般不需绝对卧床。长期卧床者，应常更换体位，预防压疮。

2. 预防感染　感染是导致白血病患儿死亡的重要原因之一。白血病患儿免疫功能减低，化疗药物对骨髓抑制常致成熟中性粒细胞减少或缺乏，使免疫功能进一步下降。粒细胞减少或缺乏和免疫功能下降是发生感染的危险因素。粒细胞减少持续时间越久，感染的威胁越大。预防感染可采取以下措施。

（1）保护性隔离：白血病患儿应与其他病种患儿分室居住，以免交叉感染。粒细胞及免疫功能明显低下者，应置于单人病室，有条件者置于超净单人病室、空气层流室或单人无菌层流室。普通病室或单人病室需定期进行紫外光照射、戊二醛熏蒸。限制探视者的人数及次数，工作人员及探视者在接触患儿之前要认真洗手。

（2）注意个人卫生：保持口腔清洁，进食前后用温开水或口泰含漱液漱口。宜用软毛牙刷，以免损伤口腔黏膜引起出血和继发感染。如有黏膜真菌感染可用氟康唑或依曲康唑涂擦患处。要勤换衣裤，每日沐浴，有利于汗液排泄，减少毛囊炎和皮肤疖肿的发生。保持大便通畅，便后用温水或盐水清洁肛门，以防止肛周脓肿形成。

（3）避免接种：免疫功能低下者，避免预防接种，以防发病。

3. 正确输血　白血病患儿常有贫血、出血，在治疗过程中常需输血，输注时严格遵守输血制度，观察疗效及有无输血反应。

4. 其他护理措施

（1）正确给药，观察疗效。熟悉各种化疗药物的药理作用和特点，了解化疗方案及给药途径，正确给药。观察及处理药物的毒性反应。

（2）加强营养，注意饮食卫生。给予高蛋白质、高维生素、高热量的饮食。鼓励进食，不能进食者，可静脉补充。食物应清洁、卫生，食具应消毒。

（3）减轻疼痛：提高诊疗技术，尽量减少因治疗、护理而带来的痛苦。运用适当的非药物性止痛技术或遵医嘱用止痛药，以减轻疼痛。

（4）提供情感支持和心理疏导，消除心理障碍。热情帮助、关心患儿，让年长儿和家长认识本病及了解国内外的治疗进展。

【健康教育】

（1）化疗是毒副作用非常大的治疗，在化疗期间一定要保证孩子足够的营养摄入。他们应该吃新鲜的食物，另外热量要够，要有高蛋白质、高维生素、低脂肪的饮食。注意饮食卫生，食品、食具应消毒，水果应洗净、去皮。在生活中，应该让孩子心情舒畅，要多吃绿色食品，远离辐射源，注意环保。

（2）消除心理障碍：让患儿认识生命的重要意义，建立起战胜疾病的信心。家长应了解儿童白血病的预后已有很大改善。目前已公认，白血病不再被认为是致死性疾病。化疗是治疗白血病的重要手段。家长应了解所用的化疗药物、剂量、副作用及可能出现的不良反应（如合并感染、出血、血尿、脱发等）。了解定期化验的必要性，以及患儿所处的治疗阶段。使患儿能积极接受治疗，治疗方案有效进行。患儿家长之间应相互交流护理、治疗配合的经验，明白不坚持治疗带来的危害。新老患儿家长交流体会，让初治者看到已治愈者的健康状况，从而增加治愈的信心。

（3）缓解后的护理：白血病完全缓解后，患儿体内仍残存白血病细胞（约 10^7 个），这是复发的根源，还需坚持化疗。化疗间歇期可出院，按医嘱给药及休养。停药 2 年以后，可以查一下免疫功能恢复情况，如果免疫功能恢复正常了，可以进行免疫接种。化疗间歇阶段，在生活上要注意锻炼身体，病情稳定、处于缓解状态的患儿基本上可以过正常的生活。冬季呼吸道感染特别多时可以在家里休息，不要到学校去。适当地进行一些活动，比如说季节很好、气候比较温和时可以进行适当的运动，如散步等，但要避免剧烈的体育活动。要定期到医院做检查。

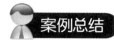案例总结

　　患儿,男,1岁半。因面色苍黄2个月入院。患儿2个月前出现面色苍黄,渐进性加重。不伴精神萎靡,无反复发热、咳嗽、腹泻,不伴呕血、黑便及牙龈出血、鼻衄、皮肤青紫等,未出现过皮肤黄染、尿色深黄。4天前就诊于当地,查 Hb 65 g/L,遂转诊我院。起病以来,患儿精神、食欲、睡眠尚可,大小便正常。

　　既往无特殊。

　　患儿是第2胎、第2产,足月平产,出生体重 3.5 kg,出生时无窒息。母乳喂养,8个月开始添加辅食,现以米饭为主,较少吃肉、蛋等食物。8个月会爬,9个月出牙,目前能扶走,能说简单句子。

　　查体:体重 9 kg,发育正常,营养稍差,神志清楚,精神可。皮肤苍黄,无紫癜、淤斑及黄染,颌下可扪及 3～4 枚黄豆大小淋巴结,睑结膜、口唇、甲床苍白。肺部呼吸音清晰,心率 110 次/分,心音有力,心尖区可闻及Ⅲ级收缩期吹风样杂音。腹平软,肝脏肋下 1.5 cm,质中;脾脏肋下 2 cm,质软。

　　门诊资料:血常规 WBC 8.5×10^9/L,N 22%,L 78%,Hb 59 g/L,MCV 57 fL,MCH 14.8 pg,MCHC 25%,PLT 266×10^9/L,网织红细胞 1.4%。问题:

　　(1) 该病例有无贫血? 贫血的程度如何?

　　(2) 从贫血的细胞形态分类来看,该病例属于哪类贫血?

　　(3) 制订该患儿的治疗方案及用药护理措施。

考点链接

　　1. 营养性缺铁性贫血的好发年龄是( )。

　　A. 2～3 个月　　　　　　　　　B. 小于 6 个月　　　　　　　　　C. 6 个月至 2 岁

　　D. 2～3 岁　　　　　　　　　　E. 3～4 岁

　　2. 胚胎期造血最早出现在( )。

　　A. 肝脏　　　　B. 淋巴结　　　　C. 胸腺　　　　D. 卵黄囊　　　　E. 脾脏

　　3. 营养性缺铁性贫血的主要特点是( )。

　　A. 低色素小细胞性贫血　　　　　　　　　B. 皮肤黏膜苍白,肝、脾、淋巴结肿大

　　C. 骨髓涂片铁幼粒细胞减少　　　　　　　D. 发生于婴幼儿

　　E. 发病缓慢,病程较长

　　4. 正常小儿白细胞分类出现两次交叉的年龄是( )。

　　A. 1～3 天及 1～3 岁　　　　　B. 4～6 天及 4～6 岁　　　　　C. 7～9 天及 7～9 岁

　　D. 10～15 天及 10 岁　　　　　E. 15～20 天及 10 岁

　　5. 重度贫血患儿为防止加重心脏负担,每次输血应( )。

　　A. <5 mL/kg　　　　　　　　　B. <10 mL/kg　　　　　　　　　C. <15 mL/kg

　　D. <20 mL/kg　　　　　　　　　E. <30 mL/kg

　　6. 营养性巨幼红细胞性贫血,确定为维生素 B_{12} 缺乏所致,确诊依据是( )。

　　A. 典型的骨髓象改变　　　　　B. 典型的血象改变　　　　　C. 有慢性腹泻史

　　D. 血清维生素 B_{12} 含量降低　　　E. 颜面水肿呈泥膏样

　　7. 生理性贫血时,红细胞和血红蛋白分别降至( )。

　　A. 4.0×10^{12}/L,120 g/L　　　　　　　　　B. 3.0×10^{12}/L,110 g/L

　　C. 2.7×10^{12}/L,90 g/L　　　　　　　　　D. 3.6×10^{12}/L,110 g/L

　　E. 3.0×10^{12}/L,100 g/L

8. 铁剂治疗缺铁性贫血如有效,网织红细胞应于给药后(　　)。

  A. 1～2 天开始升高　　　　　　　B. 3～4 天开始升高　　　　　　C. 7～10 天开始升高

  D. 2～3 周开始升高　　　　　　　E. 4 周开始升高

9. 维生素 B_{12} 缺乏与叶酸缺乏所致营养性巨幼红细胞性贫血的区别是(　　)。

  A. 贫血症状　　　B. 血象改变　　　C. 骨髓象改变　　　D. 肝脾肿大　　　E. 神经精神症状

10. 儿童血容量占体重的比例是(　　)。

  A. 6%～8%　　　B. 8%～10%　　　C. 10%　　　　D. 20%　　　　E. 30%

11. 世界卫生组织对贫血的定义为:6 个月至 6 岁小儿血红蛋白测定值是(　　)。

  A. <100 g/L　　　B. <110 g/L　　　C. <120 g/L　　　D. <130 g/L　　　E. <140 g/L

12. 男孩,9 个月,外周血白细胞数为 $13 \times 10^9/L$,中性粒细胞 0.72,淋巴细胞 0.26,单核细胞 0.2,下列结论哪项是正确的?(　　)

  A. 白细胞总数异常,分类正常　　　　　　　　B. 白细胞总数正常,分类异常

  C. 白细胞总数、分类均正常　　　　　　　　　D. 白细胞总数、分类均异常

  E. 白细胞总数正常,单核细胞偏低

13. 患儿,女,7 个月,足月顺产,未添加辅食,近吃奶差,面色苍白,Hb 85 g/L,血清铁 9.5 μmol/L,血维生素 B_{12} 量为 90 ng/L,血叶酸测定值 5.5 μg/L,可能诊断为(　　)。

  A. 缺铁性贫血　　　　　　　　B. 维生素 B_{12} 缺乏性贫血　　　　　　C. 叶酸缺乏性贫血

  D. 维生素 B_{12} ＋叶酸缺乏性贫血　　　E. 生理性贫血

14. 患儿,男,8 个月,自幼以羊奶喂养为主,近 2 个月面色苍白,食欲不佳,肝肋下 2 cm,Hb 80 g/L,该患儿可能患哪种贫血?(　　)

  A. 缺铁性贫血　　　　　　　　B. 维生素 B_{12} 缺乏性贫血　　　　　　C. 叶酸缺乏性贫血

  D. 地中海贫血　　　　　　　　E. 生理性贫血

15. 患儿,2 岁,因发热、咳嗽 10 天住院,诊断为营养缺乏性缺铁性贫血,金黄色葡萄球菌性肺炎,Hb 60 g/L,经青霉素、口服铁剂和维生素 C 治疗 2 周,症状无改善,进一步治疗措施应是(　　)。

  A. 加大铁剂和维生素 C 的用量　　　B. 加用维生素 B_{12}　　　　　　C. 加用叶酸治疗

  D. 输血　　　　　　　　　　　　　E. 更改抗生素＋输血

16. 患儿,1 岁,面色苍白 2 个月,有偏食习惯,肝肋下 2.5 cm,脾肋下 0.5 cm,Hb 90 g/L,诊断为营养缺乏性缺铁性贫血,给予铁剂治疗,在治疗 3～4 天后首先出现的改变是(　　)。

  A. 网织红细胞升高　　　　　B. 血红蛋白升高　　　　　　C. 红细胞升高

  D. 血红蛋白、红细胞同时升高　　　E. 血小板升高

岗位任务拓展 10

(刘　雯)

第十一章 泌尿系统疾病患儿的护理

课程思政融入 15

重点与难点：
1.急性肾小球肾炎的病因、临床表现、尿常规变化和护理。
2.肾病综合征的定义、临床表现、并发症、主要治疗方法（药物疗效及副作用观察）及护理。

第十一章 泌尿系统疾病患儿的护理

第一节 小儿泌尿系统解剖生理特点

 任务目标

> **思政素质目标：**
> 培养学生崇尚的科学精神，摒弃陋习。弘扬爱幼爱伤的传统美德，建立和谐护患关系。
> **知识目标：**
> 描述急性肾小球肾炎与肾病综合征的临床特点并进行护理。
> **技能目标：**
> 能为急性肾小球肾炎、肾病综合征患儿进行休息、饮食指导。

【解剖特点】

1. 肾脏 小儿年龄越小，肾脏相对越大，新生儿两肾重量约为体重的 1/125，而成人两肾重量约为体重的 1/220，位置较低，出生时其下极可低至髂嵴以下第 4 腰椎水平，2 岁后才达髂嵴以上，加之腹壁肌肉薄而松弛，故 2 岁以下健康小儿腹部触诊时较易触及。婴儿肾脏表面呈分叶状，2～4 岁时分叶完全消失，若此后继续存在，则可视为分叶畸形。

2. 输尿管 婴幼儿输尿管长而弯曲，管壁肌肉和弹力纤维发育不良，容易扩张、受压、扭曲而导致尿路梗阻和尿潴留，诱发泌尿道感染。

3. 膀胱 婴儿膀胱位置相对较高，尿液充盈后其顶部常在耻骨联合之上，腹部触诊易扪及，以后随年龄增长逐渐下降至骨盆内。发生尿潴留时，可轻轻按摩膀胱底，刺激膀胱排尿。

4. 尿道 女婴尿道较短，新生女婴尿道仅长 1 cm（性成熟期达 3～5 cm），外口直接暴露且临近肛门，易受粪便污染而发生上行性泌尿道感染。男婴尿道较长（新生儿长 5～6 cm），但常有包茎，尿垢积聚时也易诱发感染。

【生理特点】

1. 肾脏功能 新生儿肾单位数量已达成人水平，但其储备能力尚不充足，调节功能也不成熟，肾功能仅能满足婴儿健康状态下的需要，小儿 1～1.5 岁时肾功能达成人水平。新生儿出生时肾小球滤过率（GFR）较低，平均为 20 mL/(min·1.73 m²)，生后 1 周时为成人的 1/4，3～6 个月为成人的 1/2，6～12 个月为成人的 3/4，故过多的水和溶质不能有效排出。新生儿及幼婴稀释尿的功能接近成人，可将尿稀释至 40 mmol/L，但因肾小球滤过率较低，不能有效排出过多的水分和溶质，易出现水肿及水钠潴留。新生儿及幼婴肾小管浓缩尿液功能差，排出等量溶质需水量是成人的 2 倍以上，此时有脱水时易发生氮潴留。此外，婴幼儿肾小管重吸收功能较差，葡萄糖、氨基酸、碳酸氢盐的肾阈较低，泌 NH_3 和泌 H^+ 的能力低下，可出现一过性糖尿、氨基酸尿，易致酸中毒。新生儿对药物排泄功能差，用药种类及剂量应慎重选择，以免发生药物中毒。一般 1～2 岁时小儿肾功能达成人水平。

2. 排尿次数及尿量 93% 新生儿多在生后 24 h 内排尿，迟则不超过 48 h。生后最初几天内,因摄入量少,排尿次数为每日 4～5 次;1 周后因新陈代谢旺盛,进水量较多而膀胱容量小,排尿增多至每日 20～25 次,1 岁时每日排尿 15～16 次,到学龄前和学龄期每日 6～7 次。

小儿尿量个体差异较大,与液体的摄入量、食物种类、活动量等因素有关。新生儿生后 48 h 正常尿量为 1～3 mL/(kg·h),婴儿期尿量为 400～500 mL/d,幼儿期为 500～600 mL/d,学龄前期为 600～800 mL/d,学龄期为 800～1400 mL/d。如果新生儿尿量<1.0 mL/(kg·h)、婴幼儿尿量<200 mL/d、学龄前期小儿尿量<300 mL/d、学龄儿尿量<400 mL/d 为少尿;新生儿尿量<0.5 mL/(kg·h),其他年龄小儿尿量<50 mL/d 均为无尿。

3. 尿液特点

(1) 尿色与性质:正常小儿尿色淡黄、透明,出生后头几天尿内含尿酸盐多,颜色较深,稍混浊,放置后可见淡红色或红褐色沉淀(尿酸盐结晶)。正常婴幼儿尿液在寒冷季节放置后可出现白色沉淀,为尿酸盐、磷酸盐等盐类结晶,加热后溶解尿液变清。初生数日内尿液因含较多尿酸盐而呈强酸性,以后接近中性或弱酸性,pH 值多为 5～7。新生儿尿比重为 1.006～1.008,1 岁后接近成人水平,通常为 1.011～1.025。

(2) 尿蛋白:正常小儿尿中含微量蛋白质,尿蛋白定性试验为阴性,定量≤100 mg/(m²·24 h)。如尿蛋白定量超过 150 mg/(m²·24 h)、尿蛋白定性阳性为异常。

(3) 尿细胞和管型:正常小儿新鲜尿液离心后取沉渣显微镜下检查,红细胞<3 个/HP,白细胞<5 个/HP,偶见透明管型。12 h 尿细胞计数红细胞<50 万个、白细胞<100 万个、管型<5000 个,为正常。

第二节　急性肾小球肾炎

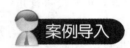

案例导入

患儿,男,9 岁,因水肿、少尿、血尿 3 天,头晕 2 天入院。患儿 2 周前曾患扁桃体炎,在当地诊所就诊给予青霉素肌内注射 2 天。平素体健,无肾炎史。查体:体温 38.2 ℃,脉搏 130 次/分,呼吸 32 次/分,血压 152/106 mmHg。眼睑、颜面水肿,两肺未闻及异常,心音低钝,两下肢呈非凹陷性水肿。尿常规检查:尿蛋白(++),尿镜检见大量红细胞。血液检查:血清补体 C3 降低。

问题:

(1) 患儿最可能的医疗诊断是什么?

(2) 根据患儿目前的状况,列出其主要护理诊断。

(3) 在病情观察中,应密切监测的并发症是什么?

急性肾小球肾炎(acute glomerulonephritis,AGN)简称急性肾炎,是指一组不同病因所致的感染后免疫反应引起的急性弥漫性肾小球损害的疾病。临床上多有前驱感染,急性起病,以水肿伴少尿、血尿、高血压为主要特点。可分为急性链球菌感染后肾炎和非链球菌感染后肾炎,其中绝大多数为急性链球菌感染后肾炎(acute post-streptococcal glomerulonephritis,APSGN)。本病多见于 5～14 岁小儿,特别是 6～7 岁小儿,男女比例为 2∶1,常呈良性自限过程,预后良好,只有个别严重病例在早期可出现严重循环充血、高血压脑病和急性肾功能不全。

【病因及发病机制】

本病主要是由 A 组 β 溶血性链球菌感染后引起的免疫复合物性肾炎,呼吸道和皮肤感染为主要前驱感染。其他如金黄色葡萄球菌、肺炎链球菌、流感杆菌、柯萨奇病毒、埃可病毒、腮腺炎病毒、乙型肝炎病毒、疟原虫、肺炎支原体、真菌等感染也可导致急性肾炎,为非链球菌感染后肾炎。

A 组 β 溶血性链球菌感染后肾炎是一种免疫性炎症。链球菌致肾炎菌株经呼吸道、皮肤等感染人体,刺激机体产生相应抗体,抗原抗体结合形成循环免疫复合物,随血流到达肾脏并沉积于肾小球滤过膜,激活补体系统,引起免疫性炎症及损伤。一方面,肾小球炎症造成内皮及系膜细胞增生肿胀,毛细血管管腔狭窄、堵塞,肾血流量减少,肾小球滤过率降低,水钠潴留,细胞外液和血容量增多,引起少尿、水肿、高血压、循环充血;另一方面免疫损伤使肾小球基底膜断裂,通透性增加,血液成分漏出毛细血管,尿中出现蛋白质、红细胞、白细胞及各种管型。急性链球菌感染后肾炎发病机制见图 11-1。

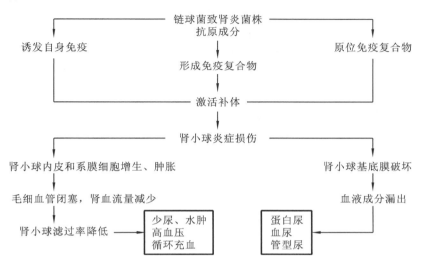

图 11-1　急性链球菌感染后肾炎发病机制示意图

【临床表现】

1. 前驱感染　90％的患儿病前 1～4 周有呼吸道、皮肤等前驱感染史,如扁桃体炎、急性咽炎、猩红热等。呼吸道感染至肾炎发病 1～2 周,皮肤感染通常为 2～3 周。感染之后常出现发热、全身不适、疲倦、食欲不振、头晕、恶心、呕吐、腰痛等症状。

2. 典型表现

(1) 水肿、少尿:最常见和最早出现的症状,是就诊的主要原因。70％的患儿出现轻中度、非凹陷性水肿,表现为晨起眼睑和颜面部水肿,活动后出现足背、踝、下肢水肿,重者 2～3 天波及全身。水肿明显期尿量减少。一般 1～2 周后尿量逐渐增加,水肿随之消退。

(2) 血尿:起病几乎都有血尿,50％～70％的患儿出现肉眼血尿,尿液呈洗肉水样(中性或弱碱性尿),也可呈浓茶水样或烟灰水样(酸性尿)。肉眼血尿持续 1～2 周后转为镜下血尿,持续 1～3 个月,甚至半年或更久,运动后或并发感染时血尿可暂时加剧。

(3) 高血压:30％～80％的病例血压出现轻度或中度增高,血压多在(120～150)/(80～110)mmHg,一般在 1～2 周随尿量增多而恢复正常。

3. 严重表现　少数病例在病期 2 周内可出现下列严重并发症而危及生命。

(1) 严重循环充血:由于水钠潴留,血容量增加而出现循环充血,常发生在起病 1 周内。轻者仅出现呼吸增快及肺部湿啰音,严重者表现为明显气急、端坐呼吸、咳嗽、咳粉红色泡沫样痰、两肺满布湿啰音、颈静脉怒张、心脏扩大、心率增快、闻及奔马律、肝大等。

(2) 高血压脑病:由于血压骤然升高(尤其舒张压)引起脑血管痉挛或扩张,进而导致脑缺血、缺氧、血管渗透性增加,发生急性脑水肿。临床上出现剧烈头痛、恶心、呕吐、烦躁不安、复视或一过性失明,严重者突然可出现惊厥和昏迷。若能及时控制高血压,上述症状可迅速缓解。

(3) 急性肾功能衰竭:患儿在尿量减少的同时可出现暂时性氮质血症,因严重少尿、无尿患儿可出现电解质紊乱和代谢性酸中毒,临床表现为头痛、头晕、恶心、呕吐、呼吸深快、疲乏无力等,一般持续 3～5 天,随着尿量增多而消失。若持续数周仍不恢复,则预后严重。

【辅助检查】

1. 尿液检查　镜检见大量的红细胞,可见颗粒管型、透明管型或红细胞管型,尿蛋白定性在＋～＋＋＋之间。

2. 血液检查　血沉增快是疾病活动的标志,多在 2～3 个月逐渐恢复正常,有轻度贫血。

3. 免疫学检查　抗链球菌溶血素"O"(ASO)抗体滴度多升高,提示新近有链球菌感染,3～6个月恢复正常。血清总补体 CH50、C3 早期下降,一般于 6～8 周恢复正常。

4. 肾功能检查　少尿期血尿素氮和肌酐暂时增加。

【治疗要点】

本病属于自限性疾病,无特效治疗措施,主要以休息、对症治疗及防治严重并发症为主。急性期应卧床休息至水肿消退、血压正常、肉眼血尿消失。早期应用青霉素 10～14 天以控制链球菌感染和清除病灶。限制钠、水摄入后仍有水肿、高血压明显者应用氢氯噻嗪,重者应用呋塞米利尿。血压持续升高者应用硝苯地平、卡托普利等降压药。严重循环充血时除严格限制水、钠入量,应用呋塞米尽快利尿降压外,必要时还可应用镇静剂、血管扩张剂,谨慎使用洋地黄制剂。高血压脑病时首选硝普钠,有惊厥者应及时止痉。

【主要护理诊断/问题】

(1) 体液过多　与肾小球滤过减少致水钠潴留有关。

(2) 潜在并发症:严重循环充血、高血压脑病、急性肾功能衰竭。

(3) 活动无耐力　与水肿、血压升高有关。

(4) 焦虑　与病程长、医疗性限制及知识缺乏有关。

【护理措施】

1. 生活护理

(1) 休息:一般起病 2 周内应卧床休息。可减轻心脏负担,改善心功能,增加肾血流量,提高肾小球滤过率,减少水钠潴留,减少严重并发症的发生。待水肿消退、血压恢复正常、肉眼血尿消失后,可下床轻度活动或户外散步,并逐渐参加有组织的学习或文娱活动,1～2 个月内宜限制活动量。病程 2～3 个月后,离心尿红细胞数在 10 个/HP 以下,血沉恢复正常可上学,但要避免体育活动和重体力劳动。尿 Addis 计数正常后可恢复正常生活。

(2) 调整饮食:尿少水肿时期,应限制钠盐摄入,急性期应给予清淡、易消化的高糖、高维生素、低盐饮食,食盐以 60 mg/(kg·d)为宜。严重少尿、循环充血者,应限制水的摄入,每日入水量控制在前 1 日尿量加 500 mL。一般不必严格限制蛋白质的摄入,有氮质血症者限制蛋白质入量,以 0.5 g/(kg·d)为宜。尿量极少者限制高钾食物的摄入,如柑橘、香蕉等。症状缓解后尽早恢复正常饮食,以保证小儿生长发育的需要。

2. 对症护理

(1) 水肿的护理:在限制水钠摄入的同时,准确记录尿量及 24 h 出入液量,观察水肿发展、尿液颜色,每日测血压 2 次,测体重 1 次,以了解体内水钠潴留情况。注意保暖,每天热敷肾区 1 次,每次 15～20 min,缓解肾血管痉挛,促进肾血液循环,增加尿量,减轻水肿。鞋、袜、衣服应宽松、柔软,床铺应平整、柔软、清洁、干燥,保持皮肤清洁,避免皮肤受到摩擦、压迫等损伤。对绝对卧床休息患儿,坚持每 2 h 翻身一次,翻身时注意动作轻柔,避免拖、拉、推,防止皮肤擦伤。病情允许的情况下协助患儿适当下床活动,以促进血液循环及水肿消退。

(2) 高血压的护理:观察血压变化,限制水钠摄入,嘱患儿头痛、头晕时应严格卧床休息,抬高床头,不宜突然改变体位,防止头晕跌倒,遵医嘱使用利尿剂和降压药。

3. 用药护理

(1) 应用利尿剂的护理:应用利尿剂前后注意观察体重、尿量、水肿变化并做好记录。应注意给药时间,避免药物作用高峰出现在夜间而影响患儿休息。氢氯噻嗪宜在餐后口服,以减轻胃肠道反应。应用呋塞米后观察有无大量利尿,有无脱水和电解质紊乱等现象发生。

(2) 应用降压药的护理:应定时测量血压,检测降压效果及注意用药后有无不良反应。用硝普钠时要现配现用,放置 4 h 后即不能再用,整个输液系统须用黑纸或铝箔包裹,以免药物见光失效。硝普钠静脉滴注起效迅速,需严密监测血压变化,依血压情况随时调整滴注速度,最好使用输液泵,每分钟不宜超过 8 μg/kg,以防发生低血压。

4. 密切观察病情变化 测量生命体征,观察水肿、尿量、尿色,记录 24 h 出入液量等,并积极预防及监测并发症。

(1) 预防与监测严重循环充血:控制钠、水入量,密切观察呼吸、心率、血压等变化,警惕发生严重循环充血。如患儿出现烦躁不安、呼吸困难、端坐呼吸、心率增快、肺部闻及湿啰音、咳粉红色泡沫样痰、颈静脉怒张、肝大等,提示严重循环充血,应立即使患儿取半卧位、吸氧,报告医生并遵医嘱应用呋塞米等快速利尿。

(2) 预防与监测高血压脑病:每日测血压 1~2 次,遵医嘱正确使用降压药,密切观察有无高血压脑病的表现。若患儿出现血压突然升高、剧烈头痛、恶心、呕吐、一过性失明、惊厥和昏迷等,提示高血压脑病发生,应立即报告医生,遵医嘱应用硝普钠、脱水剂等,迅速降低血压及颅内压。

(3) 预防与监测急性肾功能衰竭:密切监测尿量的变化,尿量增加、肉眼血尿消失者提示病情好转。如尿量持续减少或无尿,要警惕急性肾功能衰竭的发生,严格限制钠、水入量,限制蛋白质及含钾食物的摄入,绝对卧床休息,必要时采用透析治疗。

【健康指导】

1. 预防宣教 加强营养与锻炼,增强身体素质。加强日常护理,强调预防本病的关键是防治链球菌感染。一旦发生扁桃体炎、皮肤脓疱疮等,应及早应用抗生素治疗。

2. 康复指导

(1) 急性期的护理:强调限制患儿活动是控制病情发展的重要措施,尤其前 2 周最为关键。指导采用低盐饮食、限制活动等具体措施,并依据病情及实验检查结果调整休息与活动。

(2) 恢复期的复查:出院时指导家长应定期带患儿到医院复查,2 个月内每周查尿常规一次,以后每月一次,并在 2~3 个月复查血沉,6 个月左右查尿 Addis 计数。一般随访 6 个月。若尿常规及尿 Addis 计数尚未恢复正常,则随访时间延长。

3. 其他指导 向患儿及其家长介绍本病是自限性疾病,一般患儿预后良好,应消除顾虑,树立战胜疾病的信心。指导家长做好患儿的生活护理,恢复期组织相应的娱乐活动,如讲故事、在床上做游戏等,以减轻患儿的紧张及焦虑心理。

第三节　肾病综合征

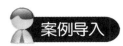 案例导入

患儿,男,7 岁,全身水肿 1 周入院。1 周前开始于眼睑出现水肿,渐累及全身。查体:一般状态差,面色苍白,眼睑、颜面明显水肿,按压非凹陷性,血压正常。辅助检查:尿蛋白(++++),红细胞 3 个/HP,未见红细胞管型,血清白蛋白 14.8 g/L,球蛋白酶 0.6 g,白蛋白与球蛋白之比为 0.73,血清总胆固醇 11.45 mmol/L。问题:

(1) 该患儿最可能的医疗诊断是什么? 请提出诊断依据。

(2) 该患儿的主要护理问题是什么?

肾病综合征(nephrotic syndrome,NS)简称肾病,是由于多种原因所致的肾小球基膜通透性增加,使大量血浆蛋白自尿中丢失而引起的一组临床综合征。临床上以大量蛋白尿、低蛋白血症、高胆固醇血症和不同程度水肿为其特征,其中前两项为必备条件。发病年龄多为学龄前儿童,3~5 岁为发病高峰。按病因可分为原发性、继发性和先天性三大类。原发性肾病又分为单纯性肾病和肾炎性肾病,其中以单纯性肾病多见。儿童时期绝大多数是原发性肾病,故本节主要介绍原发性肾病综合征(primary nephritic syndrome,PNS)。

【病因及发病机制】

病因及发病机制目前尚不十分清楚。单纯性肾病的发病可能与 T 淋巴细胞免疫功能紊乱有

关,肾炎性肾病患儿的肾内病变中常见免疫球蛋白和补体成分沉积,提示与机体免疫损伤有关。感染多为诱发因素(图 11-2)。

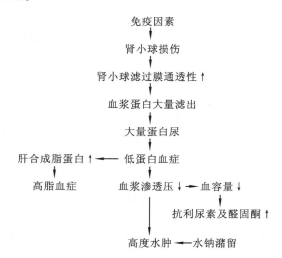

免疫因素
↓
肾小球损伤
↓
肾小球滤过膜通透性↑
↓
血浆蛋白大量滤出
↓
大量蛋白尿
↓
肝合成脂蛋白↑ ←── 低蛋白血症
↓   ↓
高脂血症   血浆渗透压↓ ←── 血容量↓
                          ↓
                    抗利尿素及醛固酮↑
                          ↓
                 高度水肿 ←── 水钠潴留

图 11-2 肾病综合征发病机制示意图

【临床表现】

1. 水肿　水肿是肾病最常见的表现。水肿从眼睑、面部开始,逐渐加重波及全身,呈凹陷性水肿,并随体位改变而移动,以颜面、下肢、阴囊明显。严重者全身皮肤发亮,眼睑肿胀影响睁眼,可伴有大量腹水或胸水而致呼吸困难,阴囊水肿皮肤变薄、透亮,甚至有液体渗出。高度水肿的皮肤易因受压、摩擦而损伤。

2. 其他表现　肾炎性肾病水肿一般不严重,除具备肾病四大特征外,常伴持续性或发作性高血压、肉眼血尿、血清补体下降和不同程度的氮质血症。常有疲倦、食欲减退、面色苍白、精神萎靡等。

3. 并发症

(1)感染:最常见的并发症,也是病情加重和复发的诱因。由于肾病患儿免疫功能低下,低蛋白血症、应用糖皮质激素和(或)免疫抑制剂治疗等,使其易患各种感染,常见的为呼吸道感染、皮肤感染、泌尿道感染和原发性腹膜炎等,其中以上呼吸道感染最多见,占 50% 以上。此外,院内感染也不容忽视。

(2)电解质紊乱和低血容量:由于长期不当禁盐,大量应用利尿剂,长期用糖皮质激素以及感染、呕吐、腹泻等原因,易引起电解质紊乱,常见低钠、低钾、低钙血症,临床表现为厌食、乏力、嗜睡、抽搐等。另外,由于低蛋白血症使血浆胶体渗透压降低,有效循环血量不足,易出现低血容量性休克,尤其在大量使用利尿剂后易出现。

(3)高凝状态和血栓形成:肾病患儿血液存在高凝状态,血浆胶体渗透压降低所致的血液浓缩、高脂血症以及长期大量应用激素更进一步促进凝血而致动、静脉血栓形成。临床上以肾静脉血栓最常见,表现为突发性腰痛或腹痛、血尿、少尿,甚至出现急性肾功能衰竭。此外,可见下肢深静脉、肝静脉、脑血栓形成及肺栓塞发生等。

(4)急性肾功能衰竭:多数为低血容量所致肾前性急性肾功能衰竭,患儿出现少尿或无尿、头痛、呕吐、呼吸深长。

【辅助检查】

1. 尿液检查　尿蛋白定性为＋＋＋～＋＋＋＋,蛋白定量为 24 h 尿蛋白定量＞50 mg/kg 或 40 mg/(h·m²)。大多可见透明管型、颗粒管型,肾炎性肾病患儿尿内红细胞增多。

2. 血液检查　血浆总蛋白及白蛋白明显减少,血清总蛋白＜50 g/L,白蛋白＜30 g/L。血清胆固醇＞5.7 mmol/L,甘油三酯升高。血沉明显增快,可达 100 mm/h 以上。血小板常增多,血小板聚集率增加,血浆纤维蛋白原增加,尿纤维蛋白裂解产物(FDP)增高。肾炎性肾病者可有血清补体 CH50 及 C3 下降,有不同程度的氮质血症。

【治疗要点】

1. 糖皮质激素治疗 糖皮质激素为治疗肾病综合征较有效的首选药物,有使尿蛋白减少或消失及利尿的作用。一般首选泼尼松,分足量诱导缓解、减量维持治疗 2 个阶段。在足量诱导缓冲阶段用泼尼松 2 mg/(kg·d),分次服用,依据尿蛋白的改变,用药 4~8 周,然后改为隔日一次晨顿服 4 周,如尿蛋白持续转阴,以后每 2~4 周减 2.5~5 mg,直至停药,总疗程 6~9 个月。

2. 免疫抑制剂治疗 免疫抑制剂治疗适用于频繁复发、激素依赖、激素耐药或激素治疗出现严重副作用者,可在小剂量激素隔日口服的同时联合使用免疫抑制剂。常用药物为环磷酰胺,一般剂量 2.0~2.5 mg/(kg·d),分 3 次口服,1 个疗程 8~12 周,总量不超过 200 mg/kg。副作用主要是白细胞减少、出血性膀胱炎、肝功能损害、胃肠道反应、脱发等。

3. 其他治疗 应用卡托普利、依那普利等血管紧张素转换酶抑制剂,可减少尿蛋白,延缓肾小球硬化。应用肝素钠、尿激酶、双嘧达莫等可防治血栓。用左旋咪唑、中药等辅助糖皮质激素治疗。合并感染者及时应用抗生素等。

【主要护理诊断/问题】

(1) 体液过多 与低蛋白血症致血浆外渗及水钠潴留有关。

(2) 有皮肤完整性受损的危险 与高度水肿的皮肤受压、摩擦损伤有关。

(3) 有感染的危险 与免疫功能低下有关。

(4) 营养失调:低于机体需要量 与大量蛋白质从尿中丢失有关。

(5) 潜在并发症:电解质紊乱、血栓形成、药物治疗的不良反应。

(6) 焦虑 与病情反复、病程长、学习中断、形象改变及知识缺乏有关。

【护理措施】

1. 生活护理

(1) 适当休息:高度水肿和高血压时需要卧床休息。一般患儿不必严格卧床,每日应定时下床轻微运动,维持较为正常的日常活动,增强自身抵抗力,但不宜过度劳累。卧床的患儿需定时更换体位,预防血栓形成及皮肤压迫损伤等。病情缓解后可逐渐增加活动量,病情缓解 3~6 个月后,可恢复上学,但应避免过度劳累,以免诱发感染及病情复发。在校儿童肾病活动期应休学。

(2) 饮食管理:一般患儿应采用优质蛋白质、足量糖类、高维生素、少量脂肪、低盐饮食。蛋白质选择生物价值高的优质蛋白质,如鱼、蛋、乳类等,但大量蛋白尿期间蛋白质摄入不宜过多,控制在 1.5~2 g/(kg·d),防止肾小管细胞重吸收蛋白质负荷增加。重度水肿、高血压、尿少时应限制水、钠的摄入,钠盐控制在 1~2 g/d,但不宜长时间过度限盐,以防低钠血症及食欲下降。长期使用糖皮质激素者应给予适量维生素 D 及适量钙剂,以免发生手足抽搐症,并适当补充蛋白质。

2. 对症护理

(1) 预防感染:向患儿及家长解释预防感染的重要性。肾病患儿由于免疫功能低下易继发感染,而感染常致病情加重或复发,严重感染甚至可危及患儿生命。将肾病患儿与感染性疾病患儿分室收治,病室内定时通风,每日采用紫外线照射空气消毒 2 次,减少探视,防止交互感染。严格遵守无菌操作规程,暂停各种预防接种,尤应避免活疫苗的接种,防止接种后感染。

(2) 加强皮肤护理:由于高度水肿皮肤张力增加、皮下血液循环不良、长期应用激素等,易致皮肤损伤、继发感染,因此应做好皮肤护理。①协助床上擦浴,及时更换内衣,保持皮肤清洁、干燥,尤其是腋窝及腹股沟等处应每日擦洗 1~2 次。②床铺要清洁、干燥、平整、被褥柔软,以免损伤皮肤。③卧床患儿应每 1~2 h 翻身 1 次,并在臀、四肢等水肿明显、受压部位垫气垫或棉垫,局部可按摩、用温水擦浴,促进血液循环,防止受压部位循环障碍而发生感染。④阴囊水肿时用棉垫或丁字带将阴囊托起,局部保持干燥,皮肤破损处覆盖消毒敷料预防感染。⑤各种护理操作动作要轻柔,如需静脉注射时,应选择好静脉,争取一次成功,水肿严重者尽量避免肌内注射,注射者拔针后应延长按压时间,直至不渗液为止,以防药液外渗导致局部潮湿、糜烂或感染。⑥帮助患儿勤剪指甲,避免搔抓皮肤,防止蚊虫叮咬等。

3. 用药护理

（1）应用糖皮质激素的护理：激素治疗期间观察每日尿量、尿蛋白及血浆蛋白恢复等情况。长期超生理剂量应用糖皮质激素易发生感染、消化性溃疡、向心性肥胖、高血压、高血糖、骨质疏松、无菌性股骨头坏死等。泼尼松应餐后服用，避免刺激性及粗硬食物，注意观察大便颜色，不擅自停药，每日给予维生素 D 400U 和适量钙剂，观察血压变化，每日测血压 1～2 次。如因突然停药、感染等，出现恶心、呕吐、腹痛、腹泻、血压下降、精神失常、低血糖等肾上腺皮质功能不全表现时，应立即报告医生，遵医嘱静脉注射氢化可的松。

（2）应用利尿剂的护理：注意观察利尿剂应用前、后尿量的变化，尿量过多时应及时与医生联系，以防发生低血容量性休克或静脉血栓形成。利尿后定期查血钾、血钠浓度，必要时进食橘子、香蕉等含钾丰富的食物，不限盐，防止低钠血症、低钾血症发生。

（3）应用免疫抑制剂的护理：应用免疫抑制剂可产生白细胞减少、出血性膀胱炎、肝功能损害、脱发、胃肠道反应及男性性腺损害等副作用。因此，环磷酰胺宜饭后服用，以减少胃肠道反应；多饮水，预防出血性膀胱炎；定期查血象观察血白细胞数变化，白细胞总数低于 $4 \times 10^9/L$ 时，应及时报告医生。避免青春期前和青春期用药，用药时间不超过 3 个月，以防男性不育症。

（4）应用抗凝剂的护理：在使用肝素钠过程中，应监测凝血时间和凝血酶原时间，观察有无出血倾向。

【健康教育】

1. 介绍病情与预后 根据患儿及家长的文化程度和理解能力选择适当方式介绍本病的相关知识和护理要点以及预后；强调激素治疗对本病的重要性，使患儿及家长主动配合并坚持按医嘱服药，出院后定期来院随访、复查。

2. 指导饮食与休息 向患儿及家长讲解本病对饮食及活动的要求，选择优质蛋白质饮食，症状明显期适当限制钠盐摄入，强调过度限制钠盐的危害及选用优质蛋白质饮食的重要性。指导患儿适当活动，病情缓解后可以上学，但不能参加剧烈活动，否则病情会加重或复发。

3. 预防感染与皮肤护理 使患儿及家长了解感染是本病最常见的并发症及复发的诱因，因此采取有效措施预防感染至关重要。指导预防呼吸道、皮肤、泌尿道等感染的措施，皮肤护理的具体方法，加强护理，避免到人多的公共场所。

4. 指导合理用药 指导患儿及家长严格遵医嘱用药，不能随意减量、停药及突然停药的危险性，每日给维生素 D 400U 和适量钙剂，利尿药不能长期应用等。

5. 心理支持及减轻焦虑 多与患儿及家长沟通，讲解糖皮质激素治疗引起的向心性肥胖、免疫抑制剂造成的脱发等均为暂时性，随着药物减量和停药，可恢复正常体态，解除患儿及家长的后顾之忧。同时指导家长多给患儿心理支持，使其保持良好情绪。关心、爱护患儿，做好患儿的生活护理，满足其各种生理需要。创造良好的住院或生活环境，组织同病室的患儿相互讲故事、进行小活动量的游戏等，减轻患儿的孤独感。活动时注意安全，避免奔跑和打闹，以防摔伤和骨折。

6. 病情观察与复查 教会家长或较大儿童学会用试纸监测尿蛋白的变化，早期识别呼吸道感染、低钾血症、低钠血症等并发症。出院后定期复查，病情完全缓解停药 3 个月后方可进行预防接种，以防肾病复发。

第四节 泌尿道感染

泌尿道感染（urinary tract infection，UTI）是儿童常见泌尿系统疾病之一，是指病原体直接侵入泌尿道，在尿液中生长繁殖并侵犯尿路黏膜或组织而引起的损伤。感染可累及尿道、膀胱、肾盂及肾实质。按感染部位的不同，可分为下尿路感染（膀胱炎和尿道炎）和上尿路感染（肾盂肾炎）。小儿时期炎症很少局限于泌尿道的某一部位，且临床难以定位，故统称泌尿道感染。可根据有无临床症状,分为症状性泌尿道感染和无症状性菌尿。本病可发生于任何年龄,发病率女孩普遍高于男孩,但新生儿、婴幼儿早期,发病率男孩却高于女孩。

【病因及发病机制】

1. 致病菌 致病菌多为细菌、真菌和支原体,病毒也可致病但较少见。细菌主要是革兰阴性杆菌,其中以大肠杆菌最为常见,占首次感染的 80%～90%,其次为变形杆菌、副大肠杆菌、克雷伯杆菌等。

2. 感染途径

(1)上行性感染:病原体由尿道口侵入,经尿道、膀胱、输尿管上行至肾脏引起感染,这是泌尿道感染最主要的途径。

(2)血源性感染:通常是全身性败血症的一部分,多见于新生儿和小婴儿,病原体主要是金黄色葡萄球菌。

(3)淋巴感染和直接蔓延:这两种途径的感染较为罕见。结肠内和盆腔感染的细菌通过淋巴管感染肾脏,泌尿道邻近组织感染、肾脏周围脓肿和盆腔炎症等也可直接蔓延。

3. 诱发因素 对女婴日常护理不当、不及时更换尿布致使病原体污染尿道口,易发生上行性感染。尿路畸形、结石等增加感染的危险性,并易迁延不愈。泌尿道器械检查如导尿、尿道及膀胱镜检查等易引发感染。此外,分泌型 IgA 产生缺陷、糖尿病、蛲虫症、肾病综合征、镰刀状细胞贫血及长期使用糖皮质激素或免疫抑制剂者,泌尿道感染的发病率增高。

【临床表现】

1. 急性泌尿道感染 病程在 6 个月以内。因年龄大小不同,临床表现不尽相同。

(1)新生儿:多由血行感染引起,症状极不典型,全身症状较重,如发热或体温不升、呕吐、腹泻、吃奶差、体重不增、黄疸,部分患儿有烦躁、嗜睡、惊厥等神经系统症状。常伴有败血症,局部尿路刺激症状可不明显。

(2)婴幼儿:女孩多见,仍以全身症状为主,尿路刺激症状轻微或缺如。发热为主要表现,食欲减退、呕吐、腹泻、腹痛等较明显,可有排尿时哭闹不安、排尿中断、夜间遗尿等。

(3)年长儿:表现常与成人相似。上尿路感染以全身症状为主,如发热、寒战、腹痛、腰痛、肾区叩击痛等;下尿路感染以膀胱刺激症状为主,如尿频、尿急、尿痛等,偶见肉眼血尿,全身症状轻微。

2. 慢性泌尿道感染 病情迁延或反复发作达 6 个月以上,表现为间歇性发热、乏力、腰酸,或反复发作的尿路刺激症状,伴进行性贫血、消瘦、生长发育迟缓,重者出现间歇性或持续性高血压及肾功能减退。多因急性感染治疗不当、尿路结石、畸形引发。

【辅助检查】

1. 尿常规 取清晨首次中段尿离心沉渣涂片,白细胞>10 个/HP,即可怀疑为尿路感染,红细胞多见,肾盂肾炎可见白细胞管型、蛋白尿。

2. 尿细菌培养 清洁中段尿细菌培养:菌落计数大于 10^5/mL 可确诊,10^4～10^5/mL 为可疑,小于 10^4 mL 为污染。

3. 尿液涂片找细菌 取新鲜尿一滴直接涂片,革兰染色,若油镜下每个视野都能找到 1 个细菌,表明尿内细菌数>10^5/mL,有诊断意义。

4. 其他检查 对反复感染或迁延不愈者进行影像学检查,常用的有 B 超检查、静脉肾盂造影、排泄性膀胱尿路造影、肾核素造影、CT 扫描等,观察有无泌尿系统畸形、膀胱输尿管反流等。

【治疗要点】

1. 抗菌治疗 宜尽早开始抗菌药物治疗,在留尿送尿培养后即可。轻型和下尿路感染常用复方新诺明(SMZ-Co),也可用氨苄西林、头孢类抗生素等。初治单纯性泌尿道感染,首选复方新诺明口服,连用 7～10 天。上尿路感染、有尿路畸形、再发泌尿道感染时,选用氨苄西林、头孢噻肟钠或头孢曲松钠两种抗菌药物,静脉缓慢滴注,疗程 10～14 天。对再发泌尿道感染,在急性感染控制后,用小剂量药物维持,以防再发。

2. 对症治疗 高热、头痛、腰痛者用解热镇痛剂缓解症状,尿路刺激症状明显者用阿托品、山莨菪碱等药物治疗,或口服碳酸氢钠以碱化尿液,减轻膀胱刺激症状。

【主要护理诊断/问题】

(1)体温过高　与细菌感染有关。

(2)排尿异常　与泌尿道感染的菌尿、脓尿对尿道刺激有关。

【护理措施】

1. 生活护理

(1)环境:保持室内空气清新,维持室温在 18～22 ℃,相对湿度 55％～65％。

(2)休息:急性期患儿需卧床休息,鼓励患儿大量饮水,通过增加尿量以冲洗尿路,促进细菌和毒素排出。保持衣服、尿布、被褥舒适,保证患儿充分休息。

(3)饮食:给予易消化、足够热量、高蛋白质、高维生素饮食,以增强机体抵抗力,发热者宜采用流质或半流质饮食。

2. 对症护理

(1)发热的护理:监测体温变化,体温超过 38.5 ℃时,用物理方法降温,或遵医嘱用药物降温,并做好降温后护理,防止出汗过多而脱水、受凉。采取退热措施后半小时至 1 h 复测体温一次,并记录降温效果。

(2)排尿异常的护理:每次大小便后应从前向后清洗外阴,避免污染尿道口;勤换内裤或尿布,患儿的内裤和尿布用开水烫洗、晒干,或煮沸、高压消毒。观察患儿排尿频率、尿量、排尿时的表情及尿液性状等,对排尿疼痛明显者遵医嘱用阿托品等减轻症状。

3. 用药护理　遵医嘱正确选用有效的抗生素可减少复发的危险性,复方新诺明应饭后服用,以减轻胃肠道反应,并配合服用碳酸氢钠碱化尿液,多饮水,防止尿中结晶形成,观察有无消化道症状、血尿、尿少、尿闭等。静脉滴注氨苄西林、头孢噻肟钠等药物要严格控制剂量,观察有无过敏反应等。

4. 病情观察　观察体温变化及尿频、尿急、尿痛等症状的发展,定期复查尿常规、尿培养,了解病情的变化和治疗效果。必要时遵医嘱采集血液、尿液标本等检查肾功能,早期发现肾功能不全。服用磺胺药期间,观察尿量、尿液颜色,注意有无血尿、少尿、尿闭等。

【健康教育】

1. 预防宣教　根据患儿及家长的接受能力选择适当方式介绍本病护理及预防知识,如婴儿要勤换尿布,尿布用开水烫洗晒干,幼儿要穿满裆裤,便后及时清洗臀部,每日清洁外阴,并单独使用洁具。清洁女婴外阴时应从前向后擦洗,以免肠道细菌污染尿道口;男婴应经常翻转包皮、冲洗,防止上行泌尿道感染。及时治疗男孩包茎、女孩处女膜伞、小儿蛲虫病等情况,减少感染因素。

2. 指导按时服药,定期复查,防止复发与再感染　急性感染治疗结束后应每月随访一次,复查尿常规、中段尿培养等项目,连续 3 个月,如无复发则可认为治愈,反复发作、迁延者每 3～6 个月复查一次,坚持 2 年或更长时间。

案例总结

王某,男孩,10 岁,因进行性水肿 14 天,尿少、头痛 6 天,全身抽搐 3 h,急诊入院。14 天前开始面部水肿,向下蔓延至四肢,近 2 天尿少,呈浓茶样。同时感剧烈头痛,眼睛视物不清,入院当日中午突然神志不清,全身抽搐而急诊,病后无发热、咳嗽或端坐呼吸。查体:体温 36.8 ℃,脉搏 72 次/分,呼吸 22 次/分,血压 160/112 mmHg。急重病容,神清,四肢肌张力增高,并有小抽动,全身皮肤明显非凹陷性水肿,无化脓性病灶,咽红,颈软,两肺未闻及啰音,心界不扩大,心音强,心率 72 次/分,律齐,双膝反射灵敏,无病理征。尿常规:深红色,比重 1.020,pH 值为 5.6,尿蛋白(＋＋),糖(一)。镜检:红细胞(＋),白细胞(0～1)个/HP,颗粒管型(2～10)个/HP。问题:

该患儿高血压的原因是什么? 为什么抽搐? 如何处理?

考点链接

1. 急性肾炎应用青霉素是为了（　　）。

A. 控制肾脏炎症　　　　　　B. 防止交叉感染　　　　　　C. 缓解血尿

D. 清除病灶内的残余链球菌　E. 治疗并发症

2. 急性肾炎合并高血压脑病,首选的降压药为（　　）。

A. 利血平　　B. 硝普钠　　C. 硝苯地平　　D. 卡托普利　　E. 维拉帕米

3. 典型的急性肾小球肾炎患儿,持续时间较久的表现是（　　）。

A. 水肿　　B. 高血压　　C. 镜下血尿　　D. 肉眼血尿　　E. 氮质血症

4. 急性肾小球肾炎严重病例多发生在（　　）。

A. 起病后即刻　　　　　　B. 起病后 1～2 周　　　　　　C. 起病后 2～3 周

D. 起病后 6～8 周　　　　E. 起病后 1 个月

5. 判断急性肾小球肾炎患儿是否恢复的主要指标是（　　）。

A. 水肿消退,肉眼血尿消失　　　　　　B. 水肿消退,尿常规转为正常

C. 水肿消退,血压正常　　　　　　　　D. 血沉、补体恢复正常

E. 水肿消退,尿蛋白正常

6. 急性肾炎患儿在病程早期突然发生惊厥,可能性最大的是（　　）。

A. 高热惊厥　　B. 低血糖惊厥　　C. 低钙惊厥　　D. 低钠综合征　　E. 高血压脑病

7. 肾病综合征最基础的病理生理改变是（　　）。

A. 低蛋白血症　　B. 水肿　　C. 高血压　　D. 血尿　　E. 大量蛋白尿

8. 肾病综合征最常见的并发症是（　　）。

A. 低血容量　　B. 电解质紊乱　　C. 感染　　D. 休克　　E. 血栓形成

9. 肾病综合征出现低钙惊厥,主要是由于（　　）。

A. 使用利尿剂　　　　　　B. 尿中白蛋白与钙结合排出

C. 甲状旁腺功能失常　　　D. 进食少

E. 钙盐沉积于骨

10. 肾炎性肾病不同于单纯性肾病之处是（　　）。

A. 水肿明显　　　　　　B. 大量蛋白尿　　　　　　C. 有血尿和高血压

D. 胆固醇增高　　　　　E. 血浆蛋白降低更明显

11. 肾病综合征反复发作时可使用（　　）。

A. 泼尼松　　B. 抗生素　　C. 利尿剂　　D. 硝普钠　　E. 环磷酰胺

12. 肾病综合征患儿突然剧烈腰痛、肉眼血尿、少尿,首先应考虑（　　）。

A. 合并感染　　　　　　B. 低钾血症　　　　　　C. 肾静脉血栓形成

D. 心力衰竭　　　　　　E. 低血容量性休克

13. 肾病综合征最主要的死亡原因是（　　）。

A. 低血容量　　B. 电解质紊乱　　C. 感染　　D. 休克　　E. 血栓形成

14. 学龄儿童发生泌尿道感染的主要途径是（　　）。

A. 泌尿道先天畸形　　　B. 血行感染　　　　　　C. 淋巴感染

D. 上行感染　　　　　　E. 下行感染

15. 男孩,5 岁,水肿 4 天,尿色呈茶色,昨起出现呕吐 3 次,头痛、烦躁,并有复视现象,尿蛋白（＋）,尿 RBC（30～40）个/HP,WBC（0～3）个/HP,颗粒管型（0～2）个/HP,尿素氮 3.6 mmol/L,BP 120/90 mmHg。应首先考虑的诊断是（　　）。

A. 急性肾炎,氮质血症　　　　　　B. 急性肾炎合并高血压

C. 急性肾炎合并高血压脑病　　　　D. 急进性肾炎

E. 急性肾炎伴心力衰竭

16. 女孩,7 岁,水肿 1 个月,尿蛋白(＋＋＋～＋＋＋＋＋),尿 RBC＞10 个/HP,血尿素氮 10.8 mmol/L(30 mg/dL),血浆蛋白 24 g/L,白蛋白 18 g/L,BP 90/75 mmHg,最可能的诊断是(   )。

A. 急性肾炎   B. 慢性肾炎急性发作   C. 单纯性肾病

D. 肾炎性肾病   E. 病毒性肾炎

17. 5 岁小儿,眼睑水肿 4 天,有肉眼血尿、少尿 2 天,伴有气促、烦躁,血压 90/75 mmHg,心率 140 次/分,双肺闻及湿啰音,肝肋下 3 cm。首选的处理应是给予(   )。

A. 青霉素   B. 速尿   C. 西地兰   D. 硝普钠   E. 心痛定

(陈　慧)

岗位任务拓展 11

第十二章　神经系统疾病患儿的护理

课程思政融入 16

儿童神经系统疾病中以感染引起的各种脑膜炎、脑炎多见。随着医学科学的进步,一些损害神经系统的非感染性疾病如脑性瘫痪在临床也能够得到及时的诊治和康复。在护理中要密切观察、早期发现疾病特征,同时加强神经系统功能的恢复训练,使神经系统疾病患儿尽快康复。

重点与难点:
1. 小儿神经系统特点。
2. 化脓性脑膜炎的病因、临床表现、辅助检查、治疗原则及护理。
3. 小儿惊厥的定义、临床表现、急救原则与护理要点。

第一节　儿童神经系统解剖生理特点

任务目标

思政素质目标:

针对神经系统不同疾病检索相应的信息,提供系统案例分析的依据,培养学生评判性思辨和归纳总结问题的能力。

知识目标:

说出化脓性脑膜炎、病毒性脑炎、脑性瘫痪、癫痫、癫痫发作、癫痫持续状态的概念。描述神经系统疾病的护理诊断/问题。

技能目标:

能根据神经系统不同疾病的护理问题,采取妥善的护理措施。

第十二章　神经系统疾病患儿的护理

神经系统包括中枢神经系统、周围神经系统和自主神经系统,其相互协调作用完成对躯体、智力和情绪活动的控制。中枢神经系统起着控制枢纽的作用,主要由脑和脊髓组成。周围神经系统包括 12 对脑神经、31 对脊神经、躯体神经等。自主神经系统包括交感神经和副交感神经,自主神经调节无意识过程以控制不随意的躯体功能。在儿童生长发育过程中,神经系统发育最早,速度也快。各年龄阶段具有一定的解剖生理特点和正常的表现特征。

第十二章　化脓性脑膜炎

一、脑

脑是中枢神经系统的核心,儿童脑的发育是一个连续、动态的成熟过程。在胎儿期神经系统最先开始发育,出生时的新生儿大脑重量约 370 g,占体重的 10%～12%,大脑表面已有较浅而宽的沟回,发育不完整,脑皮质较薄,细胞分化较差,髓鞘形成不全,灰质和白质的分界不明显。生后 3 个月时神经纤维髓鞘逐渐形成,但神经活动不稳定,皮质下中枢兴奋性较高,对外界刺激的反应较慢且易于泛化,表现出肌张力较高,常出现无意识的手足徐动。婴幼儿时期遇到强刺激时易发生昏睡或惊厥。随着年龄的增长,脑发育逐渐成熟与复杂化。儿童 1 岁时完成脑发育的 50%、3 岁时完成脑发育的 75%、6 岁时完成脑发育的 90%。在基础代谢状态下,儿童脑耗氧量占机体总耗氧量的 50%,而成人为 20%,所以儿童对缺氧的耐受性较成人差。

第十二章　惊厥患儿的表现

二、脊髓

脊髓是脑部神经冲动上传下递的通道。儿童出生时脊髓重 2～6 g,结构已较完善,功能基本成熟,2 岁时其结构接近成人。脊髓结构的发育与脊柱的发育相对不平衡,胎儿 3 个月时两者等长,新生儿脊髓下端在第 2 腰椎下缘,4 岁时达到第 1～2 腰椎之间。故婴幼儿时期行腰椎穿刺的位置要低,以免损伤脊髓,常以第 4～5 腰椎间隙为宜,4 岁以后应以第 3～4 腰椎间隙为宜。脊髓的功能发育与运动发展相平行,随着年龄的增长,脊髓的功能不断完善,运动功能更加成熟。

三、脑脊液

正常小儿脑脊液(cerebral spinal fluid,CSF)的量和压力(表 12-1)随着年龄的增长和脑室的发育逐渐增加,新生儿脑积液的量少、压力低,故抽取脑脊液较困难。

表 12-1　小儿脑脊液测定正常值

项　目	年　龄	正　常　值	
		法定单位	旧制单位
总量	新生儿	5 mL	
	儿童	100~150 mL	
压力	新生儿	0.29~0.78 kPa	30~80 mmH₂O
	儿童	0.69~1.96 kPa	70~200 mmH₂O
细胞数	新生儿	$(0\sim34)\times10^6$/L	0~34 mm³
	婴儿	$(0\sim20)\times10^6$/L	0~20 mm³
	儿童	$(0\sim10)\times10^6$/L	0~10 mm³
蛋白质总量	新生儿	0.2~1.2 g/L	20~120 mg/dL
	儿童	0.2~0.4 g/L	20~40 mg/dL
糖	婴儿	3.9~5.0 mmol/L	70~90 mg/dL
	儿童	2.8~4.5 mmol/L	50~80 mg/dL
氯化物	婴儿	110~127 mmol/L	650~750 mg/dL
	儿童	117~127 mmol/L	690~750 mg/dL

四、神经反射

(一)生理反射

1. 出生时已存在终身不消失的反射　包括角膜反射、瞳孔对光反射、结膜反射及吞咽反射等。当神经系统发生病理改变时,这些反射可减弱或消失。

2. 出生时已存在以后逐渐消失的反射　包括觅食反射、拥抱反射、握持反射、吸吮反射及颈肢反射等。吸吮反射于 1 岁左右完全消失,觅食反射、拥抱反射、握持反射于出生后 3~4 个月消失,颈肢反射于出生后 5~6 个月消失。当神经系统发生病理改变时,这些反射存在与消失的时间将发生变化。

3. 出生时不存在以后逐渐出现并终身不消失的反射　包括腹壁反射、提睾反射及腱反射等。这些反射在新生儿期不易引出,婴儿期不明显,1 岁后可引出并稳定。提睾反射正常时可有轻度不对称。在某些病理情况下这些反射可减弱或消失。

(二)病理反射

病理反射包括巴宾斯基(Babinski)征、戈登(Gordon)征、奥本海姆(Oppenheim)征等,但小于 2 岁的婴幼儿,由于神经系统发育不成熟,Babinski 征阳性可为生理现象;若大于 2 岁或单侧阳性可为病理现象。小于 3 个月的婴儿因屈肌张力较高,Kernig 征、布鲁津斯基(Brudzinski)征可呈阳性。脑膜炎、蛛网膜下腔出血和颅内压增高时,可出现脑膜刺激征,即颈项强直、Kernig 征、Brudzinski 征阳性。但由于婴儿颅缝和囟门对颅内压的缓解作用,脑膜刺激征表现通常不明显或出现较晚。

(陈　慧)

第二节　化脓性脑膜炎患儿的护理

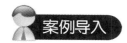

患儿，男，5个月，体重9 kg。患儿于2012年11月27日，因发热、间断抽搐5天入院，最高温度39.5 ℃，无寒战、咳嗽、呕吐、腹泻等不适，5天前于当地医院确诊为化脓性脑膜炎，予静脉滴注炎琥宁、氨苄西林等治疗3天，疗效欠佳。作为儿科护士，你如何给该患儿制订护理计划？

化脓性脑膜炎（purulent meningitis，PM）是由各种化脓性细菌感染引起的急性脑膜炎症，是儿童，尤其是婴幼儿时期常见的中枢神经系统感染性疾病。本病的病死率为5%～15%，约1/3幸存儿遗留各种神经系统后遗症。

【病因】

1. 致病菌的侵袭　多数化脓性细菌均可以引起脑膜炎，但致病菌类型与患儿年龄有密切关系。0～2个月患儿以肠道革兰阴性杆菌（最多见为大肠埃希菌，其次为变形杆菌、铜绿假单胞菌等）和金黄色葡萄球菌感染为主；3个月至3岁的患儿多以流感嗜血杆菌感染为主；5岁以上患儿主要致病菌为脑膜炎双球菌、肺炎链球菌。

2. 机体免疫状态　儿童机体免疫能力较弱，血脑屏障功能较差，致病菌容易侵入机体引起化脓性脑膜炎。IgM是革兰阴性杆菌的主要抗体，因新生儿血清中的含量低，故新生儿易患革兰阴性杆菌感染，尤其是易患大肠埃希菌败血症。新生儿、婴幼儿血清中分泌型IgA含量均较低，因此新生儿和婴幼儿易患呼吸道和胃肠道感染。

【发病机制】

致病菌可通过多种途径侵入脑膜，最常见的途径是致病菌通过体内感染灶（如上呼吸道、胃肠道黏膜、新生儿皮肤、脐部侵入等）经血流传播，细菌进入血流后能否引起持续性菌血症取决于机体抵抗力和细菌防御能力的相对强弱，机体对致病菌的抵抗能力包括特异性抗体的产生、脾脏功能和补体系统功能的完整。特异性免疫力的产生与年龄有关。随着年龄增长，机体抗B型嗜血杆菌荚膜多核糖磷酸盐（PRP）抗体水平增加，因而化脓性脑膜炎的发生随之减少。少数化脓性脑膜炎患儿由于邻近组织感染的局部扩散所致，常见头面部软组织感染、鼻窦炎、中耳炎、乳突炎、颅底骨折等扩散波及脑膜或颅骨骨髓炎、脑脊膜膨出继发感染等，细菌直接进入蛛网膜下腔。

【临床表现】

多为急性起病，部分患儿于发病前数日有上呼吸道或消化道感染症状。

1. 典型表现

（1）感染中毒症状：突起高热，年长儿可诉头痛、肌肉关节痛、呕吐，精神萎靡；婴幼儿表现为易激惹、不安，目光凝视或精神萎靡、嗜睡甚至昏迷。

（2）颅内高压症：婴儿有前囟饱满、颅缝增宽，可有喷射性呕吐，年长儿有剧烈头痛。严重者合并脑疝，出现双侧瞳孔不等大、呼吸不规则、对光反射迟钝等。

（3）脑膜刺激征：如颈项强直、Kernig征、Brudzinski征阳性，以颈项强直最常见。

2. 非典型表现　3个月以下患儿起病隐匿，临床表现为非特异性的感染中毒症状，体温可升高或降低，甚至体温不升，面色青灰，吸吮力差、拒乳、吐奶、黄疸等，可有哭声高尖、两眼凝视、前囟饱满及张力增高，头围增大或颅骨缝裂开及不典型性惊厥发作等。由于颅缝及囟门尚未闭合，具有一定的缓冲作用，使颅内压增高与脑膜刺激征不明显。

3. 并发症　较常见的并发症有硬脑膜下积液、脑性低钠血症、脑室管膜炎、脑积水及各种神经功能障碍，如颅神经受累可造成耳聋、失明，脑实质病变可产生瘫痪、智力低下或癫痫等。

（1）硬脑膜下积液：大约30%的化脓性脑膜炎可发生硬脑膜下积液，多见于1岁以内患肺炎链球菌和流感嗜血杆菌脑膜炎的婴儿。经 48～72 h 治疗发热不退或退后复升,病情不见好转或病情反复的患儿,首先应考虑并发硬脑膜下积液的可能。行颅内透析检查或 CT 扫描有助于确诊。如行硬膜下穿刺,积液量<1.6 mmol/L 或蛋白质>0.4 g/L 即可确诊。脑脊液检查始终异常,病死率和致残率较高。

(2)脑室管膜炎:多见于革兰阴性杆菌感染且延误治疗的 1 岁以内患儿。表现为治疗过程中出现高热不退、前囟饱满、惊厥频繁、呼吸衰竭等病情加重的症状。行 CT 检查可见脑室扩大,脑室穿刺检查脑室液白细胞数≥50×10⁶/L、糖<1.6 mmol/L 或蛋白质>0.4 g/L 即可确诊。脑脊液检查始终异常,病死率和致残率较高。

(3)脑积水:由于脑膜炎症导致脑脊液循环障碍所致。婴儿头围迅速增大,颅骨缝裂开、头皮变薄、静脉扩张,患儿额大面小。严重的脑积水由于颅内压增高压迫眼球,形成双目下视,巩膜外露的特殊表情,称为"落日眼"。由于颅骨缝裂开,头颅叩诊可呈"破壶音"。部分患儿可有听力丧失、视力损伤、精神发育迟缓、癫痫和行为障碍等表现。

【辅助检查】

1. 血常规 白细胞总数明显增高,可达(20～40)×10⁹/L,分类以中性粒细胞为主,占 80%以上。

2. 脑脊液 脑脊液检查为本病确诊的重要依据。脑脊液典型的改变为压力增高,外观混浊或呈乳白色,白细胞总数明显增多,达 1000×10⁶/L 以上,白细胞分类以中性粒细胞为主;糖和氯化物含量显著下降,糖<1.1 mmol/L,甚至难以测出;蛋白质明显增高,定量>1.0 g/L。涂片革兰染色检查可早期确定致病菌,指导治疗。不同病原体引起的脑膜炎脑脊液的鉴别见表 12-2。

表 12-2 不同病原体引起的脑膜炎脑脊液的鉴别

类 型	化脓性脑膜炎	病毒性脑膜炎	结核性脑膜炎
外观	混浊脓性	清亮或微混	微混,呈毛玻璃样
压力/kPa	增高	正常或增高	增高
白细胞/(×10⁶/L)	数百至数千,以中性粒细胞为主	正常至数百	数十至数百,以淋巴细胞为主
蛋白质/(g/L)	明显增高	正常或稍高	增高
糖/(mmol/L)	明显降低	正常	降低
氯化物/(mmol/L)	明显降低	正常	降低
其他	涂片培养可见细菌	脑脊液培养无细菌生长	静置 12～24 h 有网状薄膜形成,从中易找到结核杆菌

3. 其他实验室检查方法

(1)血培养:早期未用抗生素者做血培养是明确病原菌的重要方法。新生儿化脓性脑膜炎的血培养阳性率较高。

(2)脑脊液特殊检查:如用免疫学方法可快速确定脑脊液中的流感嗜血杆菌、肺炎链球菌和脑膜炎双球菌。

(3)头颅 CT:可显示确定脑水肿、脑膜炎、脑室扩大、硬脑膜下积液等病理改变。

【治疗要点】

1. 抗生素治疗 用药原则为及早采用敏感的、易通过血脑屏障的、毒性低的抗生素,足量、足疗程静脉给药。目前主张选用第 3 代头孢类抗生素,病原菌明确后可参照细菌药物敏感试验的结果用药。

其疗程依病原菌种类而不同。肺炎链球菌、流感嗜血杆菌脑膜炎疗程为 10～14 天;脑膜炎球菌用药 7 天;金黄色葡萄球菌和革兰阴性杆菌引起的脑膜炎,疗程在 21 天以上,有并发症者应适当延长给药时间。

2. 糖皮质激素治疗 应用糖皮质激素可减轻脑水肿及颅内高压症状,一般选用地塞米松,连用 3~5 天。

3. 并发症的治疗 ①硬膜下积液:积液多时应反复进行穿刺放液;少数病例为硬膜下积脓,除穿刺放液外,需根据病原菌注入相应抗生素,必要时进行外科处理。②脑室管膜炎:除全身抗生素治疗外可做侧脑室控制性引流,减轻脑室内压,并注入抗生素。③脑性低钠血症:适当限制液体入量,逐渐补充钠盐纠正。

4. 对症支持治疗 及时处理发热、惊厥及颅内高压,保证能量供给,维持水、电解质及酸碱平衡。

【主要护理诊断/问题】

(1)潜在并发症:颅内压增高。

(2)体温过高 与颅内感染有关。

(3)营养失调:低于机体需要量 与高热、呕吐及摄入不足、机体消耗增多有关。

(4)有受伤的危险 与惊厥、抽搐有关。

(5)焦虑(家长) 与担心患儿病情及预后有关。

【护理措施】

1. 颅内高压症的护理 急性期绝对卧床休息,将患儿头颈部抬高 15°~30°,促进头颈部的静脉回流,降低颅内压;昏迷、呕吐患儿取侧卧位,防治吸入窒息;腰椎穿刺后去枕平卧 4~6 h。保持安静,各种检查、治疗、护理尽量集中进行,避免头部剧烈运动、哭闹,避免声、光刺激,以免加重颅内高压症。监测生命体征,做好病情变化及并发症的观察,若呼吸节律不规则、瞳孔忽大忽小或两侧不等大、对光反应迟钝、血压升高,应注意脑疝的发生。须随时做好各种急救的准备工作,并做到经常巡视、密切观察、详细记录,以便及早发现病情变化,及时给予处理。

2. 体温过高的护理 保持病室安静和空气新鲜,嘱患儿卧床休息,每 4 h 测体温 1 次,并观察热型及伴随症状;鼓励患儿多饮水,必要时静脉补液;出汗后及时更衣,注意保暖;体温超过 38.5 ℃时,及时给予物理降温或药物降温,以减少大脑氧的消耗,防止高热惊厥,并记录降温效果。

3. 营养不足的护理 给予高热量、清淡、易消化的流质或半流质饮食,以满足患儿机体对能量的需求,维持水、电解质平衡;少量多餐,以减轻胃胀,防止呕吐发生;注意食物的调配,增加患儿食欲;意识障碍者给予静脉高营养或鼻饲;对呕吐频繁者可根据个体情况,采取静脉补液的方式维持液体量与能量的摄入。

4. 防止外伤护理 协助患儿洗漱、进食及大小便,呕吐后帮助患儿漱口,保持口腔清洁;做好皮肤护理,及时清除大小便,保持臀部干燥,必要时使用气垫等抗压力器材,预防压疮的发生;惊厥发作时将患儿头偏向一侧,给予口腔保护以免舌咬伤,拉好床栏,避免躁动及惊厥时受伤或坠床;及时清理患儿呕吐物,保持呼吸道通畅,防止反流或误吸导致窒息。

5. 心理护理 根据患儿不同年龄,采取不同方式实施心理安慰、关心和爱护,并给予家长安慰,消除焦虑、恐惧心理。根据患儿及家长对疾病的接受程度介绍病情、治疗护理的目的和方法,使其主动配合,增加战胜疾病的信心。

【健康教育】

利用各种方式宣传化脓性脑膜炎的预防知识,积极防治上呼吸道、消化道等感染性疾病,预防皮肤外伤和脐部感染。对恢复期和有神经系统后遗症的患儿,应与家属一起根据患儿具体情况制订系统且行之有效的功能训练计划,指导家长具体的护理措施,促进机体康复。

(陈 慧)

第三节 病毒性脑炎及脑膜炎

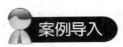案例导入

患儿，男，8岁，因发热，头痛、嗜睡、呕吐7天，抽搐、意识障碍3天来就诊，门诊以"儿童病毒性脑炎"收住院。入院后给予激素、抗生素、退热脱水等治疗。1周后出现多动，头部及肢体震颤，坐立不稳，无法行走。作为儿科护士，你如何给该患儿制订护理计划？

病毒性脑炎（viral encephalitis）和病毒性脑膜炎（viral meningitis）是由各种病毒感染引起的以发热、颅内压增高和意识障碍为主要表现的中枢神经系统感染性疾病。若仅累及脑实质，称为病毒性脑炎，若仅累及脑膜则称为病毒性脑膜炎。本病的病程多具有自限性。病情轻重不等，轻者可自行缓解，危重者呈急进性过程，可导致死亡或遗留神经系统后遗症。

【病因】

多种病毒感染菌可引起脑炎、脑膜炎，但80%为肠道病毒（柯萨奇病毒、埃可病毒）感染，其次为单纯疱疹病毒、腮腺炎病毒和虫媒病毒等。虫媒病毒致病者约占5%。

【发病机制】

病毒经呼吸道、肠道等途径侵入人体，在淋巴细胞内繁殖后进入血流侵犯各脏器，形成病毒血症，患儿可出现发热等全身症状。若病毒进一步繁殖，通过血脑屏障侵犯脑实质及脑膜，可出现中枢神经系统症状。病毒还可以直接侵犯中枢神经系统破坏脑组织，导致脑组织和脑膜弥漫性充血、水肿，血管周围有淋巴细胞浸润，胶质细胞增生及局部出血性软化坏死灶。除此之外，免疫反应可导致神经脱髓鞘病变以及血管及血管周围的损伤。

【临床表现】

多呈急性起病，病情的轻重与病变部位有关。如病变在脑实质的病毒性脑炎，其临床表现较脑膜炎重。

1. 病毒性脑炎 主要表现为发热、惊厥、意识障碍以及颅内压增高症状。

（1）前驱症状：表现为全身感染症状，如发热、头痛、呕吐、腹泻等。

（2）中枢神经系统症状：主要表现如下。

①意识障碍：轻者反应淡漠、嗜睡或烦躁，重者谵妄、昏迷，甚至呈深度昏迷。②颅内高压表现：年长儿可有头痛、呕吐，婴儿前囟饱满、尖声哭叫等，严重者发生脑疝。③惊厥：表现为全身性或局灶性惊厥发作，严重者可呈惊厥持续状态。④运动功能障碍：可出现偏瘫、不自主运动、面瘫等。⑤精神障碍：幻觉、失语、定向力障碍等。全部临床表现在起病3天至1周内出现，可持续1周至数月不等。

2. 病毒性脑膜炎 患儿多有呼吸道或消化道感染史。主要症状为发热、恶心、呕吐。部分小儿在发热前数日或发病时出现皮疹。婴儿表现为烦躁不安、易被激惹，年长儿主诉头痛等，脑膜刺激征为阳性。较少发生惊厥及局限性神经系统体征。

【辅助检查】

1. 脑脊液检查 多数压力增高，外观清亮，白细胞总数轻度增加，为$(10\sim500)\times10^6/L$，病初多以中性粒细胞为主，以后以淋巴细胞为主，蛋白质大多正常或轻度增高，糖及氯化物一般正常。

2. 病毒学检查 部分患儿取脑脊液进行病毒分离及特异性抗体测试可为阳性，恢复期患儿血清特异性抗体滴度较急性期高出4倍以上具有诊断意义。

3. 脑电图 病程早期脑电图即出现弥漫性或局限性异常慢波背景活动。

【治疗要点】

1. 支持治疗与对症治疗 卧床休息，供给充足的营养，维持水、电解质平衡，及时退热，控制

惊厥发作、降低颅内压等。

2. 病因治疗　疱疹病毒性脑炎可给予阿昔洛韦治疗,其他病毒性脑炎可酌情用干扰素、病毒唑、中药等。

3. 康复治疗　对有神经系统后遗症者,需及时进行康复治疗。

【主要护理诊断/问题】

(1)急性意识障碍　与脑实质炎症及颅内压升高有关。

(2)躯体移动障碍　与昏迷、瘫痪有关。

(3)潜在并发症:颅内压增高。

(4)体温过高　与病毒血症有关。

(5)营养失调:低于机体需要量　与摄入不足及消耗过多有关。

【护理措施】

1. 意识障碍　患儿取平卧位,一侧背部稍垫高,头偏向一侧,以便让分泌物排出;上半身可抬高 20°～30°;每 2 h 翻身 1 次,轻拍背促痰排出,减少坠积性肺炎,动作应轻柔,并密切观察瞳孔及呼吸变化,防止因移动体位致脑疝形成和呼吸骤停;保持呼吸道通畅、给氧,如有痰液堵塞,立即气管插管吸痰,必要时做气管切开或使用人工呼吸机。做好口腔和眼部的护理。如有惊厥,可根据医嘱使用镇静剂。

2. 肢体瘫痪　卧床期间协助患儿洗漱、进食、大小便及个人卫生等。适当使用气圈、气垫等,预防压疮。保持瘫痪肢体于功能位置。病情稳定后,及早帮助患儿逐渐进行肢体的被动或主动功能锻炼,注意要循序渐进,并采取保护措施。在每次改变锻炼方式时加强指导、耐心帮助、给予鼓励。

3. 颅内高压症　见化脓性脑膜炎。

4. 体温过高　保持病室安静和空气新鲜,定时通风。监测患儿的体温、热型及伴随症状,如体温在 38.5 ℃以上,可应用物理降温或药物降温。保证摄入足够的液体量。

5. 营养不足　对有吞咽困难或昏迷的患儿尽早给予鼻饲或静脉营养,保证热能供给,维持水、电解质及酸碱平衡。

【健康教育】

主动向患儿和家长介绍病情、用药指导及护理方法,做好患儿及家长的心理护理,向家长提供日常生活护理及保护患儿的一般知识,指导并鼓励家长坚持智力训练和瘫痪肢体的功能锻炼。

(陈　慧)

第四节　小儿惊厥

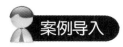案例导入

患儿,男,13 岁,体重 46 kg。以发作性四肢抽动 12 年入院,诊断为难治性癫痫。入院后 2 次癫痫发作,表现为口角抽动,左手僵硬强直,每次持续 20 s。每 10 min 发作一次。作为儿科护士,你如何给该患儿制订护理计划?

【概述】

惊厥是指全身或局部骨骼肌群突然发生不自主收缩,常伴意识障碍。这种暂时性的神经系统功能紊乱,大多由过量的中枢神经性冲动引起。惊厥是儿科常见急症,其发生率为成人的10～15 倍,以婴幼儿多见,特别是 3 岁以下者。反复发作可引起脑组织缺氧性损害。

癫痫发作(seizures)是由于脑部神经元发作性异常放电引起脑功能障碍的一组临床症状,表

现为意识障碍、抽搐、精神行为异常等。多数癫痫发作持续时间短暂,呈自限性。癫痫(epilepsy)是多种原因引起的脑部慢性疾病,是脑内神经元反复发作性异常放电导致的突发性、暂时性脑功能失常,临床出现意识、运动、感觉、神经或自主神经运动障碍。多数癫痫在儿童期发病。

【病因】

1. 按年龄阶段分

(1)新生儿期:产伤、窒息、颅内出血、败血症、脑膜炎、破伤风和胆红素脑病多见。脑发育缺陷、代谢异常、巨细胞病毒感染及弓形体病也可引起。

(2)婴幼儿期:高热惊厥、中毒性脑病、颅内感染、手足抽搐症、婴儿痉挛症多见、脑发育缺陷,脑损伤后遗症、药物中毒、低血糖症等少见。

(3)年长儿:中毒性脑病、颅内感染、癫痫、中毒多见,也应注意颅内占位性病变和高血压脑病等。

2. 按感染的有无及病变累及的部位分

1)感染性疾病

(1)颅内感染:如细菌、病毒、寄生虫、真菌等引起的脑膜炎、脑炎及脑脓肿等。

(2)颅外感染:如高热惊厥、其他部位感染引起的中毒性脑病、败血症、破伤风等。

2)非感染性疾病

(1)颅内疾病:如各型癫痫、颅内占位性病变(如肿瘤、囊肿、血肿)、先天性脑发育异常、颅脑损伤等。

(2)颅外疾病:如窒息、缺血缺氧性脑病、各类中毒、各类内分泌代谢紊乱性疾病及严重的心、肺、肾疾病。

【临床表现】

1. 惊厥

(1)典型表现:惊厥发作时表现为突然意识丧失、头向后仰、面部及四肢肌肉呈强直性或阵挛性收缩、双眼凝视、斜视或上翻、口吐白沫、牙关紧闭、面色青紫,可伴喉痉挛、呼吸暂停,部分患儿有大小便失禁,惊厥持续时间为数秒至数分钟或更长,发作停止后多入睡。

(2)局部性抽搐:多见于小婴儿或新生儿,惊厥发作不典型。小婴儿惊厥常无开始的强直性发作,只有肢体阵挛性惊厥。新生儿惊厥更不典型,多为微小发作,如呼吸暂停、双眼凝视、反复眨眼、咀嚼、一侧肢体抽动等,一般神志清楚。如抽搐部位局限而固定,常有定位意义。

2. 惊厥持续状态 惊厥持续状态是指惊厥持续 30 min 以上,或 2 次发作间歇期意识不能完全恢复者。惊厥持续状态为惊厥危重型,多见于癫痫大发作、破伤风、严重的颅内感染、代谢紊乱、脑瘤等。由于惊厥时间过长,可引起缺氧性脑损害、脑水肿甚至死亡。

3. 高热惊厥 多见于 1~3 岁的小儿,是由单纯发热诱发的惊厥,是小儿惊厥常见的原因,多发生于上呼吸道感染的初期,当体温骤升至 38.5~40 ℃或更高时突然发生惊厥。根据发作特点和预后分为两型。

(1)单纯型高热惊厥:其临床特点如下。①多呈全身强直-痉挛性发作,持续数秒至 10 min,可伴有发作后短暂嗜睡。②发作后,除原发病的表现外,一切如常。③在一次热性疾病中,大多只发作一次。④约有 50%的患儿在以后的热性疾病中再次或多次发作。

(2)复杂型高热惊厥:其临床特点如下。①惊厥形成呈部分性发作,发作后有暂时性麻痹,惊厥发作持续 15 min 以上。②在 24 h 以内发作 1 次以上。③热性惊厥反复发作 5 次以上。④初次发作年龄可以小于 6 个月或大于 6 岁以上。⑤发作后清醒慢。⑥体温不太高时即出现惊厥。⑦可有高热惊厥家族史。

多数高热惊厥的患儿随年龄增长而停止发作,2%~7%转变为癫痫,其转为癫痫的危险因素包括原有神经系统发育异常,有癫痫家族史,首次发作有复杂型高热惊厥的表现。

【辅助检查】

根据需要选择进行。

1. 三大常规 2~7 岁病因不明的感染性惊厥,尤其在夏、秋季,必须做冷盐水灌肠取粪便,镜检排除中毒型细菌性痢疾。小儿惊厥时白细胞计数可增高,故据此鉴别病毒性或细菌性感染的价值不大,但血中嗜酸性粒细胞显著增高常提示脑型寄生虫病。婴幼儿病因不明的感染性惊厥,应查尿液,排除尿路感染。

2. 血生化检查 如查血糖、血钙、血镁、血钠、血尿素氮、肌酐等。

3. 脑脊液检查 患儿精神萎靡、嗜睡、颅内感染不能排除时,均应做脑脊液检查。高热惊厥与中毒性脑病时脑脊液常规正常,颅内感染时脑脊液检查大多异常。

4. 其他检查 根据以上检查结果仍不能做出诊断时,可选择以下检查。

①眼底检查:广泛视网膜下出血提示颅内出血,视乳头水肿提示颅内占位性病变。

②硬脑膜下穿刺:对硬脑膜下出血、积液、积脓可立即肯定诊断,做涂片、培养还可明确病原。

③脑电图:80%~90%癫痫患儿经诱发试验和反复检查的脑电图都有癫痫波形可见(棘波、尖波、棘慢波、尖慢波、高幅阵发性慢波等),婴儿痉挛则有特征性的高峰节律紊乱。

④头颅 X 线平片:颅内钙化灶常提示先天性感染,如脑室周围钙化提示巨细胞病毒感染。

⑤脑 B 超:适用于前囟未闭患儿,对脑室内出血、脑积水等诊断极为有用。

⑥脑 CT:对蛛网膜下腔出血等颅内出血、各种占位性病变和颅脑畸形等均很有价值。

⑦MRI:比 CT 更精确,尤其对脑内细小病变的诊断更精确。

【治疗原则】

1. 控制惊厥

(1) 地西泮:为抗惊厥首选药,对各型发作都有效,尤其适用于惊厥持续状态,其作用发挥快(大多在 1~2 min 内止惊),较安全。剂量按每次 0.1~0.3 mg/kg 缓慢静脉注射,半小时后可重复一次。地西泮的缺点是作用短暂,过量可致呼吸抑制、血压降低,需观察患儿的呼吸及血压的变化。

(2) 苯巴比妥钠:新生儿惊厥时首选。其负荷量为 10 mg/kg 静脉注射,每天维持量为 5 mg/kg。本药抗惊厥作用维持时间较长,也有呼吸抑制及降低血压的副作用。

(3) 10% 水合氯醛:每次 0.5 mL/kg,一次最大剂量不超过 10 mL,由胃管给药或加等量生理盐水保留灌肠。

(4) 苯妥英钠:适用于癫痫持续状态(地西泮无效时),可按每次 15~20 mg/kg 静脉注射,速度为每分钟 0.5~1.0 mg/kg,应在心电监护下应用。

2. 对症治疗 控制体温,防止脑水肿,降低颅内压。

3. 预防 预防惊厥复发。

【主要护理诊断/问题】

(1) 有窒息的危险 与喉痉挛有关。

(2) 有外伤的危险 与意识障碍有关。

(3) 体温过高 与感染或惊厥持续状态有关。

(4) 潜在并发症:缺氧性脑损伤与抽搐有关。

(5) 恐惧 与惊厥反复发作有关。

【护理措施】

1. 控制惊厥 惊厥发作时应就地抢救,立即让患儿平卧,头偏向一侧,在头下放些柔软的物品。解开衣领,松解衣服,清除患儿口鼻腔分泌物、呕吐物等,保证气道通畅。将舌轻轻向外牵拉,防止舌后坠阻塞呼吸道造成呼吸不畅。备好急救用品,如开口器、吸痰器、气管插管用具等。按医嘱给予止惊药物,如地西泮、苯巴比妥等,观察并记录患儿用药后的反应。

2. 防止意外损伤 惊厥发作时,将纱布放在患儿手中和腋下,防止皮肤摩擦受损。在已长牙患儿上、下臼齿之间放置牙垫,防止舌咬伤。牙关紧闭时,不要用力撬开,以免损伤牙齿。床边放置床栏,防止坠床,在床栏杆处放置棉垫,防止患儿抽搐时碰到栏杆,同时将床上硬物移开。若患儿发作时倒在地上应就地抢救,移开可能伤害患儿的物品,勿强力按压或牵拉患儿肢体,以免骨折或脱臼。对有可能发生惊厥的患儿要有专人守护,以防发作时受伤。

3. 密切观察病情变化,预防脑水肿的发生 各种刺激均可使惊厥加剧或时间延长,故应保持患儿安静,避免刺激患儿。密切观察体温、血压、呼吸、脉搏、意识及瞳孔变化,高热时及时采取物理或药物降温,若出现脑水肿早期症状应及时通知医生,并按医嘱用脱水剂。在紧急情况下可针刺人中、合谷等穴位止惊。按医嘱给予止惊药,以免惊厥时间过长,导致脑水肿或脑损伤。惊厥较重或时间较长者给予吸氧。

4. 心理护理 缓解家长的紧张情绪,关心、体贴患儿,操作熟练、准确,以取得信任;对家长予以安慰,主动向家属解释病情和预后,消除其恐惧心理,帮助家属树立信心,使其配合治疗。

【健康教育】

向患儿家长讲解惊厥的有关知识,指导家长掌握止惊的紧急措施及物理降温的方法,有神经系统后遗症的患儿及时给予治疗和康复锻炼。

(豆银霞)

第五节 脑性瘫痪

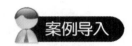

患儿,男,7岁。出生时羊水呛入肺中,窒息缺氧,刚出生时不会哭。残疾类型为小儿脑性瘫痪,4岁时可坐、爬,6岁学说话,能够独立行走,腰硬、颈硬、流口水,只会发"啊""妈妈",发音不清楚。协调能力差、注意力不集中、计算能力差、动作迟缓、肌肉强劲有力、上下肢运动障碍、吃手指头或东西、进食时饭粒撒地。患儿于近日到康复活动中心进行治疗。作为专业护理人员,应该如何制订护理康复计划?

脑性瘫痪(cerebral palsy,CP)简称脑瘫,也称 Litter 病,是指小儿从出生前到出生后1个月内,由多种原因引起的非进行性脑损伤。临床以中枢性运动障碍和姿势异常为主要特征,可伴有癫痫、智力低下,视觉、听觉或语言功能障碍等。我国脑性瘫痪的发病率为2‰,男孩多于女孩。

【病因】

引起脑性瘫痪的危险因素很多,可发生在出生前、出生时、出生后。

1. 母亲妊娠期各种异常情况 孕母的异常均可能导致儿童脑性瘫痪的发生。包括母体感染,尤其是风疹病毒感染,母亲输入药物、接触放射线、缺氧和毒血症,母亲患糖尿病和营养不良等疾病,母亲多胎妊娠,胎儿脑发育畸形等,都是引起脑性瘫痪的重要原因。

2. 出生时不良因素 围生期异常和难产增加了儿童脑性瘫痪发生的危险。如缺氧窒息及机械损伤,新生儿早产、低体重、颅内出血也是造成脑性瘫痪的重要原因。

3. 婴儿期感染或创伤 如婴儿脑部感染、头部创伤和长期缺氧均可导致脑部循环障碍。

总之,受孕前后孕母的身体内、外环境变化,遗传以及孕期疾病所致妊娠早期胎盘羊膜炎症等均可影响胎儿早期神经系统发育,以致围生期发生缺氧缺血等危险状况,导致脑性瘫痪。

【临床表现】

1. 运动障碍 运动障碍是脑瘫患儿最基本的表现,其特征是运动发育落后和瘫痪肢体主动运动减少,肌张力、姿势及神经反射异常。按照运动障碍的性质,临床分为七种类型。

(1)痉挛型:约占脑瘫的70%,病变波及锥体束系统。患儿典型的症状为肌张力增高,肢体活动受限。上肢屈肌张力增高,肩关节内收,肘关节、手腕部及指间关节屈曲,拇指内收,手握拳状。下肢大腿内收肌张力增高,大腿外展困难,踝关节趾屈。坐位时两下肢向前伸直困难,站立位、行走时足尖着地,足跟悬空,两腿交叉呈剪刀步态。腱反射亢进、活跃,踝阵挛呈阳性,2岁后

Babinski 征仍为阳性。

（2）手足徐动型：约占脑瘫的 20%，病变在基底神经节。有意识运动时，表现为不自主、不协调、无效运动状态，紧张时加重、安静时减轻、睡眠时消失。面部呈鬼脸表情、吞咽困难和流涎。

（3）肌张力低下型：病变在椎体和锥体外系。多见于婴幼儿期，主要表现为肌张力显著降低呈软瘫状，自主运动很少，关节活动范围增大，腱反射存在。

（4）强直型：此型较少见。全身肌张力显著增高，身体异常僵硬。活动减少，四肢做被动运动时，感觉肢体呈铅管样强直，腱反射正常，常伴有严重智力低下。

（5）共济失调型：此型较少见。病变部位在小脑，婴儿期表现为肌张力低下，肌腱反射不易引出。2 岁左右逐渐出现身体稳定性差，上肢有意向性震颤，肌张力低下，步态蹒跚、摇晃，走路时两足间距加宽，四肢运动不协调。

（6）震颤型：此型很少见，表现为四肢静止性震颤。

（7）混合型：同时具有两种或两种以上类型的表现。临床以手足徐动型与痉挛型并存多见。

2. 伴随症状 除运动障碍外，脑性瘫痪患儿约半数以上伴有智力低下，听力、语言、视力障碍，认知和行为异常以及癫痫等一系列发育异常的症状。

【辅助检查】

（1）头部影像学检查：需要明确是否存在脑畸形、脑积水、髓鞘发育迟缓等情况。脑室周围白质软化是常见的表现。但也有部分脑瘫患儿的头部 CT、MRI 无明显异常。

（2）脑电图异常率高于正常儿童。

（3）发育迟缓筛查。

【治疗要点】

早期发现、早期干预，按小儿发育规律实施综合治疗和康复。包括躯体训练、技能训练、语言训练等。采用针灸、理疗、按摩、推拿等物理学治疗方法，改善运动障碍及异常姿势。使用一些辅助矫形器械或支具，帮助完成训练和矫正异常姿势。采取手术治疗以矫正肢体畸形，减轻肌肉痉挛。

【主要护理诊断/问题】

（1）生长发育迟缓 与脑损伤有关。

（2）有废用综合征的危险 与肢体痉挛性瘫痪有关。

（3）营养失调：低于机体需要量 与脑性瘫痪造成的视力障碍有关。

【护理措施】

脑瘫患儿的护理措施主要包括饮食护理、生活护理、功能训练、安全管理、心理关爱和社会支持。

1. 室内环境 室内保持空气新鲜、阳光充足、通风良好、温度适宜。定期用紫外线照射消毒，地面经常用消毒液拖擦，保证脑瘫患儿室内的清洁卫生。

2. 注意安全 脑瘫患儿因发育迟缓，各种动作的发育均迟于同期的健康小儿，行动不便，故应有专人守护。注意安全，以免造成意外伤害。

3. 清洁卫生 搞好脑瘫患儿的清洁卫生，定期洗浴，并及时更换衣服、床单、被褥等。对脑瘫患儿的日常护理及清洁要求格外严格，家长们不容忽视。

4. 饮食护理 需供给高热量、高蛋白及富含维生素、易消化的食物。对独立进食困难儿应进行饮食训练，在喂食时，切勿在患儿牙齿紧咬情况下将药匙硬行抽出，以防损伤牙齿。喂食时应保持患儿头处于中线位，患儿头后仰进食可致异物吸入。要让患儿学习进食动作，尽早脱离他人喂食的境地。如患儿进食的热量无法保证，可进行鼻饲。

5. 皮肤护理 病情严重和不能保持坐位的脑瘫患儿往往长时间卧床，侧卧位适合各种脑瘫患儿，护理人员常帮助患儿翻身，白天尽量减少卧床时间。及时清理大、小便，保持皮肤清洁，防止压疮发生或继发其他感染。

6. 日常生活护理 指导父母和家庭其他成员正确护理患儿。日常生活活动是人们维持生活最根本的活动,如进食、更衣、洗漱、如厕等。脑瘫患儿往往存在多方面能力缺陷,需对其进行日常生活护理及训练。更衣时应注意患儿的体位,通常坐着脱衣较为方便。为患儿选择穿脱方便的衣服,更衣时一般病重侧肢体先穿、后脱。要注意培养患儿独立更衣的能力。根据患儿年龄进行卫生梳洗训练,养成定时大、小便的习惯。随年龄增长教会患儿在排便前能向大人预示,学会使用手纸、穿脱裤子的动作等。

7. 功能训练   瘫痪患儿大脑病损是静止的,但所造成的神经功能缺陷并非永远固定不变的。如不早期进行恰当治疗,异常姿势和运动模式会固定下来,同时还会造成肌腱挛缩,骨、关节畸形,进而加重了智力障碍。婴幼儿脑组织可塑性大、代偿能力强,若康复治疗措施恰当,可获得最佳效果。对瘫痪的肢体应保持功能位,并进行被动或主动运动,促进肌肉、关节活动和改善肌张力。还可配合推拿、按摩、针刺及理疗。严重肢体畸形者 5 岁后可考虑手术矫形。对伴有语言障碍的患儿,应按正常小儿语言发育的规律进行训练,尤其 0~6 岁是学习语言的关键期,平时要给患儿丰富的语言刺激,鼓励患儿发声,矫正发声异常,并持之以恒地进行语言训练,以增强患儿对社会生活的适应能力。

【健康教育】

(1) 教会家长帮助患儿克服依赖心理,不要什么事都替患儿去做,能自己做的尽量让患儿自己去做,培养其独立意识,使其生活能够自理,减轻家长负担。

(2) 指导家长应该正确地教育和引导脑瘫患儿,尽量克服心理障碍,使患儿的身心都向健康的方向发展。

(3) 指导家长应该多与患儿交流、沟通,家长的帮助在脑瘫患儿的康复中起了非常重要的作用,特别是认知能力差的患儿一定要家长配合训练人员在业余时间对患儿进行教育和训练,这样才能起到事半功倍的效果。

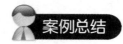 案例总结

患儿,女,10 个月,因发热 2 天,呕吐伴抽搐 1 次入院。

患儿 2 天前开始发热,体温 38.5~40 ℃,持续不降,伴有流涕、咳嗽,烦躁不安。呕吐 2 次,为胃内容物,量多,呈喷射状。入院当天突然出现抽搐,表现为意识丧失、双眼上翻、四肢强直,持续 3 min。患病以来精神萎靡,大小便正常。

查体:T 39.5 ℃,R 40 次/分,P 150 次/分,体重 9.0 kg。精神萎靡,嗜睡。皮肤黏膜未见瘀点、瘀斑。前囟 1.0×1.0 cm,隆起。双侧瞳孔等大、等圆,对光反射迟钝。鼻部通气良好,外耳道无异常,咽部红,颈抵抗,双肺呼吸音粗,心音有力、律齐,未闻及病理性杂音。腹软,肝肋下 1.5 cm,剑突下 1.0 cm,质中,脾脏未扪及。脊柱四肢发育正常。颅脑神经未见异常,四肢肌张力增高,腱反射活跃。Kernig 征(+)、Brudzinski 征(+)、Babinski 征(+)。

辅助检查:脑脊液检查结果为压力 230 mmH$_2$O,外观浑浊;白细胞数 $1620×10^6$/L,多核细胞 0.82,单核细胞 0.18;蛋白质 900 mg/L,糖 2.24 mmol/L,氯化物 100 mmol/L。血常规检查结果:白细胞 $16×10^9$/L,多核细胞 0.72,单核细胞 0.28。尿常规、便常规、肝功能均正常。胸部 X 线片未见异常。问题:

(1) 患儿最可能的诊断是什么?

(2) 患儿存在的护理诊断/问题有哪些?

(3) 应采取哪些护理措施?

考点链接

1.儿童化脓性脑膜炎最常见的病原菌是(   )。

A. 大肠杆菌   B. 金黄色葡萄球菌   C. 脑膜炎双球菌

NOTE

D. 肺炎链球菌 　　　　　　　　　　　E. 铜绿假单胞菌

2. 化脓性脑膜炎的病原菌传播的主要途径是（　　）。

A. 呼吸道分泌物或飞沫传播 　　　　　　B. 接触性传播

C. 昆虫传播 　　　　　　　　　　　　　D. 血液传播

E. 邻近组织感染直接蔓延

3. 新生儿化脓性脑膜炎的临床表现特征为（　　）。

A. 症状和体征较典型 　　　B. 脑膜刺激征不明显 　　　C. 持续高热

D. 颈项强直 　　　E. 易激惹

4. 患儿，出生后 12 天。近 3 天拒乳、呕吐、尖叫、口角小抽动。查体：体温不升，面色青灰，双眼凝视，前囟紧张膨隆，脑膜刺激征阴性，对该患儿可能的诊断是（　　）。

A. 新生儿败血症 　　　B. 新生儿颅内出血 　　　C. 新生儿破伤风

D. 新生儿化脓性脑膜炎 　　　E. 新生儿低钙血症

5. 80％小儿病毒性脑膜炎、脑炎的病原体为（　　）。

A. 肠道病毒 　　　B. 疱疹病毒 　　　C. 虫媒病毒 　　　D. 轮状病毒 　　　E. 腮腺病毒

（6～8 题共用题干）

军军，男，2 岁，因发热 2 天伴频繁抽搐、呕吐入院。查体：T 39 ℃，前囟饱满，咽部充血、红肿，扁桃体Ⅰ度肿大。白细胞 $13 \times 10^9 / L$，中性粒细胞 0.65。

6. 应考虑的临床诊断是（　　）。

A. 高热惊厥 　　　B. 高血压脑病 　　　C. 化脓性脑膜炎

D. 病毒性脑炎 　　　E. 结核性脑膜炎

7. 为明确诊断，最有价值的实验室检查是（　　）。

A. 血常规 　　　B. 血培养 　　　C. 脑脊液检查 　　　D. 头颅 CT 　　　E. 肺部 X 线摄片

8. 应首选的抗生素组合是（　　）。

A. 青霉素＋氨苄西林 　　　B. 青霉素＋红霉素 　　　C. 病毒唑

D. 青霉素＋链霉素 　　　E. 庆大霉素

9. 小儿惊厥时应重点观察（　　）。

A. 体位变化 　　　B. 呼吸、瞳孔变化 　　　C. 发绀程度

D. 呕吐情况 　　　E. 肌张力改变

10. 发生惊厥持续状态时（　　）。

A. 惊厥持续＞10 min 　　　B. 惊厥持续＞20 min 　　　C. 惊厥持续＞30 min

D. 惊厥持续＞40 min 　　　E. 惊厥持续＞60 min

11. 婴幼儿时期最常见惊厥的原因是（　　）。

A. 高热惊厥 　　　B. 癫痫 　　　C. 中毒性脑病

D. 脑炎和脑膜炎 　　　E. 低血糖和水、电解质紊乱

12. 7 岁小儿，突然发生惊厥，全身肌肉强直性痉挛，眼球上翻，口吐白沫，牙关紧闭，呼吸不规则，发绀，大小便失禁，惊厥发作持续 30 min 以上。最可能的诊断是（　　）。

A. 高热惊厥 　　　B. 癫痫小发作 　　　C. 惊厥持续状态

D. 中毒性脑病 　　　E. 婴儿手足搐搦症

（陈　慧）

岗位任务拓展 12

重点:先天性甲状腺功能减退症、儿童糖尿病的临床表现、护理措施。

难点:先天性甲状腺功能减退症的病因,儿童糖尿病的治疗要点。

第十三章 内分泌系统疾病患儿的护理

第一节 先天性甲状腺功能减退症

任务目标

思政素质目标:

运用先天性甲状腺功能减退症、儿童糖尿病的相关知识对患儿家长(照护者)宣教甲状腺片、注射胰岛素的使用方法,培养学生对患儿的耐心、爱心、责任心。

知识目标:

解释先天性甲状腺功能减退症的临床表现与治疗原则。描述儿童糖尿病的病理生理变化、临床表现与治疗原则。

技能目标:

能为先天性甲状腺功能减退症、糖尿病患儿制订护理计划,并实施护理。

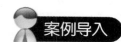

案例导入

　　患儿,男,40 天。因皮肤巩膜黄染 1 个月入院。患儿食欲差,喂养困难。大便干结,平均 1 周 1 次,嗜睡少动,哭声低弱。查体:皮肤黏膜黄染,前囟 2.5 cm×2.5 cm,唇厚舌大,心音低顿,心律齐,腹部膨隆,脐部膨出约 2.0 cm×2.0 cm。初步诊断:先天性甲状腺功能减退症。请运用护理程序为患儿实施整体护理。

第十三章 内分泌系统疾病患儿的护理

　　先天性甲状腺功能减退症(congenital hypothyroidism,CH)简称甲减,是由于甲状腺激素合成或分泌不足所引起的疾病,又称为呆小病或克汀病,是小儿时期最常见的内分泌系统疾病。根据病因不同分为两类:①散发性:先天性甲状腺发育不良、异位或甲状腺激素合成途径中酶缺陷所造成,发病率为(14～20)/10 万。②地方性:多见于甲状腺肿流行的山区,是由于该地区水、土和食物中碘缺乏所致,随着我国碘化食盐的广泛应用,其并发率明显下降。

　　【病因】

　　(一)散发性先天性甲减

　　1. 甲状腺不发育、发育不全或异位　造成先天性甲减最主要的原因,约占 90%。多见于女孩,其中 1/3 病例甲状腺完全缺如,其余为发育不全或在下移过程中停留在异常部位形成异位甲状腺,部分或完全丧失其功能。

　　2. 甲状腺激素合成障碍　导致甲状腺功能低下的第二位常见因素。多见于甲状腺激素合成和分泌过程中酶的缺陷,造成甲状腺激素不足。多为常染色体隐性遗传病。

　　3. 促甲状腺激素缺乏　因垂体分泌促甲状腺激素障碍引起,常见于特发性垂体功能低下或下丘脑、垂体发育缺陷。

　　4. 甲状腺或靶器官反应低下　前者是由于甲状腺细胞质膜上的 GSα 蛋白缺陷,使 cAMP 生成障碍从而对促甲状腺激素(TSH)不反应;后者是末梢组织 β-甲状腺受体缺陷,从而对 T_3、T_4 不反应。

5. 母亲因素 母亲服用抗甲状腺药物或母亲患有自身免疫性疾病,存在抗甲状腺球蛋白抗体,可通过胎盘,影响胎儿,造成甲减,属于暂时性甲减,通常 3 个月内消失。

（二）地方性先天性甲减

地方性先天性甲减多由于孕妇饮食缺碘,导致胎儿在胚胎期即因碘缺乏而导致甲减。

【临床表现】

症状出现的早晚及轻重程度与残留甲状腺组织的多少及甲状腺功能低下的程度有关。先天性无甲状腺或酶缺陷的患儿在婴儿早期即可出现症状。有少量腺体者多在 6 个月以后症状开始明显,也可数年之后出现症状。

（一）新生儿期的症状

多数先天性甲状腺功能减退症患儿在出生时并无症状,因为母体甲状腺素（T_4）可通过胎盘,维持胎儿出生时正常 T_4 浓度的 25％～75％。新生儿期该症症状出现的早晚及轻重与甲减的强度和持续时间有关,约有 1/3 患儿出生时头围大、囟门及颅缝明显增宽,可有暂时性低体温、低心率及少哭、少动、喂养困难、易呕吐和呛咳、嗜睡、淡漠、哭声嘶哑、胎便排出延迟、顽固性便秘、生理性黄疸期延长、体重不增或增长缓慢、腹大,常有脐疝、肌张力减低。由于周围组织灌注不良,四肢发凉、苍白、常有花纹,额部皱纹多,似老人状,面容呈臃肿状,鼻根平、眼距宽、眼睑增厚、睑裂小,头发干枯、发际低,唇厚、舌大、常伸出口外,重者可致呼吸困难。

（二）儿童期典型表现

（1）有特殊面容,表现为塌鼻、眼距宽、舌厚大常伸出口外、表情呆滞、面容水肿、皮肤粗糙、干燥、贫血貌、面色苍黄、鼻唇增厚、头发稀疏且干脆、眉毛脱落。

（2）智力发育迟缓,神经反射迟钝,言语缓慢,发音不清,声音低哑,多动。表情呆滞,有幻觉、妄想、抑郁、木僵、昏睡,严重者可精神失常。

（3）生长发育落后,骨龄落后,身材矮小,四肢短粗,身体上部量大于下部量,行动迟缓,行走姿态如鸭步。牙齿发育不全。性发育迟缓,青春期延迟。

（4）可有便秘,全身黏液性水肿,心脏可扩大,可有心包积液。

（5）可有骨痛和肌肉酸痛。

（三）地方性甲状腺功能减退症

因胎儿期缺碘而不能合成足量的甲状腺激素,严重地影响到中枢神经系统的发育。临床表现有两种。

（1）以神经系统症状为主,出现共济失调、痉挛性瘫痪、聋哑和智力低下,而甲状腺功能减退的其他表现不明显。

（2）以黏液性水肿为主,有特殊的面容和体态,智力发育落后而神经系统检查正常。

【辅助检查】

1. 新生儿筛查 多采用出生后 2～3 天的新生儿干血滴纸片检测 TSH 浓度作为初筛,结果大于 20 mU/L 时,再检测血清 T_4、TSH 以确诊。该法采集标本简便,假阳性率和假阴性率较低,故为患儿早期确诊、避免神经精神发育严重缺陷的防治措施。

2. 血清 T_4、T_3、TSH 测定 筛查结果可疑或临床可疑的小儿都应检测血清 T_4、TSH 浓度,如 T_4 降低、TSH 明显升高即可确诊。血清 T_3 浓度可降低或正常。

3. 促甲状腺激素释放激素（TRH）刺激试验 若血清 T_4、TSH 均低,则怀疑 TRH、TSH 分泌不足,应进一步做 TRH 刺激试验。静脉注射 TRH 7 $\mu g/kg$,正常者在注射 20～30 min 内出现 TSH 峰值,90 min 后回至基础值。若未出现高峰,应考虑垂体病变;若 TSH 峰值出现时间延长,则提示下丘脑病变。

4. X 线检查 做左手和腕部 X 线检查,评定患儿的骨龄。患儿骨龄常明显落后于实际年龄。

5. 核素检查　采用静脉注射^{99m}Tc后以单光子发射计算机体层摄影术(SPECT)检测患儿甲状腺发育情况及甲状腺的大小、形状和位置。

【治疗要点】

本病应早期确诊,尽早治疗,以减少对大脑发育的损害。一旦诊断确立,应终身服用甲状腺制剂,不能中断。常用甲状腺制剂有两种:①L-甲状腺素钠:每片100 μg或50 μg,每天服一次即可。婴儿用量为每天8～14 μg/kg,儿童为每天4 μg/kg。②甲状腺片:每片40 mg。若长期服用,可使T_3升高,使用时要予以注意。

【主要护理诊断/问题】

(1)体温过低　与代谢率低、活动量低有关。

(2)营养失调:低于机体需要量　与喂养困难有关。

(3)生长发育迟缓　与机体甲状腺合成不足有关。

(4)便秘　与肌张力低下、肠蠕动慢有关。

(5)知识缺乏:患儿家长缺乏相关疾病的知识。

【护理措施】

(一)保暖、防止感染

注意室内温度,适时增减衣服,避免受凉。勤洗澡,防止皮肤感染。避免与感染性或传染性疾病患儿接触。

(二)保证营养供应

向家长介绍病情,指导喂养方法;对吸吮困难、吞咽缓慢者要耐心喂养,提供充足的进餐时间,必要时用滴管喂奶或鼻饲。经病因治疗后,患儿代谢增强,生长发育加速,应供给高蛋白、高维生素、富含钙及铁剂的易消化食物,保证生长发育需要。

(三)保持大便通畅

向家长解释预防和处理便秘的必要措施,为患儿提供充足的液体入量;早餐前半小时喝1杯热开水,可刺激排便;每天顺肠蠕动方向(顺时针)按摩腹部数次,增加肠蠕动;适当引导患儿增加活动量,促进肠蠕动;养成定时排便的习惯,必要时使用大便软化剂、缓泻剂或灌肠。

(四)加强训练,提高自理能力

加强患儿日常生活护理,防止意外伤害发生;通过各种方法加强智力及体力训练,以促进生长发育,使其掌握基本生活技能;对患儿多鼓励,不应歧视。

(五)坚持终身服药,注意观察药物的反应

对家长和患儿进行指导,使其了解终身用药的必要性,以坚持用药治疗。甲状腺制剂作用较慢,用药1周左右方达最佳效力,故服药后要密切观察患儿食欲、活动量及排便情况,定期测体温、脉搏、体重及身高。用药剂量随小儿年龄加大而增加。用量小疗效不佳,过大导致甲亢,消耗多,造成负氮平衡,并促使骨骼成熟过快,致生长障碍。药物发生副作用时,轻者发热、多汗、体重减轻、神经兴奋性增高,重者呕吐、腹泻、脱水、高热、脉速甚至痉挛及心力衰竭。此时应立即报告并及时酌情减量,给予退热、镇静、供氧、保护心功能等急救护理。

(六)重视新生儿筛查

本病在遗传、代谢性疾病中的发病率最高。一经早期确诊,在出生后1～2个月即开始治疗者,可避免遗留神经系统功能损害。

案例总结

患儿,女,38天,第2胎,第2产。父母健康,非近亲结婚,无甲状腺疾病史。母否认孕期服用可改变胎儿甲状腺的药物。患儿出生后2～3天出现黄疸,6～10天加重,以后逐渐消退,但到入院时仍未完全消退。入院前 3 天患儿受凉后出现流涕、鼻塞而就诊。查体:发育正常,营养欠佳,对外界刺激反应迟钝,全身皮肤及巩膜轻度黄染,甲状腺不肿大,腹部稍胀,肝脏肋下 2.5 cm,神经系统无阳性体征。辅助检查:总胆红素 147.1 mol/L,间接胆红素 32.5 mol/L,白蛋白 19.8 g/L,球蛋白 45.1 g/L,血清 T_3＜0.8 nmol/L,T_4＜25.7 nmol/L,TSH＞68 mU/L,T 30.19 ng/mL。请问该患儿的临床诊断是什么?该如何治疗及护理?

第二节　儿童糖尿病

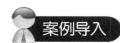

　　患儿,男,6 岁。因多饮、多尿 1 个月,昏迷 2 h 入院。查体:心率 100 次/分,呼吸 20 次/分,血压 70/60 mmHg,呼吸深长,呼气中带有酮味。双侧瞳孔对光反射迟钝。该患儿诊断为糖尿病酮症酸中毒,请问你如何运用护理程序为患儿实施整体护理?

　　儿童糖尿病是指 15 岁或 20 岁以前发生的糖尿病。多为 1 型或胰岛素依赖型糖尿病,是由于胰岛素分泌不足所引起的内分泌代谢疾病,以碳水化合物、蛋白质及脂肪代谢紊乱为主,引起高血糖及尿糖。小儿易出现酮症酸中毒,后期常有血管病变,眼及肾脏受累。可将儿童时期的糖尿病分为胰岛素依赖型糖尿病、非胰岛素依赖型糖尿病、营养不良性糖尿病、糖耐量损伤及其他类型的糖尿病。5～6 岁及 10～14 岁小儿多发病,5 岁以下小儿少见。

　　【病因及发病机制】

　　近年来,小儿糖尿病发病率逐年增高,1 型糖尿病的确切病因和机制尚未完全阐明。目前认为是在遗传易感性基因的基础上及外界环境因素作用下引起的自身免疫反应。

　　(一)遗传易感性

　　遗传是小儿得糖尿病的重要原因。据统计,双亲中有一人患糖尿病,子代的发病率为 3%～7%;双亲均为糖尿病患者,子代的发病率可达 30%～50%。此外,环境因素、免疫因素被公认为与糖尿病发病密切相关。1 型糖尿病的发病与 HLA-Ⅱ 类抗原 DR3、DR4 有关,单卵双胎先后发生糖尿病的一致性为 35%～50%,如同时有 HLA-DR3/DR4 者发生糖尿病的一致性为 70%。近年研究表明,发现 HLA-DQA 链第 52 位精氨酸、DQB 链第 57 位非门冬氨酸等位基因为 1 型糖尿病易感性基因;HLA-DQA 链第 52 位非精氨酸、DQB 链第 57 位门冬氨酸等为糖尿病保护基因。因此 HLA-Ⅱ 类分子 DR-DQA1-DQB1 的结构是影响 1 型糖尿病的易感性和保护性的主要因素。

　　(二)环境因素

　　1 型糖尿病的发病与多种病毒的感染(风疹病毒、腮腺炎病毒、柯萨奇病毒、脑心肌炎病毒)、环境中化学毒物、营养中的某些成分等有关,这些因素都可能对带有易感性基因者产生 B 淋巴细胞毒性作用,激发体内免疫功能的变化,最后导致胰岛素依赖型糖尿病的发生。另外,严重的精神和身体的压力和感染及应激能使胰岛素依赖型糖尿病患儿的代谢发生明显恶化,应激可产生胰岛素抵抗和升高血糖,使某些有易感性的人发生酮症酸中毒。

　　(三)自身免疫因素

　　约 90% 的患儿血中有胰岛素细胞自身抗体、胰岛 β 细胞膜抗体、胰岛素自身抗体以及谷氨酸脱羧酶自身抗体、胰岛素受体自身抗体等多种抗体,这些抗体在补体和 T 淋巴细胞的协同作用下具有对胰岛细胞的毒性作用。另外,细胞免疫异常对 1 型糖尿病的发病起重要作用,树突状细胞源性细胞因子白细胞介素,促进初始型 $CD4^+$ T 淋巴细胞(T_H0)向 I 型辅助型 T 淋巴细胞(T_H1)转化,使过度活化,引起大量炎症介质的释放,导致胰岛组织 β 细胞的破坏。

【临床表现】

1型糖尿病起病多数较急骤，几天内可突然表现为明显多尿、多饮，每天饮水量和尿量可达几升，胃纳增加但体重下降。婴幼儿患病特点常以遗尿的症状出现，多饮、多尿容易被忽视，很快即可发生脱水和酮症酸中毒。年长儿可出现消瘦、精神不振、倦怠乏力等体质显著下降症状。部分患儿就诊时就已处于酮症酸中毒状态，而且年龄越小酮症酸中毒的症状越重。可出现恶心、呕吐、腹痛、食欲不振及神志模糊、嗜睡，甚至完全昏迷等，"三多一少"症状反而被忽略；同时有脱水、酸中毒，酸中毒严重时出现呼吸深长、节律不整，呼吸带有酮味。病程较久，对糖尿病控制不好时可发生生长落后、智能发育迟缓、肝大。晚期可出现蛋白尿、高血压等糖尿病肾病表现，最后导致肾功能衰竭，还可出现白内障、视力障碍、视网膜病变，甚至双目失明。

儿童糖尿病有以下特殊的自然病程。

1. 急性代谢紊乱期　从症状出现到临床确诊，时间多在1个月之内。约20%的患儿表现为糖尿病酮症酸中毒；20%～40%的患儿表现为糖尿病酮症，无酸中毒；其余仅为高血糖、糖尿和酮尿。

2. 暂时缓解期　约75%的患儿经胰岛素治疗后，临床症状消失、血糖下降、尿糖减少或转阴。此时，胰岛β细胞恢复分泌少量胰岛素，对外源性胰岛素需要量减少，甚至少数患儿可以完全不用胰岛素。这种暂时缓解期一般持续数周，最长达半年以上。

3. 强化期　经过缓解期后，患儿出现血糖升高和尿糖不易控制的现象，胰岛素用量逐渐或突然增多。进入青春期的患儿，由于性激素增多等变化，增强了对胰岛素的拮抗，胰岛素用量较大。

4. 永久糖尿病期　青春期后，病情逐渐稳定，胰岛素用量比较恒定。

【辅助检查】

（一）尿液检查

1. 尿糖　尿糖定性一般为阳性。在胰岛素治疗过程中，应检测尿糖变化，以判断饮食及胰岛素用量是否恰当。

2. 尿酮体　糖尿病伴有酮症酸中毒时呈阳性。

3. 尿蛋白　检测尿微量白蛋白。及时了解肾脏的病变情况。

（二）血液检查

1. 血糖测定　以静脉血浆（或血清）葡萄糖为标准。空腹血糖或血浆血糖≥6.7 mmol/L、7.8 mmol/L；当患儿有"三多一少"症状、尿糖阳性时，其任意血样（非空腹）血糖≥11.1 mmol/L；或口服葡萄糖耐量试验（OGTT）2 h血糖值>11.1 mmol/L，即可诊断为糖尿病。

2. 糖化血红蛋白（HbA1c）　HbA1c可代表血糖的真糖部分，可反映近2个月血糖平均浓度，是判断一段时间内血糖控制情况的可靠、稳定、客观的指标，与糖尿病微血管及神经并发症有一定的相关性。正常人HbA1c<6%；HbA1c维持在6%～7%，表示控制良好，糖尿病并发症不发生或已发生但不进展；HbA1c在8%～9%时为控制尚可；HbA1c在11%～13%时为控制较差，糖尿病并发症显著增加。

3. 血气分析　酮症酸中毒在1型糖尿病患儿中发生率极高，当血气分析显示患儿血pH<7.3，HCO_3^-<15 mmol/L时，有代谢性酸中毒存在。

（三）其他检查

腹部B超检测肝脏和胰腺，眼科检查眼底。

【治疗要点】

儿童糖尿病治疗目的：消除高血糖引起的临床症状，稳定血糖；维持儿童正常生长和性发育；积极预防并及时纠正酮症酸中毒；纠正代谢紊乱，力求病情稳定；防止中晚期并发症出现。

（一）胰岛素的治疗

胰岛素是治疗儿童糖尿病能否成功的关键，儿童1型糖尿病终身需用胰岛素治疗。目前胰岛素的制剂有胰岛素(RI)、中效的珠蛋白胰岛素(NPH)、长效的鱼精蛋白锌胰岛素(PZI)。胰岛素婴儿需要量偏小,年长儿需要量大 。新诊断的患儿可先给予 0.5 U/kg,治疗开始的第 1 天以0.5～0.6 U/kg 计算较安全。将全天量平均分为 3～4 次于每餐前及睡前加餐前 20～30 min 注射。用 NPH 60％和 RI 40％的量分 2 次注射,早餐前用全天量的 2/3,晚餐前用 1/3 量。早餐前注射的胰岛素提供早餐和午餐后的胰岛素,晚餐前注射的胰岛素提供晚餐后及睡前点心直至次日晨的胰岛素;根据用药日的血糖或尿糖结果调整次日的胰岛素用量;RI 分 3～4 次注射时,胰岛素用量的调节应根据前一天上午第一段尿糖及午餐前尿糖或血糖调节次日早餐前 RI 量或调整早餐。如已用胰岛素治疗者,则每天给予短效胰岛素 0.7 U/kg,青春期 1.0～1.5 U/(kg・d),每天剂量分 3 次,分别于三餐前 30 min 皮下注射,必要时睡前加用 1 次低精蛋白胰岛素(中效胰岛素),数天后可改用短效与低精蛋白胰岛素混合应用,其比例为 1：2 或 1：3,一天注射 2～3 次为宜。

(二)糖尿病酮症酸中毒的治疗

液体治疗和胰岛素可以纠正脱水、酸中毒及电解质紊乱。多采用小剂量胰岛素持续静脉滴注治疗。首先静脉推注 RI 0.1 U/kg,然后将 RI 25 U 加入等渗盐水 250 mL 中,按每分钟 1 mL 的速度滴入。当血糖降至 17 mmol/L 以下时,则输入液中换成含 0.2％氯化钠的 5％葡萄糖溶液,并停止静脉滴注胰岛素,改为 RI 皮下注射,每次 0.25～0.5 U/kg,每 4～6 h 1 次。酮症酸中毒并发感染时及时采用有效抗生素治疗。

(三)饮食治疗

饮食治疗的目的也是为了使血糖能稳定地控制在接近正常水平,以减少并发症的发生,糖尿病儿童的饮食应是有一定限度的计划饮食。每天总热量以糖占 50％～55％、蛋白质占 15％～20％、脂肪占 30％的比例计算出所需的糖、蛋白质和脂肪的量。脂肪应是植物油(不饱和脂肪),避免肥肉和动物油。全天热量分为三餐后 3 次点心,早餐为每天总热量的 25％,午餐为每天总热量的 25％,晚餐为每天总热量的 30％,三餐间 2 次点心各 5％,睡前点心(加餐)10％。每餐中糖类是决定血糖和胰岛素需要量的关键。

(四)运动治疗

运动是儿童正常生长和发育所需的生活内容的一部分,运动对糖尿病患儿更有重要意义。运动可使热量平衡并能控制体重,运动能促进心血管功能,改进血浆中脂蛋白的成分,使肌肉对胰岛素的敏感性增高,从而增强葡萄糖的利用,有利于血糖的控制。运动的种类和剧烈的程度应根据年龄和运动能力进行安排,运动时必须做好胰岛素用量和饮食的调节,运动前减少胰岛素用量或加餐。

【主要护理诊断/问题】
(1)营养失调:低于机体需要量 与血糖增高、代谢紊乱、营养不良有关。
(2)有体液不足的危险 与血糖增高、尿渗透压增高有关。
(3)活动无耐力 与严重代谢紊乱、蛋白质分解增加有关。
(4)潜在并发症:酮症酸中毒、低血糖昏迷。
(5)焦虑 与糖尿病的并发症、需长期治疗有关。

【护理措施】

(一)饮食护理

糖尿病一经确诊,不论病情轻重,也不管是否应用药物治疗,均须长期坚持饮食治疗,这是通过合理调节控制饮食,以减少胰岛负担,促进胰岛功能恢复。向患儿及家属讲解饮食疗法的重要性,患儿每天摄入的总能量与营养成分,须结合生理需要、饮食习惯及身高、体重、性别、年龄来计算,结合病情,算出摄入量的标准。饮食要控制,而可吃的品种基本上与常人相仿,不必有过多的禁忌。治疗初期,应减少糖的摄入量,易饥饿者,鼓励患儿多吃高纤维的天然食品,可增加饱食感,延缓消化吸收,使血糖降低,尿糖排出减少,且有利于防止心血管并发症的发生与发展。游戏运动前可补充零食,游戏运动时少量多餐或减小胰岛素用量,并督促患儿吃完每餐所进食物,禁止食用规定以外的零食,并详细记录进食情况。控制饮食以保持正常体重,每周测患儿体重1次,以减少血糖波动、维持血脂正常为原则。

(二)排尿异常的护理

患儿多尿与烦渴由高渗利尿引起,需详细记录出入液量。对多尿患儿应及时提供便盆并协助排尿,对遗尿小儿夜间定时唤醒排尿。尿糖刺激会阴部可引起瘙痒,需每天清洗局部2次,婴儿需及时更换尿布。对烦渴小儿提供足够的饮用水,防止脱水发生。

(三)糖尿病酮症酸中毒的护理

立即建立两条静脉通道,一条快速输入用来纠正脱水、酸中毒,另一条静脉通道输入小剂量胰岛素,静脉输入速度及用量必须根据小儿年龄及需要调节,最好采用微量输液泵调整滴速,保证胰岛素均匀滴入,应详细记录出入液量。要加强口腔、眼睛、皮肤的护理,按时翻身,保持皮肤、被褥干燥,注意鼻饲管、留置导尿管的位置正确,按时更换,补液时应根据患儿心肺功能调节速度。

(四)抽搐、昏迷的护理

应专人护理,密切观察生命体征的变化,并详细记录出入液量和胰岛素用量,按时测血糖、尿糖、血酮、尿酮及电解质的变化,检查尿糖及酮体均需在餐前30 min充分排尿,然后餐前再留尿检查,随时调整胰岛素用量,避免出现低血糖昏迷。

(五)密切观察病情,防止并发症

密切注意有无恶心、呕吐、嗜睡、腹痛、呼吸快而深、口内有醋酮味等早期症状。昏迷的前驱症状有倦怠感、口渴、头痛、恶心、呕吐、腹痛、呼吸急促等症状,低血糖患儿有倦怠感、异常饥饿感、多汗、面色苍白、心慌、虚脱、嗜睡倾向,发现异常立即报告医生,备好抢救物品及药品。

【健康教育】

应耐心介绍疾病有关知识,鼓励树立信心,坚持治疗。

(1)解释严格遵守饮食控制的重要性。

(2)解释每天活动锻炼对降低血糖水平、增加胰岛素分泌、降低血脂的重要性。

(3)鼓励和指导患儿及家属独立进行血糖和尿糖的监测,教会患儿或家长用纸片法监测末梢血糖值,用班氏试剂或试纸法做尿糖监测。

(4)教会正确抽吸和注射胰岛素的方法。

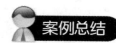
案例总结

患儿,男,3岁,因"口干,多饮、多尿2周,发热2天"入院。查体:身高95 cm,体重14 kg,神清,精神一般,营养发育正常,无特殊气味,皮肤弹性可,咽部充血,扁桃体Ⅰ度肿大,无脓点,余无特殊。辅助检查:血糖29.8 mmol/L。尿常规:葡萄糖(+++),酮体(+++)。HbA1c 9.7%。对该患儿的诊断是什么? 该如何治疗及护理?

考点链接

1. 甲状腺功能减退症的临床表现不包括(　　)。

A. 头大颈短　　　　　　　　B. 特殊面容　　　　　　　　C. 智力低下

D. 上部量短,下部量长　　　E. 表情淡漠

2. 先天性甲状腺功能减退症最主要的病因是(　　)。

A. 胚胎期缺碘　　　　　　　B. 甲状腺发育异常　　　　　C. 促甲状腺激素缺乏

D. 甲状腺激素合成障碍　　　E. 甲状腺或靶器官反应低下

NOTE

3. 以下哪项不属于儿童糖尿病的临床表现？（　　）

A. 口渴明显　　　　　　　　B. 多饮多尿，消瘦　　　　　C. 遗尿

D. 酮症酸中毒　　　　　　　E. 惊厥

4. 以下哪项不属于儿童糖尿病的自然病程？（　　）

A. 急性代谢紊乱期　　　　　B. 暂时缓解期　　　　　　　C. 强化期

D. 恢复期　　　　　　　　　E. 永久糖尿病期

（鲍　莹）

岗位任务拓展 13

重点与难点：
1. 小儿细胞免疫和体液免疫。
2. 过敏性紫癜的病因、临床表现、实验室检查、治疗要点和护理。

第十四章　免疫性疾病患儿的护理

第十四章　免疫性疾病患儿的护理

第一节　儿童免疫系统特点

　任务目标 ......

思政素质目标：

能够运用所学知识，解答患儿及家长提出的有关过敏性紫癜及皮肤黏膜淋巴结综合征的健康问题，培养学生的沟通能力与责任心。

知识目标：

说出原发性免疫缺陷病的概念。复述儿童免疫系统发育特点。

技能目标：

运用护理程序，对皮肤黏膜淋巴结综合征的患儿进行评估，并制订相应的护理计划。

免疫(immunity)是机体的生理性保护机制。其本质为识别自身，排除异己，其功能包括免疫防御、免疫稳定和免疫监视。免疫功能失调可导致异常免疫反应，即变态反应、自身免疫反应、免疫缺陷及发生恶性肿瘤。小儿免疫状况与成人明显不同。

【非特异性免疫的特点】

非特异性免疫反应是机体在长期种族进化中不断与病原体相互斗争而建立起来的一种系统防御功能，该免疫功能构成机体的第一道防线，当病原体入侵时首先发挥作用。

1. 屏障防御机制　如皮肤黏膜屏障、血脑屏障、血-胎盘屏障、淋巴结过滤作用等构成的解剖屏障和由溶菌酶、胃酸等构成的生化屏障。

2. 细胞吞噬系统　具有吞噬功能的细胞主要是单核-巨噬细胞和中性粒细胞。某些吞噬细胞功能因血清补体、调理素、趋化因子等缺乏，可呈暂时性低下。

3. 补体系统和其他免疫分子作用　血清补体浓度和活性低下。

新生儿和婴幼儿的非特异性免疫功能较差，因此，易发生感染且感染后易于扩散。

【特异性免疫的特点】

特异性免疫反应是机体在后天生活过程中与抗原物质接触后产生的，是一种后天获得性免疫，包括细胞免疫和体液免疫。

1. 细胞免疫　细胞免疫(T淋巴细胞免疫)是由T淋巴细胞介导产生的免疫反应。胸腺是T淋巴细胞发育成熟的重要场所。足月新生儿外周血中T淋巴细胞绝对计数已达成人水平，但T淋巴细胞分类比例和功能与成人不同。其中具有辅助/诱导作用的CD4$^+$T淋巴细胞数比具有抑制细胞毒性作用的CD8$^+$T淋巴细胞数多，使CD4$^+$T与CD8$^+$T的比值高达3~4，约2岁时达成人水平。新生儿期由T淋巴细胞产生的干扰素(IFN-7)和白细胞介素-4(IL-4)为成人的10%~20%，约3岁时达到成人水平。

2. 体液免疫　体液免疫(B淋巴细胞免疫)是指B淋巴细胞在抗原刺激下转化成浆细胞并产生抗体(即免疫球蛋白)，特异性地与相应抗原在体内结合而引起免疫反应。骨髓是B淋巴细胞成熟的场所。

（1）B 淋巴细胞：胎儿和新生儿 B 淋巴细胞在抗原刺激下，可产生相应的 IgM 类抗体，而有效的 IgG 类抗体应答需在出生后 3 个月才出现。

（2）免疫球蛋白(Ig)：Ig 是具有抗体活性的球蛋白，可分为 IgG、IgA、IgM、IgD 和 IgE 五类。①IgG：唯一能通过胎盘的 Ig。大量 IgG 通过胎盘发生在妊娠后期，对新生儿起抗感染作用。出生 3 个月后，IgG 合成逐渐增加，6～7 岁时接近成人水平。②IgM：个体发育过程中最早合成和分泌的抗体。胎儿时期已能产生 IgM，出生后更快，生后 3～4 个月 IgM 的含量为成人的 50%，1 岁时达 75%。脐血 IgM 增高，提示宫内感染。③IgA：发育最迟，至 12 岁时才达成人水平。分为血清型和分泌型 2 种，分泌型 IgA 存在于唾液、泪水、乳汁等外分泌液中，是黏膜局部抗感染的重要因素。新生儿和婴幼儿分泌型 IgA 水平低下，易患呼吸道和胃肠道感染。④IgD：在新生儿血中含量极微，5 岁时才达成人水平的 20%。⑤IgE：出生时 IgE 水平约为成人的 10%，7 岁左右达成人水平。IgE 主要参与 I 型超敏反应。

第二节 原发性免疫缺陷病

免疫缺陷病(immunodeficiency disease，IDD)是免疫系统中任何一个成分的缺失或功能不全而导致免疫功能障碍所引起的疾病。涉及免疫细胞、免疫分子或信号转导的缺陷。

【分类】

1. 免疫缺陷病按发病原因分类 可分为原发性免疫缺陷病(primary immunodeficiency disease，PIDD)和继发性免疫缺陷病(secondary immunodeficiency disease，SIDD)。

2. 根据累及免疫细胞和成分不同分类 可分为体液免疫缺陷、细胞免疫缺陷、联合免疫缺陷、吞噬细胞缺陷和补体缺陷。

PIDD 是由于先天性(多为遗传性)发育缺陷而导致的免疫功能不全。

【病因】

1. B 淋巴细胞缺陷性疾病 性联低丙种球蛋白血症、选择性 IgA 缺陷、IgM 升高的 IgG 和 IgA 缺陷。

2. T 淋巴细胞缺陷性疾病 DiGeorge 综合征、T 淋巴细胞活化和功能缺陷。

3. T 淋巴细胞和 B 淋巴细胞联合缺陷性疾病

（1）严重联合免疫缺陷症(severe combined-immunodeficiency disease，SCID)：干细胞分化缺陷导致 T 淋巴细胞、B 淋巴细胞减少，体液和细胞免疫均缺陷，出生 6 个月起发病，对各种类型感染均易感。SCID 有性联隐性和常染色体隐性两种遗传方式。

（2）其他 SCID：Wiskott-Aldrich 综合征、共济失调-毛细血管扩张症。

4. 吞噬细胞缺陷病 慢性肉芽肿病、白细胞黏附缺陷、Chediak-Higashi 综合征。

5. 补体缺陷病 遗传性毛细血管水肿。

【临床表现】

1. 感染 对各种感染的易感性增加是免疫缺陷最主要、最常见、最严重的表现和后果，也是患儿死亡的主要原因。体液免疫缺陷者感染常由化脓性细菌引起。细胞免疫缺陷者感染则以病毒、真菌、胞内寄生菌及原虫多见，而且免疫缺陷者常发生条件致病菌的感染。

2. 恶性肿瘤 PIDD 中 T 淋巴细胞免疫缺陷者恶性肿瘤的发病率比正常人群高 100～300 倍。

3. 伴发自身免疫病 免疫缺陷者自身免疫病的发病率高达 14%，尤以原发性免疫缺陷者显著，以系统性全身性红斑狼疮、类风湿性关节炎和恶性贫血多见。

4. 多系统受累和症状多变性 如胸腺发育不全的表现为新生儿期的手足搐搦、心血管及特殊面容。

5. 遗传倾向性 多数原发性免疫缺陷病有遗传倾向性，约 1/3 为常染色体遗传，1/5 为性染

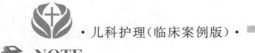

色体遗传。15 岁以下原发性免疫缺陷病患儿 80％以上为男性。

6. 发病年龄 50％以上原发性免疫缺陷病从婴幼儿开始发病,年龄越小病情越重,治疗难度越大。

【实验室检查】

1. T 淋巴细胞检测 外周血淋巴细胞计数<1.5×10^9/L,且体积小,提示 T 淋巴细胞减少。

2. B 淋巴细胞检测 血清 Ig 量测定,Ig<4 g/L、IgG<2 g/L 提示 B 淋巴细胞缺陷。

3. 吞噬作用检测 外周血中性粒细胞计数<1.0×10^9/L,提示中性粒细胞减少症。

4. 补体检测 血清 C3 含量测定、总补体溶血力(CH50)测定。

5. 基因检测 检测突变的基因或突变的基因产物(如在 X 连锁无 γ 球蛋白血症发现突变 Bruton 酪氨酸激酶基因)。

【主要护理诊断/问题】

(1) 有感染的危险　与免疫功能缺陷有关。

(2) 焦虑　与反复感染、预后差有关。

【护理措施】

护理重点是采取多项措施预防感染。

1. 保护隔离 住院患儿应住单间病房,保持室内空气新鲜、温度合适。医护人员严格执行无菌操作。注意口腔和皮肤的清洁卫生。

2. 合理喂养 给予优质蛋白、足热量、多维生素、易消化的食物。

3. 监测病情 定时测体温,及时发现感染、过敏现象。

【健康教育】

(1) 指导患儿及家长预防感染的护理方法,指导喂养。

(2) 避免各种活疫苗、活菌苗接种,以防发生严重感染。

(3) 慎用各种免疫抑制剂,禁忌做脾脏切除,一般不做扁桃体和淋巴结切除。

(4) T 淋巴细胞免疫缺陷的患儿不宜输新鲜血制品,以防发生移植物抗宿主反应。

第三节　风湿性疾病

一、风湿热

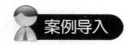

患儿,女,7 岁,因发热 10 天入院。患儿曾出现反复关节痛病史,未引起重视。查体:T 38.9 ℃,P 120 次/分,R 26 次/分,心律失常,患儿有不自主的挤眉弄眼小动作表现,腹部可见环形红斑。初诊为风湿热。

你认为该患儿主要的护理问题是什么? 如何护理该患儿?

风湿热(rheumatic fever)是一种常见的反复发作的急性或慢性结缔组织炎症,其发病与 A 组乙型溶血性链球菌密切相关。临床表现以心脏炎和关节炎为主,可伴有发热、毒血症、皮疹、皮下结节、舞蹈病等。急性发作时通常以关节炎较为明显,急性发作后常遗留轻重不等的心脏损害,尤以瓣膜病变最为显著,形成慢性风湿性心脏病或风湿性瓣膜病。

【病因】

风湿热是 A 组乙型溶血性链球菌咽峡炎晚期的并发症。0.3％~3％因该菌引起的咽峡炎患儿于 4 周后发生风湿热。皮肤及其他部位 A 组乙型溶血性链球菌感染不会引起风湿热。

【病理】

1. 急性渗出期　受累部位如心脏、关节、皮肤等结缔组织变性和水肿,淋巴细胞和浆细胞浸润;心包膜纤维素性渗出,关节腔内浆液性渗出。本期持续约 1 个月。

2. 增生期　主要存在于心肌和心内膜(包括心瓣膜),特点为形成风湿小体(Aschoff 小体),此外,风湿小体还可分布于肌肉及结缔组织,好发部位为关节处皮下组织和腱鞘,形成皮下结节,是诊断风湿热的病理依据。本期持续 3～4 个月。

3. 硬化期　风湿小体中央变性和坏死物质被吸收,炎症细胞减少,纤维组织增生和瘢痕形成。二尖瓣最常受累,其次为主动脉瓣,很少累及三尖瓣。此期持续 2～3 个月。

【临床表现】

风湿热一般呈急性起病,应询问患儿发病前 1～4 周有无上呼吸道感染的表现,有无发热、关节疼痛、皮疹,有无精神异常或不自主的动作表现,既往有无心脏病或关节炎病史。

1. 一般症状　大部分患儿有不规则的轻度或中度发热,但也有呈弛张热或持续低热者。脉率加快,大量出汗。

2. 心脏炎　心脏炎为临床上最重要的表现,患儿中 65％～80％有心脏病变。急性风湿性心脏炎是儿童期充血性心力衰竭最常见的原因。

(1) 心肌炎:急性风湿性心肌炎最早的临床表现是二尖瓣和主动脉瓣的杂音,此杂音由瓣膜反流造成,可单独或同时出现,二尖瓣区的杂音最多见。病变轻微的局限性心肌炎,可能无明显的临床症状。弥漫性心肌炎可有心包炎和充血性心力衰竭的临床症状,如心前区不适或疼痛、心悸、呼吸困难以及水肿等。常见的体征如下。

①心动过速:心率常在每分钟 100～140 次,与体温升高不成比例。水杨酸类药物可使体温下降,但心率未必恢复正常。

②心脏扩大:心尖搏动弥散、微弱,心脏浊音界增大。

③心音改变:常可闻及奔马律,第一心音减弱,形成胎心样心音。

④心脏杂音:心尖部或主动脉瓣区可听到收缩期吹风样杂音。有时在心尖部可有轻微的隆隆样舒张期杂音。此杂音主要由心脏扩大引起二尖瓣口相对狭窄所致。急性炎症消退后,上述杂音也可减轻或消失。

⑤心律失常及心电图异常:可有过早搏动、心动过速、不同程度的房室传导阻滞和阵发性心房颤动等。心电图以 P-R 间期延长最为常见,此外,可有 ST-T 波改变、Q-T 间期延长和心室内传导阻滞等。

⑥心力衰竭:急性风湿热引起的心力衰竭往往由急性风湿性心肌炎所致,尤其在年龄较小的患儿,病情凶险,表现为呼吸困难、面色苍白、肝脾肿大、水肿等;在成人中,心力衰竭多在慢性瓣膜病的基础上发生。

值得注意的是,大多数风湿性心肌炎患儿无明显的心脏症状,所以当出现慢性瓣膜病变时,无明确的风湿热病史。

(2) 心内膜炎:在病理上极为常见。常累及左心房、左心室的内膜和瓣膜,二尖瓣膜最常受累,主动脉瓣次之,三尖瓣和肺动脉极少累及。凡有心肌炎者,几乎均有心内膜受累的表现。其症状出现时间较心肌炎晚。临床上,出现心尖区轻度收缩期杂音,多属功能性,可能继发于心肌炎或发热和贫血等因素,在风湿热活动控制后,杂音减轻或消失。主动脉瓣关闭不全时,胸骨左缘第 3～4 肋间有吹风样舒张期杂音,向心尖区传导,同时伴有水冲脉及其他周围血管体征。主动脉瓣区舒张期杂音较少出现,且风湿热发作过后往往多不消失。

(3) 心包炎:出现于风湿热活动期,与心肌炎同时存在,是严重心脏炎的表现之一。临床表现为心前区疼痛,可闻及心包摩擦音,持续数天至 2～3 周。发生心包积液时,液量一般不多。渗出物吸收后浆膜有粘连和增厚,但不影响心功能。临床上不遗留明显病征,极少发展成为缩窄性心包炎。

3. 关节炎　典型的表现是游走性多关节炎,常对称累及膝、踝、肩、腕、肘、髋等大关节;局部呈红、肿、热、痛的炎症表现,部分患儿几个关节同时发病,手、足小关节或脊柱关节等也可累及。急性炎症消退后,关节功能完全恢复,不遗留关节强直和畸形,但常反复发作。关节局部炎症的程度与有无心脏炎或心瓣膜病变无明显关系。

4. 舞蹈病 常发生于5～12岁的儿童,女孩多于男孩。多在链球菌感染后2～6个月发病。起病缓慢,表现为挤眉弄眼、摇头转颈、咧嘴伸舌、肢体表现为伸直和屈曲、内收和外展、旋前和旋后等无节律的交替动作。精神紧张及疲乏时加重,睡眠时消失。舞蹈病可单独出现,也可伴有心脏炎等风湿热的其他表现,但不与关节炎同时出现。

5. 皮肤损害

(1)皮下结节:结节如豌豆大小,数目不等,较硬,触之不痛,常位于肘、膝、腕、踝、指(趾)关节伸侧、枕部、前额、棘突等骨质隆起或肌腱附着处。与皮肤无粘连,常数个以上聚集成群,对称性分布,通常2～4周自然消失,也可持续数月或隐而复现。皮下结节伴有严重的心脏炎,是风湿活动的表现之一。

(2)环形红斑:较多见,且有诊断意义。常见于四肢内侧和躯干,为淡红色环状红晕。初出现时较小,以后迅速向周围扩大,边缘轻度隆起,环内皮肤颜色正常,有时融合成花环状。红斑时隐时现,不痒不硬,压之褪色,历时可达数月之久。

【实验室检查】

1. 血常规 白细胞计数轻度至中度增高,中性粒细胞增多,核左移,常有轻度红细胞计数和血红蛋白含量的降低。

2. 血沉 血沉加速,但合并严重心力衰竭或经糖皮质激素或水杨酸制剂抗风湿治疗后,血沉可不增快。

3. 血清溶血性链球菌抗体测定 溶血性链球菌能分泌多种具有抗原性的物质,使机体对其产生相应抗体,这些抗体的增加说明患儿近期曾有溶血性链球菌感染。通常在链球菌感染后2～3周抗体明显增加,2个月后逐渐下降,可维持6个月左右。

4. 其他检查 风湿热患儿血清中有对C物质反应的蛋白,存在于α-球蛋白中。风湿活动期,C反应蛋白增高,病情缓解时恢复。黏蛋白是胶原组织基质的化学成分。风湿活动时,胶原组织破坏,血清中黏蛋白浓度增高。

【治疗原则】

1. 一般治疗 包括卧床休息、加强营养、补充维生素等。

2. 清除链球菌感染 应用青霉素80万单位肌内注射,每日2次,持续2周。青霉素过敏者可改用其他有效抗生素如红霉素等。

3. 抗风湿热治疗 心脏炎时宜早期使用糖皮质激素,泼尼松每日2 mg/kg,最大量≤60 mg/d,分次口服,2～4周后减量,总疗程8～12周。无心脏炎的患儿可用阿司匹林,2周后逐渐减量,疗程4～8周。

4. 其他治疗 如有充血性心力衰竭时应视为心脏炎复发,及时给予大剂量静脉注射糖皮质激素,如氢化可的松或甲基泼尼松龙每日1次,10～30 mg/kg,共1～3次。应予以低盐饮食,必要时氧气吸入,给予利尿剂和血管扩张剂。舞蹈病时可用苯巴比妥、安定等镇静剂。关节肿痛时应予制动。

【主要护理诊断/问题】

(1)心输出量减少 与心脏受损有关。

(2)疼痛 与关节受累有关。

(3)焦虑 与疾病的威胁有关。

(4)潜在并发症:心力衰竭。

【护理措施】

1. 一般护理

(1)卧床休息:无心脏炎者2周,有心脏炎时轻者4周,重者6～12周,伴心力衰竭者待心功能恢复后再卧床3～4周,血沉接近正常时方可下床活动,活动量应根据心率、心音、呼吸、有无疲劳而调节。一般恢复至正常活动量所需时间:无心脏受累者1个月,轻度心脏受累者2～3个月,严重心脏炎伴心力衰竭者6个月。卧床休息的期限取决于心脏受累程度和心功能状态。急性期无心脏炎患儿卧床休息2周,随后逐渐恢复活动,于2周后达正常活动水平;心脏炎无心力衰竭患儿卧床休息4周,随后于4周内逐渐恢复活动;心脏炎伴充血性心力衰竭患儿则需卧床休息至少8周,在以后2～3个月逐渐增加活动量。

(2) 饮食护理:给予易消化、高蛋白、高维生素食品,有心力衰竭者适当限制盐和水,少量多餐,并保持大便通畅。

2. 用药护理 阿司匹林可引起胃肠道反应、肝功能损害和出血。饭后服用或同服氢氧化铝可减少对胃的刺激,加用维生素K可防止出血。阿司匹林引起多汗时应及时更衣防止受凉。泼尼松可引起满月脸、肥胖、消化道溃疡、肾上腺皮质功能不全、精神症状、血压增高、电解质紊乱、抑制免疫等,应密切观察,避免交叉感染及骨折。心力衰竭患儿需用洋地黄治疗,心肌炎时对洋地黄敏感且易出现中毒,洋地黄剂量应为一般剂量的1/3～1/2,注意有无恶心呕吐、心律失常、心动过缓等副作用,并应注意补钾。

3. 症状护理

(1) 心脏炎的护理:①注意心率、心律及心音,多汗、气急等心力衰竭表现;②绝对卧床休息;③饮食护理;④遵医嘱用泼尼松抗风湿治疗,有心力衰竭者加用洋地黄制剂,同时配合吸氧、利尿及维持水、电解质平衡等治疗;⑤做好一切生活护理。

(2) 关节炎的护理:保持舒适的体位,避免患肢受压,移动肢体时动作轻柔。做好皮肤护理。

【健康教育】

急性风湿热初次发作75%的患儿在6周恢复,至12周90%的患儿恢复,仅5%的患儿风湿活动持续超过6个月。风湿活动时间较长的患儿往往有严重而顽固的心脏炎或舞蹈病。复发常在再次链球菌感染后出现,初次发病后5年内约有20%患儿可复发,第二个5年的复发率为10%,第三个5年的复发率为5%。急性风湿热的预后取决于心脏病变的严重程度、复发次数及治疗措施。严重心脏炎、复发次数频繁、治疗不当或不及时者,可死于重度或顽固性心力衰竭、亚急性感染性心内膜炎或形成慢性风湿性心瓣膜病。

二、川崎病

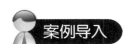案例导入

患儿,男,1岁。7天前出现流涕、轻咳。随即出现发热,体温高达39.5℃,在当地门诊给予退热及抗生素治疗,效果欠佳,体温持续不退。继而前胸、后背部出现皮疹。双脚脚趾肿胀,不能行走,遂来医院就诊。查体:T 38.5℃,P 92次/分,R 42次/分,BP 80/65 mmHg。门诊医生以川崎病收入病房。问题:

(1) 根据提供的资料,对该患儿可能的诊断是什么?
(2) 患儿存在的护理诊断有哪些?
(3) 作为护士,对患儿的护理措施有哪些?

皮肤黏膜淋巴结综合征(mucocutaneous lymph node syndrome,MCLS)又称川崎病(Kawasaki's disease),是一种病因未明的全身血管炎综合征,幼儿高发,临床特点为急性发热、皮肤黏膜病损和淋巴结肿大。多数自然康复,心肌梗死是主要死因。

婴儿及儿童均可发病,但80%～85%患儿在5岁以内,好发于6～18个月婴儿。男孩较多,男:女为(1.3～1.5):1。无明显季节性。

【病因】

1. 感染 与多种病毒感染有关,包括EB病毒、逆转录病毒,或链球菌、丙酸杆菌感染。

2. 免疫反应　机体对感染源的过敏反应。

3. 其他　环境污染、化学药品等。

【临床表现】

1. 发热　发热为最早出现的症状,体温达 38～40 ℃或以上,可持续 1～2 周,呈稽留热或弛张热。持续时间多在 5 天以上,一般为 4～30 天或更久,平均持续 2 周左右。抗生素治疗无效。

2. 皮肤黏膜表现

(1)皮疹:于发热同时或发热后不久发生,呈向心性、多形性,最常见为遍布全身的荨麻疹样皮疹,其次为深红麻疹、斑丘疹,还可见到猩红热样皮疹,无水疱或结痂。热退后皮疹可消退。

(2)肢端变化:肢端变化为本病特点,在急性发热早期,手足皮肤广泛硬性水肿,指、趾关节呈梭形肿胀,并有疼痛和强直,与急性类风湿性关节炎相似,继之手掌、脚底弥漫性红斑。体温渐降时手足硬性水肿和皮疹也随之消退,同时出现膜样脱屑,即在指、趾端和甲床交界处,沿甲床呈膜状或薄片脱皮,重者指、趾甲也可脱落。98％左右患儿出现甲床皮肤移行处膜样脱皮,为川崎病的典型临床特点。

(3)黏膜表现:双眼球结膜充血,但无脓性分泌物或流泪,在整个发热期或更长时间内都有表现,口腔咽部黏膜呈弥漫性充血,唇红干燥、皲裂、出血或结痂,舌乳头突起呈杨梅舌。

3. 淋巴结肿大　一般在发热同时或发热后 3 天内出现,质硬、不化脓、不发热。常位于单侧颈部,少数为双侧,有时枕后或耳后淋巴结也可受累。

4. 心血管症状　在急性发热期,如心尖部出现收缩期杂音、心音遥远、心律失常和心脏扩大,即提示冠状动脉损害。发热末期可出现充血性心力衰竭、心包炎和二尖瓣关闭不全等,也可发生高血压或心源性休克。在亚急性期和恢复期,可因冠状动脉和动脉瘤而发生心肌梗死,其中约半数患儿的动脉瘤可在 1 年内消散。可因冠状动脉炎伴有动脉瘤和血栓而引起猝死。

5. 其他伴随症状　可出现脓尿和尿道炎,或腹泻、呕吐、腹痛,少数患儿可发生肝大、轻度黄疸和血清转氨酶活性升高。少见肺部感染,偶有无菌性脑膜炎。

【辅助检查】

1. 血液检查　急性期白细胞总数及中性粒细胞增高,核左移。过半数患儿可见轻度贫血。血沉明显增快,C 反应蛋白增高。血清补体正常或稍高。

2. 心电图检查　以 ST 段和 T 波异常多见,也可显示 P-R 间期、Q-R 间期延长,异常 Q 波及心律失常。

3. 超声心动图检查　各种心血管病变如心包积液、左室扩大、二尖瓣关闭不全及冠状动脉扩张或形成动脉瘤。二维超声为诊断冠状动脉瘤最可靠的无创伤方法。

【治疗原则】

主要是对症与支持疗法,包括减轻血管炎症和对抗血小板凝集。

1. 阿司匹林　阿司匹林为首选药物,具有抗炎、抗凝作用。早期与免疫球蛋白联用可控制急性炎症过程,减少冠状动脉病变。每天 30～50 mg/kg,分 2～3 次服用,热退后 3 天逐渐减量,2 周左右减至每天 3～5 mg/kg,维持 6～8 周。如有冠状动脉病变时,应延长用药时间,直至冠状动脉恢复正常。

2. 静脉注射丙种球蛋白(IVIG)　剂量为 1～2 g/kg,于 8～12 h 静脉缓慢注射,宜于发病早期(10 天以内)应用,可迅速退热,预防冠状动脉病变发生。应用过 IVIG 的患儿在 9 个月内不宜预防接种麻疹、风疹、腮腺炎等疫苗。

3. 糖皮质激素　IVIG 治疗无效的患儿可考虑使用糖皮质激素,也可与阿司匹林和双嘧达莫(潘生丁)合并应用。

4. 其他治疗　①抗血小板聚集。②对症治疗:根据病情给予对症及支持疗法,如补充液体、护肝、控制心力衰竭、纠正心律失常等,有心肌梗死时应及时进行溶栓治疗。③心脏手术:严重的冠状动脉病变需要进行冠状动脉搭桥术。

【主要护理诊断/问题】

(1) 体温过高　与感染、免疫反应等因素有关。

(2) 皮肤完整性受损　与小血管炎有关。

(3) 口腔黏膜改变　与小血管炎有关。

(4) 潜在并发症:心脏受损。

【护理措施】

1. 一般护理　室温 20～22 ℃,湿度 50%～60%,每天通风卧床休息。给予营养丰富的流质饮食,保证水的摄入,补充 B 族维生素和维生素 C。

2. 症状护理

(1) 发热的护理:监测体温,观察热型及伴随症状,并及时处理。鼓励患儿多饮水或静脉补液。

(2) 皮肤黏膜的护理:观察皮肤黏膜情况,保持皮肤清洁,剪短指甲,以免抓伤;衣被质地柔软而清洁。每天用生理盐水棉球擦洗双眼,必要时用眼膏。保持口腔清洁,鼓励多漱口,口唇干裂时可涂护唇油。

(3) 口腔护理:口腔及口唇潮红、干燥、皲裂、出血、结痂。口腔咽部黏膜弥漫性充血,舌乳头突出呈杨梅舌,扁桃体呈轻度或重度肿大。要协助家长做好口腔护理,注意口腔卫生。尽量避免食用生、硬的食物,以流食、软食为主。

(4) 眼的护理:发病后 1～6 天患儿有眼结膜充血或球结膜充血,不伴有分泌物及肿胀,可用甲氯霉素滴眼液滴眼,避免直接强光刺激、疲劳过度。

(5) 冠状动脉改变的护理:部分患儿心脏彩超检查出现冠状动脉扩张、冠状动脉瘤样扩张,冠状动脉最大内径<4 mm 为轻度,4～8 mm 为中度,>8 mm 为重度;冠状动脉狭窄、血栓,较重时可出现猝死,必须减少心脏负荷,密切观察生命体征。

3. 心理护理　及时向家长交代病情,进行解释,以取得配合。护理人员应为患儿安排好床上的娱乐活动,多给予精神安慰,以减少精神刺激与不安。

【健康教育】

(1) 急性期患儿绝对卧床休息,避免增加心脏负担,恢复期可适当活动。告知家长饮食宜富含纤维,保持大便通畅。预防感染,保持有规律的生活节奏,定制患儿活动及休息原则。

(2) 向家长说明服药的长期性,树立信心,按正规疗程、剂量服用药物,注意观察药物不良反应,定期来院复诊。不可擅自减量、停药。

(3) 接受 IVIG 治疗的患儿如需预防接种麻风疫苗至少应间隔 11 个月,其余的预防接种可在 3 个月后正常进行。

(4) 冠状动脉病变是最严重的并发症,合并冠状动脉瘤者长期服用阿司匹林需限制活动,每个月复诊 1 次,半年检查 1 次超声心动图,直至冠状动脉扩张消失。

(5) 指导家长观察病情,定期带患儿复查,按医嘱定期查血常规。对于无冠状动脉病变的患儿,于出院后 1 个月、3 个月、6 个月及 1 年全面检查 1 次。

案例总结

张某,女,8 岁。因反复低热、四肢关节疼痛半个月入院。患儿于 1 个月前曾患"感冒",在家自服"感冒药"后痊愈。半个月前开始出现反复低热,体温在 37.5～38.5 ℃之间波动,并觉四肢关节疼痛,呈游走性,以膝、肩、肘关节为明显。查双侧膝关节有红肿,且活动受损。门诊查血沉增快、抗链球菌溶血素 O 增高。初步诊断为风湿热。问题:

(1) 对该患儿及家长进行心理评估,并进行心理护理。

(2) 列出主要的护理诊断。

(3) 对该患儿及家长进行健康指导。

NOTE

考点链接

1. 原发性免疫缺陷病的突出表现是（　　）。
A. 营养发育差　　　　　　　　B. 经常反复感染　　　　　　　C. 淋巴组织发育不良
D. 免疫球蛋白低　　　　　　　E. 皮肤迟发型超敏反应阴性

2. 产生移动抑制因子的细胞是（　　）。
A. 巨噬细胞　　　　　　　　　B. 中性粒细胞　　　　　　　　C. T 淋巴细胞
D. B 淋巴细胞　　　　　　　　E. 嗜酸性粒细胞

3. 产生免疫球蛋白的细胞是（　　）。
A. T 淋巴细胞　　B. 巨噬细胞　　C. B 淋巴细胞　　D. 单核细胞　　E. 以上都不是

4. 发病率最高的原发性免疫缺陷病为（　　）
A. 细胞免疫缺陷病　　　　　　B. 体液免疫缺陷病　　　　　　C. 联合免疫缺陷病
D. 补体缺陷病　　　　　　　　E. 吞噬功能缺陷病

5. 风湿热的初发与再发多与哪种细菌有关？（　　）
A. 金黄色葡萄球菌　　　　　　B. 大肠杆菌　　　　　　　　　C. 肺炎双球菌
D. A 组 α 型溶血性链球菌　　　E. A 组 β 型溶血性链球菌

6. 风湿热最具有特征性的病理改变是（　　）。
A. 结缔组织渗出性炎症　　　　B. 基质水肿伴淋巴组织浸润　　C. 纤维组织增生
D. 环形红斑　　　　　　　　　E. 风湿性肉芽肿

7. 风湿热急性期于心尖区听到吹风样收缩期杂音和舒张期杂音，表示（　　）。
A. 二尖瓣狭窄　　　　　　　　B. 心肌炎　　　　　　　　　　C. 发热所致
D. 二尖瓣关闭不全　　　　　　E. 无临床意义

8. 下列哪些不符合急性风湿性关节炎的表现？（　　）
A. 常侵犯大关节，呈游走性、对称性
B. 小关节偶尔可同时受累
C. 炎症消退后活动正常
D. X 线摄片见关节间隙变窄、周围软组织肿胀
E. 局部出现红、肿、热、痛

9. 下列哪项不是风湿性皮下结节的特点？（　　）
A. 豌豆大小圆形结节，质硬而可活动，无压痛
B. 可见于 5%～10% 的风湿热患儿
C. 常见于肘、腕、膝、踝等关节伸侧骨质隆起或肌腱附着处
D. 一般经 2～4 周自然消失
E. 分布不对称

10. 下列哪一项不是风湿性环形红斑的特征？（　　）
A. 呈环形或半环形，边缘稍隆起，呈淡红色　　　B. 多见于躯干及四肢屈侧
C. 红斑于摩擦后明显　　　　　　　　　　　　　D. 1～2 天内消失
E. 消退后有色素沉着

（刘　雯）

岗位任务拓展 14

第十五章　遗传性疾病患儿的护理

遗传性疾病包括基因病（gene disorders）、染色体病（chromosome disorders）和体细胞遗传病（somatic genetic disorders）。

基因病是遗传物质的改变，涉及基因水平，分为几种情况：①单基因病：一对主基因突变导致的疾病，其遗传符合孟德尔定律。②线粒体病：线粒体中所含的 DNA，含多个环状双链结构的 DNA 分子（mtDNA）编码多种 tRNA、rRNA 及与细胞氧化磷酸化有关的酶，是独立于细胞核染色体外的遗传物质，称为线粒体基因组，这些基因突变所导致的疾病，称为线粒体基因病。如帕金森病、母系遗传性糖尿病等。③分子病：调控生物大分子（如蛋白质分子）合成的基因突变，导致生物大分子结构或数量改变所致的疾病，涉及血红蛋白（如血红蛋白病、α-地中海贫血）、血浆蛋白（血友病、肝豆状核变性等）、细胞受体蛋白（遗传性高脂蛋白血症等）、膜转运蛋白（先天性葡萄糖、半乳糖吸收不良综合征、胱氨酸尿症等）和酶蛋白（半乳糖血症、苯丙酮尿症等）。④多基因遗传病：由多对基因与环境因素共同作用产生的遗传病。如高血压、糖尿病等。

染色体病是由于人类染色体数目异常或结构畸变所引起的疾病，可分为常染色体病和性染色体病两大类。如 21-三体综合征、猫叫综合征和脆性 X 染色体综合征等。

体细胞遗传病是体细胞中的遗传物质改变所引起的疾病。

第一节　21-三体综合征患儿的护理

任务目标

思政素质目标：
培养学生具有高度责任心，长期指导苯丙酮尿症和糖原累积病患儿及家长进行正确的饮食管理。

知识目标：
复述遗传性疾病的概念及分类。描述 21-三体综合征、苯丙酮尿症的定义和临床特点。

技能目标：
指导 21-三体综合征患儿家长进行居家护理。

案例导入

患儿，3 岁，精神、运动、发育均明显落后，只会说简单的词语，两眼内眦距离宽，鼻梁低平，两眼外侧上斜，经常伸舌，临床上拟诊断为 21-三体综合征，根据所学基础课知识分析该患儿的核型特点。

21-三体综合征（21-Trisomy Syndrome）又称先天愚型或 Down 综合征，属常染色体畸变，是小儿染色体病中最常见的一种。活婴中发生率为 1/800～1/600，发病率随孕妇年龄增加而增加。

【病因及发病机制】

21-三体综合征是由亲代（多数为母方）生殖细胞在减数分裂过程中因某些因素的影响发生不

分离所致。这些因素如下。

1. 孕母年龄过大 女性年龄在 35 岁以上时妊娠,发病率明显增高,可能与母体卵细胞老化有关。孕母年龄越大,子代发生染色体病的可能性越大。

2. 放射线接触 人类染色体对辐射很敏感,孕母接触放射线后,其子代发生染色体畸变的危险性增加。

3. 化学因素 许多抗代谢药物、化学药物和毒物等都能导致染色体畸变。

4. 病毒感染 EB 病毒、风疹病毒、流行性腮腺炎病毒及肝炎病毒等可使染色体发生断裂,导致胎儿染色体畸变。

5. 遗传 父母染色体异常可能传给子代,可分为 3 种核型。标准型:47,XX(XY),+21。易位型:D/G:46,XX(XY),−14,+t(14q;21q)或 G/G:46,XX(XY),−21,+t(21q;21q)。嵌合型:46,XX(XY)/47,XX(XY),+21。

【临床表现】

临床主要特征为智能低下,体格发育迟缓,有特殊面容。

1. 特殊面容 眼距宽、眼裂小、两眼外侧上斜,内眦赘皮,鼻梁低平,耳位低,唇厚、口半开,舌厚且常伸出口外,流涎多,头小且圆,前囟大、闭合迟,颈短而宽(图 15-1)。

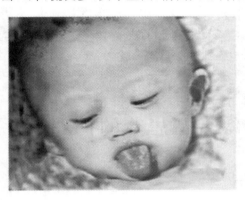
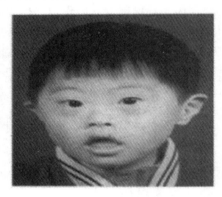

图 15-1 特殊面容

2. 智力低下 年龄越大智力低下越明显,智商通常为 25～50,抽象思维能力受损最大。

3. 皮纹特点 患儿表现为通贯手,atd 角增大,大于 58°(我国正常人为 40°)。第 4、5 指桡箕增多,脚拇指球胫侧弓形纹和第 5 指只有一条指褶纹等(图 15-2)。

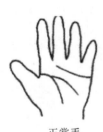
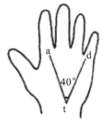
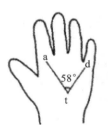
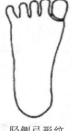

正常手　　　　　通贯手　　　　　正常人atd角40°　　21-三体综合征atd角58°　　胫侧弓形纹
(a)　　　　　　　　　　　　　　　(b)　　　　　　　　　　　　(c)

图 15-2 正常人与 21-三体综合征患儿指纹比较

4. 生长发育迟缓 出生时身长和体重均较正常儿低。生后体格及动作发育均较迟,主要表现为身材矮小,四肢短。骨龄落后,出牙迟且顺序异常,肌张力低下,韧带松弛,手指粗短,小指关节过度弯曲,性发育也延迟。

5. 伴发畸形 约 50% 患儿可伴有先天性心脏病,其次是消化道畸形。免疫功能低下,故易患感染性疾病,白血病的发病率也增高 10～30 倍。

【辅助检查】

1. 染色体检查 可发现异常。

2. 免疫学检查 患儿 T 淋巴细胞转化反应受抑制,血中胸腺因子水平及丙种球蛋白含量均低,故易患感染性疾病。

【治疗原则】

尚无有效治疗方法。对轻型患儿可以给予长期耐心的教育及训练以提高其生活的自理能力,可让患儿服用 γ-氨基酸、谷氨酸、维生素 B_6、叶酸等,促进小儿体能及智力的发育。若伴有其他畸形,必要时可手术治疗。

【主要护理诊断/问题】

(1)自理缺陷 与智力低下有关。

(2)有感染的危险 与免疫力低下有关。

(3)焦虑(家长) 与小儿患有严重疾病、智力低下有关。

(4)知识缺乏 与家长缺乏对遗传病的相关认识有关。

【护理措施】

1. 培养自理能力,加强生活护理

(1)帮助患儿母亲制订详细的教育和训练方案,让患儿通过训练能逐渐学会生活自理,参加力所能及的活动或从事简单的劳动。

(2)细心照顾患儿。帮助患儿吃饭、穿衣。应多食用纤维素高的食物并增加水的摄入,防止便秘,可促进胃肠的排空,同时注意防止营养过剩,预防肥胖。

(3)保持皮肤清洁、干燥,并防止意外事故。患儿长期流涎,应及时擦干,保持下颌及颈部清洁,保持皮肤的润滑,以免皮肤糜烂。

2. 预防感染 避免接触感染性疾病患儿,注意个人卫生,勤洗手。

3. 家庭支持 针对家长自责、担心、忧伤的心理,护理人员应及时给予情感支持、心理疏导,提供有关患儿教育、家庭照顾的知识,同时提供 21-三体综合征的疾病知识,使家长尽快适应疾病的影响。

【健康教育】

(1)避免高龄生育,35 岁以上妇女妊娠后应做羊水细胞检查,有利于早期诊断。

(2)子代有 21-三体综合征者,或姨表姐妹中有此病患儿,应及早检查子亲代染色体核型,及早发现异位染色体携带者,做好预防。

(3)孕期应预防病毒感染、避免接受 X 线照射和滥用药物等。

(4)开展遗传咨询。

第二节 苯丙酮尿症患儿的护理

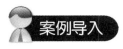 案例导入

男孩,3 岁,生后 4 个月见表情呆滞,易激惹,不能抬头,伴有点头、弯腰样发作,每天 10 余次。2 岁开始出现呕吐、喂养困难,现小儿智力明显落后,毛发呈黄色,皮肤嫩,尿有鼠臭味,尿三氯化铁试验呈现绿色,诊断为苯丙酮尿症。该患儿最主要的护理措施是什么?

苯丙酮尿症(phenylketonuria,PKU)是一种常见的氨基酸代谢病,是由于苯丙氨酸代谢途径中的酶缺陷,导致苯丙氨酸及其酮酸蓄积并从尿中大量排出而得名。本病属常染色体隐性遗传。其发病率随种族而异,我国发病率约为 1/16500,占智力低下小儿的 0.5%~1%。

【病因及发病机制】

本病分为典型与非典型两种。

1. 典型 PKU 由于患儿肝细胞缺乏苯丙氨酸羟化酶（phenylalanine hydroxylase,PAH），故不能将苯丙氨酸转化为酪氨酸，而使苯丙氨酸在体内蓄积。大量苯丙氨酸在血液、脑脊液、各种组织及尿液中浓度极高，产生大量的苯丙酮酸、苯乙酸等旁路代谢产物并从尿液中排出。高浓度的苯丙氨酸及旁路代谢产物可导致脑损伤。同时，由于酪氨酸生成减少，致黑色素生成不足，出现患儿毛发，皮肤色素减少。绝大多数患儿为典型病例，约占本病的 99%。

2. 非典型 PKU 四氢生物蝶呤（tetrahydrobiopterin,BH₄）是苯丙氨酸、色氨酸和酪氨酸在羟化过程中必需的辅酶，缺乏该酶使苯丙氨酸不能氧化成酪氨酸，酪氨酸不能变成多巴胺，色氨酸不能转变为 5-羟色胺等重要神经递质，加重神经系统的功能损害。

【临床表现】

患儿出生时都正常，3～6 个月时开始出现症状，以后逐渐加重，1 岁时症状明显。

1. 神经系统症状 以智力发育落后为主，早期可有神经行为异常如兴奋不安、多动或萎靡不振、嗜睡，少数肌张力增高和腱反射亢进、惊厥，80% 有脑电图异常。BH₄ 缺乏的 PKU 患儿出现神经系统症状早且进行性加重，如不及时治疗，常在幼儿期死亡。

2. 外貌特征 患儿出生数月后毛发枯黄、皮肤变白、虹膜色泽变浅。

3. 其他症状 可有呕吐、喂养困难、皮肤湿疹，汗液和尿液有特殊的鼠尿臭味。

【辅助检查】

1. 新生儿筛查 采用 Guthrie 细菌生长抑制实验可以半定量测定新生儿血液苯丙氨酸浓度。在给新生儿喂奶 3 天后进行测定，采集小儿足跟末梢血液，吸在厚滤纸上，晒干后寄送至筛查实验室。当苯丙氨酸含量 >0.24 mmol/L（4 mg/dL），即高于正常参考值 2 倍以上时，应复查或进一步采集静脉血进行苯丙氨酸和酪氨酸定量测定。

2. 尿三氯化铁试验 对较大婴儿和儿童的筛查，此试验是检查尿中苯丙氨酸的化学显色法。取尿液 2～5 mL，滴入三氯化铁数滴，尿液变为绿色，则为阳性。本试验有假阳性和假阴性的可能，特异性欠佳。

3. 2,4-二硝基苯肼试验 该试验也可测定尿中苯丙氨酸含量，黄色为阳性。

4. 血苯丙氨酸浓度的测定 正常新生儿血苯丙氨酸含量为 0.06～0.18 mmol/L（1～3 mg/dL），一般认为 0.37 mmol/L（6 mg/dL）以上可诊断。

5. DNA 分析 目前已有 cDNA 探针供做产前基因诊断。

6. 脑电图检查 可有异常。

【治疗原则】

年龄越小治疗效果越好，主要是饮食疗法。

1. 低苯丙氨酸饮食 适用于典型的 PKU 及血苯丙氨酸持续高于 1.22 mmol/L 的患儿。苯丙氨酸需要量，生后 2 个月内需 50～70 mg/(kg·d)，3～6 个月需 40 mg/(kg·d)，2 岁需 25～30 mg/(kg·d)，4 岁以上需 10～30 mg/(kg·d)，以能维持血中苯丙氨酸浓度在 0.12～0.6 mmol/L（2～10 mg/dL）为宜。

2. BH₄、5-羟色氨酸和 L-DOPA 治疗 对非典型病例，除饮食控制外，尚需给予此类药物。

【主要护理诊断/问题】

（1）生长发育改变 与高浓度的苯丙氨酸导致脑细胞受损有关。

（2）有皮肤完整性受损的危险 与皮肤异常分泌物的刺激有关。

（3）焦虑（家长） 与患儿疾病有关。

【护理措施】

1. 加强饮食管理，促进生长发育 在 3 个月以前开始饮食控制，限制苯丙氨酸的摄入，以避免神经系统的不可逆损害，超过 1 岁以后开始饮食治疗，虽可改善抽搐症状，但是智力低下已不可逆转。因此必须制订周密的饮食计划，及早供给低苯丙氨酸饮食。其原则是使血中苯丙氨酸浓度维持在 0.12～0.6 mmol/L(2～10 mg/dL)。对婴儿可喂特制的低苯丙氨酸奶粉,对幼儿添加辅食时应以淀粉类、蔬菜和水果等低蛋白质为主,忌用肉、蛋、豆类等含蛋白质高的食物,见表15-1。饮食控制期间应根据年龄定期随访血中苯丙氨酸浓度,同时注意生长发育情况。饮食控制至少持续到青春期以后。

表 15-1 常用食物的苯丙氨酸含量(每 100 g 食物)

食物	蛋白质/g	苯丙氨酸/mg	食物	蛋白质/g	苯丙氨酸/mg
母乳	1.3	36	胡萝卜	0.9	17
牛乳	2.9	113	藕粉或麦淀粉	0.8	4
籼米	7.0	352	北豆腐	10.2	507
小麦粉	10.9	514	南豆腐	5.5	226
小米	9.3	510	豆腐干	15.8	691
白薯	1.0	51	瘦猪肉	17.3	805
土豆	2.1	70	瘦牛肉	19.0	700
鸡蛋	14.7	715	水果	1.0	—

2. 加强皮肤护理 勤换尿布,保持皮肤干燥,对皮肤皱褶处特别是腋下、腹股沟应保持清洁,有湿疹时应及时处理。

3. 家庭支持 提供遗传咨询,讲解本病相关知识,疏导家长的心理压力。

【健康教育】

向患儿家长讲解本病的有关知识,强调饮食控制与患儿智力和体格发育的关系;协助制订饮食方案,提供遗传咨询;对有本病家族史的夫妇采用 DNA 分析或羊水检测,对胎儿进行产前诊断。

案例总结

一对夫妇生育 21-三体综合征的患儿,现想要第二胎。护士应如何进行健康教育?

考点链接

1. 21-三体综合征的临床特点应排除(   )。

A. 智力发育障碍　　　　　　B. 体格发育迟缓　　　　　　C. 有特殊面容

D. 有皮纹特点　　　　　　　E. 皮肤粗糙、毛发稀黄

2. 21-三体综合征常伴有下列畸形,排除(   )。

A. 脐疝　　　　　　　　　　B. 隐睾　　　　　　　　　　C. 小阴茎

D. 先天性心脏病　　　　　　E. 血友病

3. 21-三体综合征的染色体异常绝大部分为(   )。

A. 标准型　　　　B. D/G　　　　C. G/G　　　　D. 嵌合型　　　　E. 21/22

4. 21-三体综合征的诊断,下列哪项最具诊断价值?(   )

A. 智力发育障碍　　　　　　B. 特殊面容　　　　　　　　C. 舌常伸出口外

D. 通贯手　　　　　　　　　E. 染色体检查

5. 下列哪项属遗传病?(   )

A. 垂体性侏儒症　　　　　　B. 21-三体综合征　　　　　　C. 脑积水

D. 散发性呆小病　　　　　　E. 地方性呆小病

6. 关于 21-三体综合征的实验室检查,下列哪项是错误的?(   )

A. 粒细胞分叶过少并呈鼓槌状　　　　　　　　B. 红细胞超氧化物歧化酶活性增高

C. 中性粒细胞内碱性磷酸酶活性较高　　　　　　　D. 血清胆固醇增高

E. 染色体检查大部分为典型 21-三体型

7. 21-三体综合征属于(　　)。

A. 染色体疾病　　　　　　　B. 单基因遗传病　　　　　　　C. 多基因遗传病

D. 内分泌系统疾病　　　　　E. 免疫缺陷病

8. 苯丙酮尿症的主要诊断依据是(　　)。

A. 智力低下　　　　　　　　B. 血清苯丙氨酸明显升高　　　C. 阳性家族史

D. 尿有鼠臭味　　　　　　　E. 尿三氯化铁试验阳性

9. 苯丙酮尿症临床表现最突出的特点是(　　)。

A. 头发呈黄褐色　　　　　　B. 皮肤白且多湿疹　　　　　　C. 智力低下

D. 尿有鼠臭味　　　　　　　E. 可伴有惊厥

(10～12 共用题干)

男孩,3 岁,出生后 4 个月见表情呆滞,易激惹,不能抬头,伴有点头、弯腰样发作,每天 10 余次,2 岁开始出现呕吐、喂养困难,现小儿智力明显落后,毛发黄色,皮肤嫩,尿有鼠臭味,尿三氯化铁试验呈现绿色,诊断为苯丙酮尿症。

10. 根据患儿临床特征,该病发生的主要机制是(　　)。

A. 苯丙氨酸代谢过程中酶缺陷　　　　　　　　　B. 体内有过多的苯丙酮酸

C. 苯丙氨酸在体内蓄积　　　　　　　　　　　　D. 酪氨酸羟化酶被抑制

E. BH_4 生成不足

11. 其遗传方式为(　　)。

A. 常染色体显性遗传　　　　B. 常染色体隐性遗传　　　　　C. X 连锁显性遗传

D. X 连锁隐性遗传　　　　　E. X 连锁不完全显性遗传

12. 一经确诊就尽早开始饮食控制治疗,下列哪项不妥当?(　　)

A. 给予低苯丙氨酸饮食,以防脑损害智力低下发生

B. 适当控制苯丙氨酸的摄入,持续至成人

C. 严格的饮食治疗主要适用于血浆苯丙氨酸水平持续高于 1.22 mmol/L

D. 最好采用苯丙氨酸,达到限制摄入,又保证生长发育所需

E. 6 个月以后辅食的增加与正常儿相仿,要选择含苯丙氨酸低的食品

(豆银霞)

岗位任务拓展 15

第十六章 结核病患儿的护理

课程思政融入 20

重点与难点:

1.结核菌素试验的方法、标准及临床意义。

2.常用抗结核药物的毒副作用。

3.原发型肺结核病及结核性脑膜炎的临床表现及护理要点。

第十六章 结核病患儿的护理

第一节 概 述

任务目标

思政素质目标:

向患儿家长宣教疾病的预防知识,培养学生厚德精技、关爱患儿的人文情怀。

知识目标:

复述儿童结核病的流行特点。解释原发型肺结核病、结核性脑膜炎的临床表现及护理要点。

技能目标:

根据病情制订原发型肺结核病、结核性脑膜炎患儿的护理计划并实施护理。

结核病(tuberculosis)是由结核杆菌引起的一种慢性感染性疾病,以原发型肺结核病最常见,严重病例可引起血行播散,发生粟粒性肺结核病或结核性脑膜炎,后者是小儿结核病致死的主要原因。20 世纪 90 年代以来,由于人类免疫缺陷病毒(HIV)的流行和耐药菌株的产生,加之对结核病患者的管理不力,防治措施不力,许多国家的结核病发病率有所回升。1997 年开始将每年的 3 月 24 日定为"世界结核病日"。我国政府已把结核病列为重点防治疾病。

【病因及发病机制】

结核杆菌属分枝杆菌,革兰染色阳性,抗酸性染色呈红色。对人类致病的主要是人型和牛型,我国小儿结核病大多由人型结核杆菌引起。

结核病引起人体的发病不仅取决于细菌数量、毒力,更主要的是与机体免疫功能有关,尤其是细胞免疫的强弱。结核杆菌初次侵入人体后,在肺泡内和无活性的巨噬细胞中进行短暂的生长繁殖,4～8 周后产生细胞免疫,同时出现组织超敏反应,通过细胞免疫应答使 T 淋巴细胞致敏。若再次接触结核杆菌或其代谢产物,致敏的淋巴细胞就释放一系列细胞因子,然后激活并汇集巨噬细胞于病灶处,产生足够的水解酶和杀菌素,吞噬和杀灭大部分结核杆菌。当细菌量少、组织敏感性高时,形成由淋巴细胞、巨噬细胞和成纤维细胞组成的肉芽肿;当细菌量多、组织敏感性高时,则形成干酪样物质;当细菌量多、组织敏感性低时,可引起感染播散和局部组织破坏。

机体感染结核杆菌后,在产生免疫反应的同时也产生了变态反应,免疫反应和变态反应是同一细胞免疫过程中的两种不同表现。结核变态反应对免疫的影响具有双重性:一般认为适度变态反应时免疫反应最佳、机体抵抗力最强;变态反应过强时,可加剧免疫炎症反应,以致干酪样坏死;变态反应过弱时,说明机体反应性差,免疫功能低下,易导致病变播散。

【流行病学】

开放性肺结核病患者是主要的传染源。呼吸道为主要的传播途径,可经飞沫或带有结核杆菌的痰液干燥后随尘土飞扬而进入呼吸道。其次,也可经消化道传播,如饮用未经消毒的牛奶或被结核杆菌污染的其他食物。经皮肤或胎盘传染者极少。

【小儿结核病特点】

1. 与成人结核病临床表现不同 小儿结核病多为原发感染，发病急，病情进展快，易发生合并症，不经治疗可于短期内恶化。如能早期发现，及时治疗，多能痊愈。愈合方式以钙化为主。

2. 易侵犯淋巴系统 肺门淋巴结最易受侵犯，常压迫和阻塞支气管。

3. 易发生血行播散 原发型肺结核病变易发生全身血行播散，故小儿粟粒性肺结核病及结核性脑膜炎多见。

4. 小儿对结核杆菌及其代谢产物有较高的敏感性 表现为结核菌素试验阳性、疱疹性结膜炎、皮肤结节性红斑等，并常出现于肺内病变之前。

【诊断检查】

1. 结核菌素试验 结核菌素试验可测定受试者是否感染过结核杆菌。

常用的抗原制品：①旧结核菌素（old tuberculin，OT）是结核杆菌在甘油蛋白胨肉汤培养基中的特异产物，其重要成分为结核蛋白，但含杂质；②结核菌素纯蛋白衍化物（PPD）不含任何非特异性物质，反应更准确。

1）试验方法 一般用 1：2000 OT 稀释液 0.1 mL 或 PPD 制品 0.1 mL（含 5 个结核菌素单位）进行皮内注射，注入左前臂掌侧中下 1/3 交界处皮内，使之形成直径 6～10 mm 的皮丘。对有明显结核接触史或结核过敏现象（结节性红斑、疱疹性结膜炎）等者，宜用 1 个结核菌素单位的PPD 开始试验，以防止局部过度反应及可能的病灶反应。

2）结果判断 48～72 h 后，一般以 72 h 为准观察反应结果。以局部硬结的直径（mm）来表示，取纵、横径两者的平均值来判断其反应的强度。皮内结核菌素试验反应阳性标准见表 16-1。

表 16-1 结核菌素试验反应分度表

反 应	符 号	反应性质和强度
阴性	—	微红，无硬结或硬结直径<5 mm
阳性 （弱）	+	红硬，平均直径在 5～9 mm
（中）	++	红硬，平均直径在 10～19 mm
（强）	+++	红硬，平均直径≥20 mm
（极强）	++++	凡有水疱、坏死或淋巴管炎者（一般红硬皆在 20 mm 以上）

3）临床意义

（1）阳性反应：①接种卡介苗后；②3 岁以下尤其是 1 岁以内未接种过卡介苗者，表示体内有新的结核病灶，年龄越小，活动性结核的可能性越大；③年长儿无临床症状仅呈一般阳性反应者，表示曾感染过结核杆菌；④由阴性反应转为阳性者，或反应强度由原来小于 10 mm 增至大于 10 mm，且增幅超过 6 mm 者，表示新近有感染；⑤强阳性反应者，表示体内有活动性结核病灶。

（2）阴性反应：①未感染过结核杆菌或未接种过卡介苗；②结核变态反应前期（初次感染或接种卡介苗 4～8 周内）；③结核菌素失效或技术误差；④假阴性反应，由于机体免疫功能低下或受抑制所致，如重度营养不良、重症结核病及急性传染病如麻疹、风疹等，原发或继发免疫缺陷病患儿，使用糖皮质激素或免疫抑制剂治疗者。

2. 实验室检查

（1）结核杆菌检查：从痰液、胃液、脑脊液、浆膜腔液中找到结核杆菌是重要的确诊手段。

（2）免疫学诊断及分子生物学诊断：可用酶联免疫吸附试验、酶联免疫电泳技术、聚合酶链式反应等方法对患儿血清、脑脊液、浆膜腔液进行检测。

（3）血沉检查：血沉增快为活动性指标之一，但无特异性。

3. X 线检查 胸部 X 线检查是筛查小儿结核病的重要手段之一，能确定病变部位、范围、性质及发展情况，定期复查可观察治疗效果，必要时可做高分辨率 CT 扫描、MRI。

4. 其他辅助检查 纤维支气管镜检查，有助于支气管内膜结核病及支气管淋巴结结核病的诊断；周围淋巴结穿刺液涂片检查，可发现特异性结核改变；肺穿刺活检或胸腔镜取肺活检对特殊疑难病例确诊有依据。

【预防】

1. 控制传染源 小儿结核病的主要传染源是结核杆菌涂片阳性患者,早期发现及合理治疗结核杆菌涂片阳性(涂阳)患者,是预防小儿结核病的根本措施。

2. 普及卡介苗接种 卡介苗接种是预防小儿结核病的有效措施,可降低发病率和死亡率。目前我国计划免疫接种对象为新生儿和结核菌素试验阴性的小儿。但下列情况禁止接种卡介苗:①先天性胸腺发育不全或严重联合免疫缺陷病患儿;②急性传染病恢复期患儿;③注射局部有湿疹或患全身性皮肤病患儿;④结核菌素试验阳性患儿。

3. 预防性化疗

(1) 目的:预防小儿活动性肺结核病,预防发生肺外结核病及防止青春期结核病复发。

(2) 方法:服用异烟肼每天 10 mg/kg,每天 1 次,最大剂量每天不超过 300 mg,疗程 6～9个月。

(3) 适应证:①密切接触家庭内开放性肺结核病患者;②新近结核菌素试验由阴性转为阳性的自然感染者;③3 岁以内未接种过卡介苗而结核菌素试验为中度阳性以上者;④结核菌素试验为阳性并有早期结核中毒症状患儿;⑤结核菌素试验阳性小儿,新近患麻疹、百日咳等急性传染病时;⑥结核菌素试验阳性小儿,因其他疾病需较长时间使用糖皮质激素或其他免疫抑制剂治疗者。

【治疗】

1. 一般治疗 注意营养,选用高蛋白和高维生素的食物。有明显中毒症状及极度衰弱者应卧床休息。居室环境应阳光充足、空气流通。避免接触麻疹、百日咳等患儿。

2. 抗结核病治疗 抗结核病治疗(又称化疗)是关键。化疗的目的是杀灭病灶中的结核杆菌,防止血行播散。化疗的原则是早期、适量、联合、规律、全程、分段治疗。

常用的抗结核病药物如下。

(1) 杀菌药物:全杀菌药物,如异烟肼(INH)、利福平(RFP)。半杀菌药物,如链霉素(SM)、吡嗪酰胺(PZA)。

(2) 抑菌药物:常用的有乙胺丁醇(EMB)、乙硫异烟胺(ETH)。

(3) 针对耐药菌株的几种新型抗结核药:老药的复合剂型,如 Rifamate(内含 INH 150 mg 和 RFP 300 mg)、Rifater(内含 INH、RFP 和 PZA)。老药的衍生物,如利福喷汀。新的化学制剂,如力排肺疾。

第二节　原发型肺结核病患儿的护理

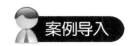

患儿,男,3 岁,幼儿园小班。午后低热、百日咳样痉挛性咳嗽、喘鸣、盗汗、食欲不佳半月。其母 1 年前有过肺结核病史,接受抗结核病药物治疗。患儿 PPD 试验(基于Ⅳ型变态反应原理的一种皮肤试验,用来检测机体是否感染过结核杆菌)硬结 18 mm、水疱、破溃。胸片显示右肺门增大,有结节状阴影。末梢血象以淋巴细胞增高为主。临床诊断为原发型肺结核病。

应如何护理该患儿?幼儿园近距离接触的小朋友预防措施有哪些?

原发型肺结核病(primary pulmonary tuberculosis)是结核杆菌初次侵入人体后发生的原发感染,是小儿肺结核病的主要类型,包括原发综合征(primary complex)和支气管淋巴结结核病。原发综合征由肺原发病灶、局部淋巴结病变和两者相连的淋巴管炎组成;支气管淋巴结结核病以胸腔内肿大的淋巴结为主。原发型肺结核病一般预后良好,但也可以继续发展甚至恶化,出现干酪性肺炎、血行播散或结核性脑膜炎。

原发型肺结核病的转归：①吸收好转：最常见，主要有完全吸收、钙化或硬结。②进展：形成空洞、干酪性肺炎、支气管内膜结核、肺不张或肺气肿、结核性胸膜炎等。③恶化：血型播散导致急性粟粒性肺结核病或全身性粟粒性结核病。

【临床表现】

轻者可无症状，仅在 X 线检查时被发现。一般起病缓慢，可有长期低热、盗汗、食欲不振、疲劳等结核中毒症状。婴儿一般比年长儿症状明显，可表现为急性高热，但一般情况尚好，与发热不相称，持续 2～3 周后为低热，较重者可有下列表现。①结核中毒症状；②压迫症状，如百日咳样的痉挛性咳嗽、喘鸣、肺不张、声音嘶哑等；③结核过敏表现，如疱疹性结膜炎、结节性红斑等；④体征：可见周围淋巴结有不同程度的肿大，肺部体征可不明显，与肺内病变不一致。

【辅助检查】

1. 胸部 X 线检查　诊断小儿肺结核病的主要方法，原发综合征胸部 X 线呈典型哑铃"双极影"。支气管淋巴结结核病 X 线表现为肺门淋巴结肿大，边缘模糊者称为炎症型，边缘清晰者称为结节型。

2. 结核菌素试验　呈强阳性或阴性转为阳性。

【治疗要点】

无明显症状者选用标准疗法。活动性原发型肺结核病宜采用直接督导下短程疗法。强化治疗阶段宜用 3～4 种杀菌药（INH、RFP、PZA、SM），2～3 个月后以 INH、RFP 或 EMB 巩固维持治疗。常用方案为 2HRZ/4HR。

【主要护理诊断/问题】

（1）营养失调：低于机体需要量　与食欲不佳、疾病消耗过多有关。

（2）活动无耐力　与结核中毒有关。

（3）有传播感染的危险　与患儿可排出耐受力与致病力较强的结核杆菌有关。

【护理措施】

1. 保证营养供给　结核病是一种慢性消耗性疾病，饮食护理特别重要，应尽量提供患儿喜爱的食物，以增进食欲。给予患儿高能量、高蛋白、高维生素的饮食，如牛奶、鸡蛋、瘦肉、鱼、豆腐、新鲜水果、蔬菜等，以增强抵抗力，促进机体修复和病灶愈合。

2. 建立合理的生活制度　保持居室空气新鲜，阳光充足；保证足够的睡眠时间，减少体内消耗，促进体力恢复；除严重的结核病应绝对卧床休息外，一般不过分强调绝对卧床；可做适当的室内、室外活动，呼吸新鲜空气，增强抵抗力；积极防治各种急性传染病，避免受凉引起上呼吸道感染，导致病情恶化；肺结核病患儿出汗多，尤其是夜间，应及时更换衣服。

3. 预防感染传播　结核病患儿活动期应实行呼吸道隔离措施，对患儿呼吸道分泌物、痰杯、餐具等进行消毒处理。避免与其他急性传染病，如麻疹、百日咳等患者接触，以免加重病情。

【健康教育】

向家长和患儿介绍肺结核病的病因、传播途径和消毒隔离措施。指导家长对活动性原发型肺结核病患儿采取呼吸道隔离措施，并对居室、痰液、痰杯、食具、便盆等进行消毒。指导家长做好日常生活、饮食护理。休息、空气、阳光、营养是结核病患儿康复的重要条件。告诫家长，使用抗结核病药物是治愈肺结核病的关键，治疗期间应坚持全程正规服药，避免擅自中止治疗等；告知所用抗结核病药物有可能出现的副作用，并指导家长密切观察，特别是治疗时间较长的患儿，如发现变化应及时就诊；定期复查，以便了解治疗效果和药物使用情况，根据病情调整治疗方案。

第三节　结核性脑膜炎患儿的护理

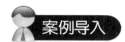案例导入

　　患儿,男,3 岁,发热 3 周,伴消瘦、盗汗、纳差、腹泻、呕吐等,有不规则抗生素治疗史,未见效。查体:T 38.5 ℃,P 108 次/分,R 30 次/分,嗜睡状,营养差,颈抵抗(+),右眼闭合不全,右侧鼻唇沟变浅,心肺未见异常。脑脊液:蛋白(2.3 g/L)升高,糖(2.2 mmol/L)和氯化物(96.2 mmol/L)均降低,白细胞总数 $230 \times 10^6/L$,分类以淋巴细胞为主。临床诊断为结核性脑膜炎。

　　应如何对该患儿进行护理评估? 列出主要的护理诊断和护理措施。

　　结核性脑膜炎(tuberculous meningitis)简称结脑,是结核杆菌侵犯脑膜所引起的炎症,常为血行播散所致的全身性粟粒性结核病的一部分,是小儿结核病中最严重的类型。常在结核杆菌原发感染后 1 年内发病,尤其是初次感染结核杆菌 3~6 个月最易发生结核性脑膜炎,多见于 3 岁以内的婴幼儿。结核性脑膜炎是小儿结核病致死的主要原因。

　　【临床表现】

　　起病较缓慢,临床上大致可分为 3 期。

　　1. 早期(前驱期)　1~2 周,主要表现为性格改变,神情呆滞,对周围事物不感兴趣,易疲倦或烦躁不安,低热、厌食、盗汗、消瘦、便秘及不明原因的呕吐,年长儿可诉轻微头痛。

　　2. 中期(脑膜刺激期)　1~2 周,由于颅内压逐步增高,患儿出现持续性头痛,呕吐频繁、常呈喷射状,逐渐出现嗜睡、意识障碍。典型脑膜刺激征多见于年长儿,表现为颈项强直、Kernig 征、Brudzinski 征阳性。婴儿主要表现为前囟饱满或膨隆,骨缝裂开。此期常出现颅神经障碍,最常见的为面神经瘫痪,其次为动眼神经和外展神经瘫痪。部分患儿出现脑炎体征。

　　3. 晚期(昏迷期)　1~3 周。上述症状逐渐加重,由意识模糊、半昏迷进入昏迷,阵挛性或强直性惊厥频繁发作。患儿极度消瘦,呈舟状腹。常出现水、电解质紊乱。最终可因颅内压急剧增高引起脑疝导致呼吸及循环中枢麻痹而死亡。

　　【辅助检查】

　　1. 脑脊液检查　压力增高,外观透明或呈毛玻璃样,静置 12~24 h 后,可有蜘蛛网状薄膜形成,取之涂片检查,可查到结核杆菌。白细胞增高,总数为 $(50 \sim 500) \times 10^6/L$,分类以淋巴细胞为主,糖和氯化物含量同时降低(为结核性脑膜炎典型改变),蛋白定量增加。

　　2. 胸部 X 线检查　80%~90%可见结核病改变。

　　3. 眼底镜检查　查见脉络膜粟粒状结核结节对确诊结核性脑膜炎有意义。

　　4. 头颅 CT 检查　可显示结核病灶的变化,对估计预后、指导治疗有意义。

　　【治疗要点】

　　抗结核病治疗和降低颅内压是重要措施。

　　1. 抗结核病治疗　联合应用易透过血脑屏障的抗结核病杀菌药物,分阶段治疗。

　　(1) 强化治疗阶段:联合使用 INH、RFP、PZA 及 SM,疗程 3~4 个月。

　　(2) 巩固治疗阶段:继续用 INH、RFP 或 EMB。RFP 或 EMB 9~12 个月。抗结核病药物总疗程不少于 12 个月,或待脑脊液恢复正常后继续治疗 6 个月。早期患儿采用 9 个月短程治疗方案(3HRZS/6HR)有效。

　　2. 降低颅内高压

　　(1) 脱水剂:常用 20%甘露醇,一般剂量每次 0.5~1.0 g/kg,于 30 min 内快速静脉注射。

4~6 h 一次,脑疝时可加大剂量至每次 2 g/kg。2~3 天后逐渐减量,7~10 天停用。其作用机制为使脑脊液渗入静脉而降低颅内压。

(2)利尿剂:一般于停用甘露醇前 1~2 天加用乙酰唑胺,每天 20~40 mg/kg(<0.75 g/d),分 2~3 次口服。该药是碳酸酐酶抑制剂,可减少脑脊液的产生而降低颅内压。

3. 糖皮质激素 糖皮质激素能抑制炎症渗出从而降低颅内压,可减轻中毒症状及脑膜刺激症状,有利于脑脊液循环,并可减少粘连,从而减轻或防止脑积水的发生。一般使用泼尼松,每天 1~2 mg/kg(<45 mg/d),1 个月后逐渐减量,疗程 8~12 周。

【主要护理诊断/问题】

(1)潜在并发症:脑疝。

(2)营养失调:低于机体需要量 与摄入不足及消耗增多有关。

(3)有皮肤完整性受损的危险 与长期卧床、排泄物刺激有关。

【护理措施】

1. 帮助控制颅内压

(1)观察体温、脉搏、呼吸、血压、神志、惊厥、双瞳大小及对光反射情况等,早期发现颅内高压或脑疝,便于及时采取抢救措施。

(2)患儿应绝对卧床休息,保持室内安静,护理操作尽量集中进行,减少对患儿的刺激。

(3)遵医嘱使用糖皮质激素、脱水剂、利尿剂和呼吸兴奋剂。配合医生为患儿做腰椎穿刺,颅内压高时腰椎穿刺应在应用脱水剂半小时后进行,腰穿后去枕平卧 4~6 h,以防脑疝发生。

(4)对急性脑积水或慢性脑积水急性发作者,用药物降低颅内压无效,护士应随时做好侧脑室穿刺术前的准备工作。

2. 饮食护理 为患儿提供足够热量、蛋白质及维生素的食物,以增强机体抗病能力。进食宜少量多餐,耐心喂养。对昏迷不能吞咽者,可鼻饲或由静脉补液,以维持水、电解质平衡。

3. 皮肤、黏膜的护理 保持床单干燥、整洁。大、小便后及时更换尿布,清洗臀部。呕吐后及时清除颈部、耳部残留的物质。昏迷及瘫痪患儿,每 2 h 翻身、拍背 1 次。对眼睑不能闭合者,可涂眼膏并用纱布覆盖,保护角膜。每天清洁口腔 2~3 次,以免因呕吐致口腔不洁、细菌繁殖或并发吸入性肺炎。

【健康教育】

(1)给家长解释治疗方法,强调全程、规律、合理用药的重要性。教会家长做好病情及药物毒副作用的观察,定期门诊随访,停药后随访观察 3~5 年,防止复发。

(2)对留有后遗症的患儿,指导家长对瘫痪肢体进行被动活动等功能训练,或按摩、理疗、针灸,防止肌挛缩。对失语和智力低下者,进行语言训练和适当教育。

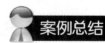 案例总结

陈某,男,1 岁,因发热 18 天,抽搐 1 次入院。患儿于 18 天前开始发热,体温 39 ℃左右,伴有咳嗽、头痛,出现呕吐 4~5 次/天,为胃内容物,呈喷射性,入院当天突然四肢抽搐、双目凝视、牙关紧闭,持续 2~3 min,抽搐停止后入睡,大小便正常。既往体健,无传染病接触史,无耳流脓史,出生后接种过卡介苗。查体:T 39 ℃,P 120 次/分,R 40 次/分,BP 84/58 mmHg,发育、营养可,神志模糊,烦躁不安,前囟 1.5 cm×1.5 cm,稍隆起,张力高,口唇轻度发绀,咽稍红,颈抵抗(+),双肺呼吸音粗糙,未闻及干、湿啰音,心无异常,腹软,Brudzinski 征(+),双侧 Kernig 征(+),Babinski 征(+),双侧踝阵挛(+)。实验室检查:血常规:WBC 14.4×10⁹/L,N 0.85,L 0.15。脑脊液检查:压力 220 mmH₂O,外观呈毛玻璃样;白细胞数 500×10⁶/L,以淋巴细胞为主;糖 1.09 mmol/L,氯化物 98.7 mmol/L,蛋白质 2.25 g/L。涂片检查检出结核杆菌。胸片:右心膈角区有小片状阴影,右肺肺门影增大。问题:

NOTE

(1) 该患儿最可能患的疾病是什么？

(2) 列出主要的护理诊断。

(3) 列出主要护理措施。

考点链接

1. 小儿结核病的特点是(   )。

    A. 全身症状轻微　　　　　　B. 局部组织损伤重　　　　　　C. 易发生血行播散

    D. 淋巴系统受累较少　　　　E. 多以纤维化方式愈合

2. 小儿时期的结核病,发病率最高的是(   )。

    A. 原发型肺结核病　　　　　　B. 急性粟粒性肺结核病　　　　C. 结核性胸膜炎

    D. 慢性纤维空洞型肺结核病　E. 结核性脑膜炎

3. 结核菌素试验结果判断中,正确的是(   )。

    A. 阳性表示体内有活动结核　　　　　　B. 阴性表示未感染结核

    C. 强阳性表示体内有活动结核　　　　　D. 强阳性表示病情严重

    E. 强阳性表示曾接种过卡介苗

4. 患儿,1岁,母乳喂养,近来食欲下降、消瘦,来院检查,用含5个结核菌素单位的纯蛋白衍化物试验结果(＋＋＋),表示该患儿(   )。

    A. 出生时接种过卡介苗　　　　　　　　B. 曾有过结核杆菌感染

    C. 体内有活动性结核杆菌　　　　　　　D. 母亲有结核病

    E. 近半个月来感染结核杆菌

5. 患儿,3岁,3个月前患原发型肺结核病,近日少言、懒动、烦躁。脑脊液检查:压力增高,白细胞总数为$100×10^6/L$,以淋巴细胞为主,糖和氯化物均降低,该患儿最可能发生了(   )。

    A. 化脓性脑膜炎　　　　　　B. 粟粒性肺结核病　　　　　　C. 结核性脑膜炎

    D. 败血症　　　　　　　　　E. 精神障碍

(6～9共用题干)

患儿,6个月,高热13天,伴食欲下降、面色苍白、气促和发绀,有结核病接触史。体温39.5℃,呈弛张热,肝肋下3.5cm,质中,脾肋下刚触及,颈部浅表淋巴结呈豌豆大小。

6. 为明确诊断,应首先做的检查是(   )。

    A. X线胸片　　　　　　　　B. 结核菌素试验　　　　　　　C. 血常规

    D. 脑脊液检查　　　　　　　E. 血沉测定

7. 该患儿最可能的诊断是(   )。

    A. 原发型肺结核病　　　　　　B. 急性粟粒性肺结核病　　　　C. 结核性胸膜炎

    D. 组织细胞增生症　　　　　　E. 结核性脑膜炎

8. 该患儿易误诊为(   )。

    A. 支气管炎　　　　　　　　B. 肝炎　　　　　　　　　　　C. 上呼吸道感染

    D. 淋巴结炎　　　　　　　　E. 肺炎

9. 该患儿出现剧烈头痛、喷射性呕吐、颈项强直,Kernig征(＋)。首要的护理措施是(   )。

    A. 保持皮肤清洁,防止感染　　　　　　B. 遵医嘱使用脱水剂、抗结核病药物

    C. 保持气道通畅,给予吸氧　　　　　　D. 少量多餐进食,耐心喂养

    E. 保持安静,防止受伤

(豆银霞)　　岗位任务拓展16

重点与难点：

1. 麻疹的临床表现（早期诊断）、护理。

2. 麻疹、风疹、猩红热、幼儿急诊的鉴别要点。

第十七章 常见传染病患儿的护理

第十七章 水痘患儿的护理

第十七章 常见传染病患儿的护理

第一节 麻疹患儿的护理

任务目标 ……

> **思政素质目标：**
>
> 向患儿家长宣教疾病的预防知识，培养学生学会尊重、关心和爱护患儿并具有认真、负责的工作态度。
>
> **知识目标：**
>
> 描述麻疹、水痘、流行性腮腺炎、手足口病的流行特点、临床表现及防治措施。
>
> **技能目标：**
>
> 能对流行性腮腺炎、手足口病、中毒型细菌性痢疾、猩红热患儿实施护理。

案例导入

患儿，4 岁，2 周前与一麻疹患儿有密切接触史，3 天前出现发热、咳嗽，使用抗生素效果不佳。查体：体温 39 ℃，精神差，球结膜充血，在口腔两侧颊黏膜上相对下白齿处，可见直径约 1.0 mm 灰白色小点，周围有红晕，耳后发际发现少量浅红色斑丘疹，心、肺、腹及神经系统检查无异常。以麻疹收住院。对该患儿如何进行护理？

麻疹是由麻疹病毒所致的小儿常见的急性呼吸道传染病。主要发生在冬、春季，2～6 岁小儿多见。临床以发热、上呼吸道感染、结膜炎、口腔麻疹黏膜斑、皮肤斑丘疹为主要表现。该病传染性强，易并发肺炎，病后大多可获得终身免疫力。近年来由于广泛接种麻疹疫苗，麻疹流行已得到有效控制。

【病因及发病机制】

麻疹病毒是一种副黏液病毒，为 RNA 病毒，仅有一个血清型。人是唯一宿主。病毒在体外生存力弱，对阳光和一般化学消毒剂敏感，在低温下能长期存活。

麻疹病毒通过呼吸道或眼结膜侵入，在上皮细胞中复制增殖，同时有少量病毒侵入血液。此后病毒在全身单核-巨噬细胞系统复制活跃，大量病毒再次进入血液，引起全身广泛性损害而出现一系列临床表现。由于免疫反应受到抑制，易发生细菌性继发感染，故部分患儿常继发鼻窦炎、中耳炎和支气管肺炎。

【流行病学】

该病传染性强，人群普遍易感。麻疹的传染源主要是急性期患者和亚临床型带病毒者。出疹前后 5 天均有传染性，有并发症者可延长至出疹后 10 天。病毒存在于前驱期和出疹期患儿的睑结膜、口、咽及气管等分泌物中。带病毒的飞沫经呼吸道吸入为主要传播途径，污染的生活用品、玩具、衣服等有可能间接传播。

【临床表现】

未接种过麻疹疫苗或接种失败、未用过免疫球蛋白的小儿,感染麻疹病毒后常为典型表现。典型临床表现分为四期。

1. 潜伏期 一般为 6～18 天,平均 10 天左右。可有低热、全身不适。

2. 前驱期 一般为 3～4 天。主要表现有轻度到中度的发热、上呼吸道感染和麻疹黏膜斑。发热同时出现咳嗽、流涕、打喷嚏、咽充血等卡他症状,眼结膜充血、流泪、畏光及眼睑水肿是本病的特点。在出疹前 24～48 h,在下臼齿对应的颊黏膜上出现麻疹黏膜斑,为本病的早期诊断依据。同时伴有精神萎靡、全身不适、食欲减退等。婴儿尚有呕吐、腹痛及腹泻等消化系统症状。

3. 出疹期 多在发热后 3～4 天按一定顺序出现红色皮疹:耳后、发际、面部、颈部、躯干、四肢,最后达手掌、足底。皮疹初为红色斑丘疹,充血,疹间有正常皮肤,不伴痒感,以后部分融合成片,色加深为暗红。此时全身中毒症状加重。

4. 恢复期 一般 3～5 天,皮疹出齐后按出疹顺序消退,疹退后,皮肤有糠麸样脱屑及褐色色素沉着。体温下降,全身情况好转。

麻疹最常见的并发症是肺炎,其次是喉炎、中耳炎、气管及支气管炎、心肌炎、脑炎、营养不良和维生素 A 缺乏症等。

【辅助检查】

1. 血常规 外周血中性粒细胞和白细胞总数减少,淋巴细胞相对增多。淋巴细胞严重减少提示预后不好。

2. 病原学检查 在感染早期进行,在鼻咽部分泌物中分离出麻疹病毒或检查到麻疹病毒抗原具有早期诊断价值。

3. 血清学检查 ELISA 测定血清特异性 IgM 和 IgG 抗体,敏感性和特异性均好。用免疫荧光法检测鼻咽部脱落细胞内的麻疹病毒抗原是一种早期快速的诊断方法。

【治疗要点】

目前尚无特异性药物。应以加强护理、对症治疗、中药透疹治疗、预防感染为治疗原则。有并发症的采取综合性治疗措施。对麻疹患儿可适当补充维生素 A,有利于疾病的恢复,并可减少并发症的发生。

【主要护理诊断/问题】

(1) 有传播感染的危险 与麻疹病毒播散有关。

(2) 体温过高 与麻疹病毒感染有关。

(3) 有皮肤完整性受损的危险 与麻疹病毒感染所致皮疹有关。

(4) 潜在并发症:肺炎。

【护理措施】

1. 一般护理

(1) 卧床休息,保持室内空气流通,保持室内空气新鲜、阳光充足,避免对流风,室温维持在 18～22 ℃,湿度 50%～60%。

(2) 给予容易消化的食物,少食多餐,避免生冷、坚硬食物,多喝水。

2. 控制体温 前驱期、出疹期体温不超过 40 ℃者一般不退热,注意水分和营养的摄取,不易用药物或物理方法强行降温,尤其禁用酒精擦浴、冷敷。若体温>40 ℃伴有惊厥或过去有高热惊厥史者可适当使用少量的退热剂降温,烦躁可适当给予镇静剂。

3. 保持皮肤黏膜的完整 保持皮肤清洁、干燥,每天应用温水擦浴并更衣一次,勤换床单,勤剪指甲,出汗较多时及时用干净、柔软的毛巾擦干。观察皮疹变化,脱屑时避免抓挠,以防皮肤破损后引发细菌感染。眼部分泌物多者,每天用生理盐水清洗眼部 2 次,并滴入抗生素眼液。鼻腔分泌物多者,可轻柔清除。加强口腔护理,多喝水。

4. 密切观察病情 观察体温,每 4 h 测一次体温。观察皮疹的出疹、消退情况。观察有无高热不退、呼吸困难、发绀、气促等肺炎的表现;观察有无心脏扩大、心律失常、心音低顿等心肌炎的表现;观察有无声音嘶哑、吸气性呼吸困难、"三凹征"等急性喉炎的表现;观察有无头痛、呕吐、嗜睡、昏迷等脑炎的表现。

5. 预防感染的传播

(1) 管理传染源:患儿隔离至出疹后 5 天,有并发症延至出疹后 10 天,接触的易感患儿隔离观察 3 周。

(2) 切断传播途径:病室、居室每天用紫外线消毒,衣被及玩具在太阳下暴晒。

(3) 保护易感人群:对 8 个月以上未患过麻疹的小儿应接种麻疹疫苗,7 岁时复种。易感儿接触麻疹后 5 天内注射免疫球蛋白。

【健康教育】

无并发症者可在家护理。护士应指导患儿家长进行隔离消毒、皮肤护理及病情观察等,防止继发感染。

第二节　水痘患儿的护理

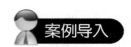

患儿,男,4 岁。因发热、水疱样皮疹 3 天就诊。患儿于 3 天前开始出现发热,体温 38.6 ℃,伴咳嗽,按上感处理未见好转。次日躯干部位出现散在红色斑丘疹及水疱,伴有瘙痒。患儿所在幼儿园近来有其他发热患儿。查体:体温 38 ℃,呼吸 30 次/分,精神尚可,胸、背、腹部及颜面、颈部散在红色斑疹、丘疹,少数为疱疹,疹间皮肤正常。咽部充血,心、肺、腹无特殊。该患儿诊断为水痘。如何对该患儿进行护理?

水痘是由水痘-带状疱疹病毒引起的急性呼吸道传染病,传染性极强,易感儿接触水痘患儿后几乎均可患病,感染后可获得持久的免疫力,但以后可发生带状疱疹。临床上以皮肤黏膜分批出现的斑疹、丘疹、疱疹、结痂为特征。

【病因及发病机制】

水痘-带状疱疹病毒即人类疱疹病毒 3 型,为 DNA 病毒。该病毒在外界环境中生活力弱,不耐高温、不耐酸,不能在痂皮中存活。病毒经呼吸道侵入人体,首先在呼吸道黏膜细胞内增殖,2～3 天后进入血液,产生病毒血症,在单核-巨噬细胞系统内再次增殖后入血引起第二次病毒血症,并在全身扩散,引起各器官病变。主要损害部位在皮肤,偶尔累及内脏,皮疹出现 1～4 天后会产生特性细胞免疫及抗体。

【流行病学】

人是唯一宿主,水痘患者是主要的传染源,病毒主要通过空气飞沫经呼吸道传播,也可接触患者疱疹浆液而感染。人群对水痘-带状疱疹普遍易感,以 1～6 岁小儿发病率高。患者出疹前 1～2 天至疱疹结痂为止均有很强的传染性。

【临床表现】

1. 潜伏期　多为 2 周左右。

2. 前驱期　仅 1～2 天,起病急,表现为发热、全身不适、厌食、流涕、咳嗽等,次日出现皮疹。

3. 出疹期　皮疹按斑疹、丘疹、疱疹、脓包、结痂的顺序演变,连续分批出现。皮疹初起于躯干部位,继而扩展至颜面部及四肢,四肢末端稀少,呈向心性分布,为水痘皮疹的特征之一。皮疹开始为红色斑疹或丘疹,迅速发展为清亮、椭圆形小水疱,周围有红晕,无脐眼,经 24 h 疱液由清亮变混浊,瘙痒感重。在同一时间可见上诉三种形态的皮疹同时出现,这是水痘皮疹的又一重要特征。黏膜皮疹可出现在口腔、结膜、生殖器等处,易破溃形成浅溃疡。皮疹脱痂后一般不留瘢痕。水痘为自限性疾病,10 天左右自愈。此病最常见的并发症为皮肤继发细菌感染,少数患儿可出现肺炎、脑炎等。

【辅助检查】

1. 血常规 白细胞总数正常或稍低。

2. 疱疹刮片检查 取新鲜疱疹基底组织涂片,染色后可发现多核巨细胞和核内包涵体。或取疱疹基部刮片或疱疹液,直接通过荧光抗体染色查病毒抗原。

3. 血清学检查 补体结合抗体高滴度或双份血清抗体滴度 4 倍以上升高可明确病原。

【治疗要点】

1. 对症治疗 可用维生素 B_{12} 肌内注射,如有高热可给予退热剂但避免使用阿司匹林,以免增加 Reye 综合征的危险。可给予人血丙种球蛋白免疫治疗及血浆支持,以减轻症状和缩短病程。

2. 抗病毒药物治疗 阿昔洛韦为目前首选抗水痘病毒的药物,但只有在水痘发病后 24 h 内用药才有效。

【主要护理诊断/问题】

(1)有皮肤完整性受损的危险 与皮疹瘙痒有关。

(2)体温过高 与病毒感染有关。

(3)有传播感染的危险 与病原体排出有关。

(4)潜在并发症:皮肤继发细菌感染、肺炎、脑炎等。

【护理措施】

1. 皮肤护理 室温适宜,被褥保持清洁、不宜过厚,以免造成患儿全身不适而增加皮疹瘙痒感。保持皮肤清洁,勤换内衣,剪短指甲,婴幼儿可戴并指手套,以免抓伤皮肤,继发感染后留下瘢痕。患儿因皮肤瘙痒哭闹时,应设法分散其注意力,或用温水洗浴,局部涂 0.25% 冰片炉甘石洗剂或 5% 碳酸氢钠溶液,也可遵医嘱口服抗组胺药物。疱疹破溃时涂 1% 甲紫溶液;有继发感染者局部用抗生素软膏,或遵医嘱口服抗生素控制感染。

2. 病情观察 注意观察精神、体温、食欲及有无呕吐等,及早发现并发症并予以相应的治疗及护理。如有口腔疱疹溃疡影响进食,应予补液。

3. 预防疾病的传播 无并发症的患儿多在家隔离治疗,至疱疹全部结痂或出疹后 7 天为止。托幼机构中若发现水痘患儿应检疫 3 周。体弱、应用大剂量激素或免疫缺陷者,应在接触水痘患者后 72 h 内给予水痘-带状疱疹免疫球蛋白或恢复期血清肌内注射,可起到预防或减轻症状的作用。对高危人群用水痘-带状疱疹病毒减毒活疫苗接种,接种疫苗后可获得持久免疫力。

第三节 流行性腮腺炎患儿的护理

案例导入

患儿,男,5 岁,发热,一侧面部明显肿大伴疼痛 2 天入院。3 周前在幼儿园与一腮腺炎患儿接触。体温 38.5 ℃,咽部充血,一侧腮腺肿大明显,其他无异常。临床诊断为流行性腮腺炎。请思考:作为儿科护士,你如何给该患儿制订护理计划?

流行性腮腺炎是由腮腺炎病毒引起的急性呼吸道传染病,临床特征是以腮腺非化脓性肿痛为主要特征,多有发热、咀嚼受限,并可累及其他腺体及脏器。

【病因及发病机制】

腮腺炎病毒为本病的主要病原体,属于副黏液病毒,呈球形,为 RNA 病毒,只有一个血清型。病毒经呼吸道侵入机体后,在局部黏膜上皮细胞增殖,引起局部炎症和免疫反应,然后侵入血液,引起病毒血症。病毒经血液首先侵犯多种腺体(腮腺、舌下腺、颌下腺、胰腺、生殖腺等),也可侵犯神经系统。

【流行病学】

人是腮腺炎病毒的唯一宿主。患者和隐性感染者是主要的传染源,自腮腺肿大前 1 天到消肿后 3 天均有传染性。传播途径为直接接触、飞沫、唾液污染食具和玩具等。四季均可发病,以冬、春季为高峰。人群对本病普遍易感,感染后具有持久免疫力。

【临床表现】

1. 潜伏期　多为 14～25 天。

2. 前驱期　前驱期很短,症状较轻。部分患儿可有体温升高、头痛、肌痛、乏力、纳差等前驱症状。

3. 腮腺肿大　先为一侧肿大,后对侧相继出现肿大,特点是以耳垂为中心,向前、后、下发展,边缘不清,部分因水肿皮肤发亮,表面皮肤不红,可有灼热及疼痛。腮腺管口常有红肿,但无脓性分泌物。张口、咀嚼或吃酸性食物时疼痛加剧。腮腺肿大 3～5 天达高峰,1 周左右逐渐消退。

4. 其他　15% 的患者在腮腺肿大 2 周后发生脑膜炎、脑膜脑炎,部分发生睾丸炎、卵巢炎。

【辅助检查】

(一) 血常规

白细胞总数正常或稍低,淋巴细胞增高。有并发症时白细胞总数可增高。

(二) 血清学检查

特异性 IgM 抗体阳性可作为近期感染的诊断依据。

(三) 血清、尿淀粉酶测定

90% 患者早期有血清、尿淀粉酶增高。血脂肪酶增高有助于胰腺炎的诊断。

【治疗要点】

主要为对症处理及支持治疗。严重头痛和并发睾丸炎者可酌情应用止痛药,也可采用中医中药内外兼治。并发睾丸炎者应局部冷敷并用阴囊托将睾丸抬高以减轻疼痛。重症脑膜脑炎、睾丸炎或心肌炎者必要时可用中等量激素治疗 3～7 天。氦氖激光局部照射治疗腮腺炎,对止痛、消肿有一定疗效。

【主要护理诊断/问题】

(1) 疼痛　与腮腺炎症有关。

(2) 体温过高　与病毒感染有关。

(3) 潜在并发症:脑膜脑炎、睾丸炎、胰腺炎、卵巢炎等。

【护理措施】

1. 减轻疼痛

(1) 保持口腔清洁,常用温盐水漱口,多饮水,以减少口腔内残余食物,防止继发感染。

(2) 给予富有营养、易消化的半流质食物或软食,忌酸、辣、干、硬食物,以免因唾液分泌及咀嚼使疼痛加剧。

(3) 局部用药:可用中药青黛散或如意金黄散调醋敷于肿大的腮腺处,每天 1～2 次。疼痛重者,采用腮腺局部间歇冷敷,以减轻炎症充血及疼痛。

2. 降低体温　保证休息,防止过劳,减少并发症的发生。高热者给予物理或药物降温。鼓励患儿多饮水。发热且有并发症者应卧床休息至热退。

3. 观察病情变化　注意有无脑膜脑炎、睾丸炎、急性胰腺炎等临床征象,并给予相应治疗和护理。发生睾丸炎时可用丁字带托起阴囊,局部间歇冷敷以减轻疼痛。

4. 预防感染传播　发现腮腺炎患儿后立即采取呼吸道隔离措施,直至腮腺肿大消退后 3 天。有接触史的易感儿应观察 3 周。流行期间应加强托幼机构的晨检。居室应空气流通,对患儿口、鼻分泌物及污染物应进行消毒。易感儿可接种腮腺炎减毒活疫苗。

【健康教育】

无并发症的患儿一般在家中隔离治疗,指导患儿家长做好饮食、用药等护理,学会观察病情。若有并发症表现,应及时送医院就诊。做好患儿和家长的心理护理,介绍减轻疼痛的方法,使患儿配合治疗。

第四节　猩红热患儿的护理

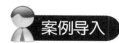案例导入

患儿,6 岁。发热、咽痛、皮疹 2 天。查体:T 39.2 ℃,颜面潮红,口周苍白,咽部充血,扁桃体肿大,躯干皮肤弥漫性充血且有分布均匀的细小丘疹,压之褪色,心肺正常,临床诊断为猩红热。请思考:如何给该患儿进行治疗及护理?

猩红热是由 A 组乙型溶血性链球菌感染引起的急性呼吸道传染病。临床以发热、咽峡炎、全身弥漫性鲜红色皮疹和疹后脱屑为特征。少数患儿病后可发生急性肾小球肾炎或风湿热。

【病因及发病机制】

本病的主要病原菌为 A 组乙型溶血性链球菌。该菌有较强的侵袭力,在痰、脓液和渗出物中可生存数周,对热、干燥和一般消毒剂的抵抗力弱。A 组乙型溶血性链球菌及其毒素侵入人体后,主要产生三种病变:①化脓性病变:病菌侵入咽部,可在局部产生化脓性炎症反应,引起咽峡炎、化脓性扁桃体炎等。②中毒性病变:细菌毒素侵入血液后引起发热等全身中毒症状,红疹毒素可使皮肤和黏膜血管充血、水肿,上皮细胞增殖与白细胞浸润,出现典型的猩红热皮疹。③变态反应性病变:少数患者在病程 2～3 周发生变态反应性病理损害,主要为心、肾及关节滑膜等处的非化脓性炎症。

【流行病学】

患者及带菌者是主要的传染源,春季多见。发病前 24 h 至疾病高峰传染性最强。主要通过呼吸道飞沫传播,也可由食物、玩具、衣物等物品间接传播或经皮肤伤口入侵。人群普遍易感,3～7 岁儿童发病率较高。

【临床表现】

1. 潜伏期　1～12 天,一般为 2～5 天。

2. 前驱期　起病急、畏寒、高热,多为持续性,常伴有头痛、恶心、呕吐、全身不适、咽部红肿、扁桃体化脓等。

3. 出疹期

(1)皮疹:多在发热后第 2 天出现,始于耳后、颈部及上胸部,24 h 左右迅速波及全身。皮疹的特点为全身弥漫性充血的皮肤上出现分布均匀的针尖大小的丘疹,压之褪色,触之有砂纸感,疹间无正常皮肤,伴有痒感。皮疹约 48 h 达高峰,然后体温下降,皮疹按出疹顺序在 2～4 天消失。

(2)特殊体征:腋窝、肘窝、腹股沟处可见皮疹密集并伴出血点,呈线状,称为帕氏线。面部潮红,有少量皮疹,口鼻周围无皮疹,略显苍白,称为口周苍白圈。杨梅舌是指病初舌被覆白苔,3～4 天后白苔脱落,舌乳头红肿突起。

4. 脱屑期　多数患儿于病后 1 周末按出疹顺序开始脱屑,躯干为糠皮样脱屑,手掌、足底可见大片状脱皮,呈"手套"、"袜套"状。脱皮持续 1～2 周。无色素沉着。

5. 并发症　并发症为变态反应性疾病,多发生于病程的 2～3 周,主要有急性肾小球肾炎、风湿病、关节炎等。

【辅助检查】

1. 血常规 白细胞总数增高,中性粒细胞数增高。

2. 细菌培养 进行咽拭子或其他病灶分泌物培养,可有乙型溶血性链球菌生长。

3. 免疫荧光检查 可用免疫荧光法检测咽拭子涂片,进行快速诊断。

【治疗要点】

1. 抗感染治疗 首选青霉素,每天 2～4 次,每次(10～20)万 U/kg。根据病情选择肌内注射或静脉给药,疗程为 5～7 天。若患者对青霉素过敏或耐药可选用红霉素或第一代头孢菌素。

2. 对症治疗 中毒型或脓毒型猩红热患者中毒症状明显,除给予大剂量青霉素外,可给予糖皮质激素。发生休克症状者应立即给予抗休克治疗。

【主要护理诊断/问题】

(1)体温过高 与链球菌感染、毒血症有关。

(2)有皮肤完整性受损的危险 与皮疹、脱皮有关。

(3)有传播感染的危险 与病原体排出有关。

(4)潜在并发症:风湿热、急性肾小球肾炎、化脓性感染等。

【护理措施】

1. 发热护理

(1)急性期患者绝对卧床休息 2～3 周以减少并发症。高热时给予适当物理降温,但忌用冷水或酒精擦浴。

(2)急性期应给予营养丰富的含大量维生素且易消化的流质、半流质饮食,恢复期给予软食,鼓励并帮助患者进食。提供充足的水分,以利于散热及排泄毒素。

(3)遵医嘱及早使用青霉素 G,并给予溶菌酶含片或用生理盐水、稀释 2～5 倍的朵贝尔溶液漱口,每天 4～6 次。

2. 皮肤护理 观察皮疹及脱皮情况,保持皮肤清洁,可用温水清洗皮肤(禁用肥皂水),剪短患儿指甲,避免抓破皮肤。脱皮时勿用手撕扯,可用消毒剪刀修剪,以防感染。

3. 预防并发症 注意观察血压变化,有无眼睑水肿、尿量减少及血尿等。每周送尿常规检查 2 次。

4. 预防感染的传播

(1)隔离患儿:呼吸道隔离至症状消失后 1 周,连续咽拭子培养 3 次阴性后即解除隔离。有化脓性并发症者应隔离至治愈为止。

(2)切断传播途径:室内通风换气或用紫外线照射进行消毒,患者鼻咽部分泌物必须以2%～3%氯胺或漂白粉澄清液消毒,被患者分泌物污染的物品,如食具、玩具、书籍、被褥等,可用消毒液浸泡、擦拭、蒸煮或暴晒等。

(3)保护易感人群:对密切接触者需医学观察 7 天,并可口服磺胺类药物或红霉素 3～5 天以预防疾病发生。

第五节 百日咳患儿的护理

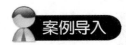

患儿,男,4 个月,于 1 周前开始发热,体温 38 ℃,伴流涕、咳嗽,在家自行按感冒处理无好转。3 天前咳嗽加重,短促咳嗽后伴屏气,发作后呕吐,吐出白色黏痰。查体:体温 38.5 ℃,呼吸 50 次/分,脉搏 120 次/分。精神欠佳,颜面水肿,咽部充血,舌系带溃疡,双肺呼吸音粗。腹部及神经系统无异常。诊断为百日咳。请思考如何运用护理程序,对该患儿实施整体护理。

百日咳是由百日咳杆菌引起的急性呼吸道传染病。临床以阵发性痉挛性咳嗽、终止时伴有鸡鸣样吸气吼声为特征。本病病程长,咳嗽症状可持续2~3个月,故名"百日咳"。

【病因及发病机制】

百日咳杆菌为革兰阴性短小杆菌,需氧,无芽胞及鞭毛。该菌侵入易感者呼吸道后,在呼吸道黏膜上生长繁殖,产生内毒素导致黏膜炎症,大量黏稠分泌物集聚在气管、支气管,刺激神经末梢,兴奋咳嗽中枢,引起痉挛性咳嗽。继之吸入大量空气,气流快速通过紧张的声门,发出高调鸡鸣样声音。由于长期咳嗽刺激呼吸中枢,形成持续性兴奋灶,一遇到某些刺激性因素即可引起痉挛性咳嗽发作。

【流行病学】

患者为传染源,主要通过呼吸道飞沫传播,5岁以下儿童多见,尤其以新生儿和婴幼儿多见。冬、春季发病率高,病后可获得持久免疫力。

【临床表现】

1. 潜伏期 为7~10天。

2. 前驱期(卡他期) 表现为咳嗽、打喷嚏、流涕、低热等上呼吸道感染症状。3~4天后,热退,上感症状减轻,但咳嗽加重,以夜间最为明显。

3. 痉咳期 此期历时2~8周,主要表现为阵发性痉咳。一连串短暂咳嗽后,紧接着一深长吸气,发出鸡鸣样的吼声。痉咳发作时患儿面红耳赤、颈静脉怒张、泪涕交流、口唇青紫、弯腰捧腹、舌伸齿外,表情痛苦,如此反复,直至黏痰咳出或吐出胃内容物为止。每天可发作几十次,日轻夜重。频繁发作的患儿,可出现球结膜下出血、颜面水肿、舌系带溃疡等百日咳面容。

3个月以下的小儿常无典型的痉咳表现,而表现为阵发性的呼吸暂停、发绀、窒息等,如不及时抢救可致死。

4. 恢复期 随着阵发性痉咳逐渐减少或消失,气管、支气管黏膜上的病菌被排除与消灭,疾病进入恢复健康的阶段,此期历经2~3周。

【辅助检查】

1. 血常规 白细胞总数增高,淋巴细胞达60%~70%。

2. 血清学检查 血清学检测IgM抗体有助于早期诊断。

3. 细菌学检查 可取鼻咽部分泌物做细菌学检查。

【治疗要点】

前驱期应用抗生素可减轻或阻断痉咳,缩短病程。痉咳期可选用红霉素、氨苄西林等,疗程为14~21天。重症幼婴可用泼尼松,以减轻症状,疗程为3~5天,也可用高效价免疫球蛋白,同时配合对症治疗及并发症治疗。

【主要护理诊断/问题】

(1)清理呼吸道无效 与咳嗽、黏痰聚积有关。

(2)有传播感染的危险 与百日咳杆菌排出有关。

(3)潜在并发症:肺炎。

【护理措施】

1. 痉咳的护理 减少痉咳的诱发因素。痉咳发作时,协助侧卧、坐起或抱起,轻拍背部,帮助痰液排出,随时擦拭口鼻分泌物。痉咳频发伴窒息或抽搐者应有专人守护,及时吸痰、给氧。痰稠频咳者用雾化吸入。夜间痉咳影响睡眠可遵医嘱服用镇静剂。

2. 饮食护理 痉咳常导致呕吐,为保证小儿营养供应,须给予营养丰富、易消化、无刺激性、较黏稠的食物,采用少量多餐的办法,痉咳后进食,喂食不能过急,食后少动,以免引起呕吐。

3. 病情观察 密切观察病情变化,若出现持续高热、气促、肺部啰音而阵发性痉咳停止,提示为并发肺炎。若出现意识障碍、反复惊厥、瞳孔和呼吸的改变,提示为百日咳脑病。

4. 预防疾病的传播 呼吸道隔离至痉咳后3周。加强通风换气,保持室内空气新鲜。呼吸道分泌物、呕吐物及其污染的物品随时消毒,衣被暴晒。对接触者医学观察21天,并口服红霉素

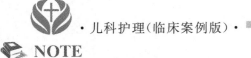

预防,也可肌内注射高效价免疫球蛋白,5 天后重复 1 次。目前常用白、百、破三联制剂进行预防,3、4、5 个月各接种一次,0.5 mL 皮下注射。有效保护期为 4 年,需加强免疫。

第六节 中毒型细菌性痢疾患儿的护理

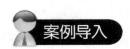

案例导入

患儿,男,4 岁。发热伴畏寒 1 天,抽搐 1 次。2 天前有不洁饮食史。查体:T 39 ℃,嗜睡,面色苍白,颈软,心肺正常,腹软,肠鸣音活跃,四肢发冷,末梢发绀,脉快而弱,血压较低,WBC 18×10^9/L,N 85%,临床诊断为中毒型细菌性痢疾。对该患儿的护理措施有哪些?

中毒型细菌性痢疾是急性细菌性痢疾的危重型。起病急骤,突然高热,反复惊厥,嗜睡,迅速发生休克、昏迷。本型多见于 2～7 岁的健壮儿童。

【病因及发病机制】

病原是痢疾杆菌,属于肠杆菌科的志贺菌属,分 A、B、C、D 四群(志贺群、福氏群、鲍氏群、宋内氏群),我国以福氏志贺菌多见。志贺菌属经口进入胃肠道,依靠一组多肽毒素侵入结肠上皮细胞,并生长繁殖,产生大量内毒素,形成内毒素血症,引起周身或脑的急性微循环障碍,产生休克或脑病。

【流行病学】

患者和带菌者是传染源,主要通过粪-口途径传播,人群普遍易感。多见于 2～7 岁平时体格健壮的儿童。全年均有发生,7—9 月为高峰期。

【临床表现】

本病潜伏期多为 1～2 天,短则数小时。起病急、发展快、高热(体温可高于 40 ℃),常在肠道症状出现前发生惊厥,短期内可出现中毒症状。肠道症状多不明显甚至无腹痛、腹泻,也有在发热、脓血便后 2～3 天发展为中毒型。根据临床特点可分为以下几型。

1. 休克型 主要表现为感染性休克。早期为微循环障碍,可出现精神萎靡、面色苍白、四肢厥冷、脉搏细速、呼吸急促,血压正常或偏低,脉压小;后期微循环淤血、缺氧,口唇及甲床发绀、皮肤发花,血压下降或测不出,可伴有心、肺、血液、肾脏等多器官功能障碍。

2. 脑型 以颅内压增高、脑水肿、脑疝和呼吸衰竭为主。早期有嗜睡、呕吐、头痛、血压偏高等表现,心率相对缓慢。随着病情的进展很快进入昏迷、频繁或持续惊厥。双侧瞳孔大小不等、对光反射消失,呼吸深浅不一、节律不整甚至呼吸停止。此型较严重,病死率高。

3. 肺型 肺型又称呼吸窘迫综合征,以肺的微循环障碍为主,常在脑型或休克型的基础上发展而来,病情危重,病死率高。

4. 混合型 上诉两型或三型同时或先后出现,是最为凶险的情况,病死率很高。

【辅助检查】

1. 大便常规 大便黏液脓血样,镜检有成堆的脓细胞、红细胞和吞噬细胞。

2. 血常规 白细胞总数多增高至(10～20)×10^9/L 及以上,以中性粒细胞为主。当有 DIC 时,血小板明显减少。

3. 大便培养 可分离出志贺菌属痢疾杆菌。

4. 免疫学检测 可采用免疫荧光抗体等方法检测粪便的细菌抗原,有助于早期诊断。

【治疗要点】

1. 降温止惊 可综合使用物理、药物降温或亚冬眠疗法。反复惊厥可用地西泮、水合氯醛止惊。

2. 抗感染治疗 选用两种痢疾杆菌敏感的抗生素静脉滴注。可选用丁胺卡那霉素、头孢噻肟钠或头孢曲松钠等药物。病情好转后改口服,疗程不短于 5 天。

3. 治疗循环衰竭 扩充血容量,纠正酸中毒,维持水、电解质平衡,在充分扩容的基础上应用东莨菪碱、酚妥拉明、多巴胺等血管活性药物改善微循环。及早使用糖皮质激素抗休克治疗,常用地塞米松每次 0.2～0.5 mg/kg 静脉滴注,疗程 3～5 天。

4. 防治脑水肿和呼吸衰竭 保持呼吸道通畅,给氧。首选 20% 甘露醇降颅压,或与利尿剂交替使用,必要时用东莨菪碱改善脑微循环,使用呼吸兴奋剂或辅以机械通气。

【主要护理诊断/问题】

(1)体温过高 与痢疾杆菌毒素作用有关。

(2)组织灌注量的改变 与机体的高敏状态和毒血症致微循环障碍有关。

(3)有传播感染的可能 与病原体排出有关。

(4)潜在并发症:脑水肿、呼吸衰竭等。

【护理措施】

1. 高热的护理 卧床休息,监测体温,综合使用物理降温、药物降温等方法,必要时给予亚冬眠疗法。使体温在短时间内降至 37 ℃左右,防止高热惊厥致脑缺氧、脑水肿加重。

2. 休克的护理 患儿取仰卧中凹位,注意保暖,严密监测患儿生命体征,密切监测病情。建立有效的静脉通道,调节好输液速度,观察尿量并严格记录出入液量。

3. 腹泻的护理 记录大便次数、性状及量。供给易消化流质饮食,多饮水,不能进食者静脉补充营养。勤换尿布,便后及时清洗,防止臀红发生。及时采集大便标本送检,必要时用取便器或肛门拭子采取标本。

4. 预防感染的传播 对饮食行业及托幼机构的工作人员应定期做大便培养,及早发现带菌者并积极治疗。对患儿采取肠道隔离至临床症状消失后 1 周或 3 次大便培养阴性为止。加强饮水、饮食、粪便的管理及灭蝇。养成良好的卫生习惯,如饭前便后洗手、不喝生水、不吃变质不洁食物等。在细菌性痢疾流行期间,易感者口服多效价痢疾减毒活疫苗,保护可达 85%～100%,免疫期维持 6～12 个月。

第七节 手足口病患儿的护理

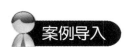
案例导入

患儿,男,3 岁,因发热、皮疹 5 天入院。查体:体温 38.2 ℃,口腔黏膜充血,出现粟米样斑丘疹、小疱疹及溃疡,周围有红晕,手、足和臀部出现小米粒或绿豆大小、周围发红的灰白色小疱疹或红色丘疹,疱内液体较少,不痒、不痛。对该患儿的主要护理措施是什么?

手足口病是由肠道病毒引起的传染病,多发生于 5 岁以下的儿童,可引起手、足、口腔等部位的疱疹,少数患儿可引起心肌炎、肺水肿、无菌性脑膜脑炎等并发症。个别重症患儿如果病情发展快,可引起死亡。

【病因及发病机制】

引发手足口病的肠道病毒有 20 多种,其中以柯萨奇病毒 A16 型和肠道病毒 71 型最为常见。肠道病毒适合在湿、热环境下生存与传播,对乙醚、去氯胆酸盐等不敏感。病毒在 50 ℃时可被迅速灭活。发病机制目前尚不清楚。

【流行病学】

患者、隐性感染者和无症状带病毒者为主要传染源,可通过粪-口途径传播,也可经空气飞沫传播,也可经接触患者的皮肤、衣物、疱疹液及被污染的手及物品传播。人群对柯萨奇病毒 A16 型和肠道病毒 71 型普遍易感。高发人群为 5 岁以下儿童。受感染后可获得免疫力。此病传性强、传播途径复杂、流行强度大、传播快，在短时间内可造成大流行。一般每年 5～7 月为发病高峰时期。

【临床表现】

该病主要发生在 5 岁以下的儿童，潜伏期多为 2～10 天，平均为 3～5 天。主要表现如下。

1. 发热 多发生在出疹前 1～2 天，多在 38 ℃左右，部分患儿可出现高热，可有热性惊厥。

2. 皮疹 多见于手足心、肘、膝、臀部和外生殖器等部位，手、足和臀部出现小米粒或绿豆大小、周围发红的灰白色小疱疹或红色丘疹，疱内有液体，但液体较少。疹子呈现"四不像"：不像蚊虫叮咬、不像药物疹、不像口唇牙龈疱疹、不像水痘。临床上不痒、不痛、不结痂、不结疤，水疱及皮疹通常会在 1 周内消退。

3. 口腔黏膜损害 多见于口腔内颊部、舌、软腭、硬腭、口唇内侧，也可波及牙龈、扁桃体和咽部，表现为口腔黏膜充血，出现粟粒样斑丘疹、小疱疹及溃疡，周围有红晕，口腔内的疱疹破溃后即可出现溃疡。患儿常常流口水，不能吃东西。

4. 重症病例表现

（1）并发中枢神经系统疾病时的表现：精神差、嗜睡、易惊、头痛、呕吐、谵妄甚至昏迷，肢体抖动，肌阵挛、眼球震颤、共济失调、眼球运动障碍，无力或急性弛缓性麻痹，惊厥。查体：可见脑膜刺激征，腱反射减弱或消失，Babinski 征阳性。合并有中枢神经系统症状，以 2 岁以内患儿多见。

（2）并发肺水肿的表现：呼吸浅促、呼吸困难或节律改变，口唇发绀，咳嗽，咳白色、粉红色或血性泡沫样痰，肺部可闻及湿啰音或痰鸣音。

（3）并发心肌炎的表现：面色苍灰、皮肤花纹、四肢发凉、指（趾）发绀；出冷汗，毛细血管再充盈时间延长。心率增快或减慢，脉搏减弱甚至消失，血压升高或下降。

【辅助检查】

1. 病毒分离 口腔咽拭子或咽喉洗液、粪便或肛拭子、脑脊液、疱疹液、血清以及脑、肺、脾、淋巴结等组织标本中分离到肠道病毒 71 型或其他肠道病毒如柯萨奇病毒 A16 型等可确定诊断。

2. 血清学检查 患儿血清中特异性 IgM 抗体阳性，或急性期与恢复期血清 IgG 抗体有 4 倍以上的升高。

【治疗要点】

本病如无并发症，预后一般良好，多在 1 周内痊愈。主要是抗病毒、对症及支持治疗，抗病毒治疗可应用干扰素、利巴韦林等。抗病毒药一般在发病 24～48 h 使用最佳。

【主要护理诊断/问题】

（1）体温过高 与病毒血症和继发感染有关。

（2）皮肤完整性受损 与病毒感染、皮疹有关。

（3）营养失调：低于机体需要量 与病毒感染引起高热、消耗增多和口腔皮疹引起饮食减少有关。

（4）有传播感染的危险 与病原体排出有关。

（5）潜在并发症：病毒性脑炎、脑膜炎、迟缓性麻痹等。

【护理措施】

1. 皮肤疱疹护理 疱疹较小者，应注意保持皮肤清洁，避免破损。出现疱疹破溃者可先用 0.25% 安尔碘进行消毒，而后涂抹利巴韦林软膏预防感染，也可清洁皮肤后，使用炉甘石洗剂直接涂抹。静脉穿刺时，应注意避开手足有疱疹的部位。

2. 口腔护理 勤喂水，以使口腔保持清洁、湿润，并达到清洗口腔的目的。出现口腔溃疡可涂抹碘甘油、维生素 AD 滴剂，使用西瓜霜喷剂、利巴韦林喷剂等药物；合并细菌感染，可用 3% 双氧水和生理盐水清洗后，局部涂抹上述药物，以减轻患儿痛苦，促进溃疡面愈合。

3. 饮食护理 给予清淡、易消化的流质或半流质饮食，禁食生冷、辛辣等刺激性食物。食物温度不宜过高，避免过热食物刺激口腔破溃处引起疼痛。患儿因疼痛拒绝进食时，可用利多卡因稀释液（0.1% 利多卡因 5 mL＋生理盐水 10 mL）涂抹患处。

4. 体温监测 按发热患儿护理常规进行护理。患儿体温超过 38.5 ℃时,应遵医嘱给予物理降温或药物降温,并注意观察降温效果及末梢循环情况。禁忌衣物、包被过厚影响散热,当出现末梢循环不良时应注意四肢保暖。

5. 病情观察

(1)重点观察生命体征、精神状态、疱疹、神经系统症状、末梢循环、大小便情况。

(2)若患儿出现持续高热、精神萎靡、面色发灰、呕吐、肢体抖动、肌阵挛、抽搐、呼吸节律改变、咯血性分泌物、皮肤潮湿、出冷汗、末梢循环不良、尿量少、血压升高或低血压、对各种刺激反应低下等表现,应立即通知医生,给予相应处理,同时做好相关记录。

6. 预防感染的传播 患病后一般需要隔离 2 周。患儿使用过的物品要彻底消毒,患儿粪便及其他排泄物可用 3‰漂白粉澄清液浸泡,不易浸泡的物品可在日光下暴晒。

案例总结

患儿,男,5 岁,因高烧 3～4 天,头痛、咳嗽、流涕而入院。查体:患儿畏光流泪、结膜充血、颊黏膜有麻疹黏膜斑,耳后、颈部开始出疹,为红色斑丘疹,疹间皮肤不充血。问题:

(1)该患儿最可能的医疗诊断是什么?

(2)作为一名护士,你应该从哪些方面对患儿及家庭进行护理评估?

(3)该患儿的主要护理问题是什么?

(4)叙述护理措施。

考点链接

1. 麻疹的出疹顺序是(   )。

A. 头面—耳后—躯干—四肢末端—全身

B. 四肢末端—躯干—头面—耳后发际

C. 四肢末端—头面—躯干—背部—胸部

D. 耳后发际—面部—躯干—四肢—手掌足底

E. 四肢末端—头面—耳后发际—胸部—背部

2. 麻疹最常见的并发症是(   )。

A. 脑炎　　　B. 肺炎　　　C. 喉炎　　　D. 心肌炎　　　E. 结核病

3. 麻疹的隔离期是(   )。

A. 隔离到起病后 1 周　　　　　　　　B. 隔离到出疹后 1 周

C. 隔离到疹退后 1 周　　　　　　　　D. 隔离到疹退后 2 周

E. 无并发症隔离到出疹后 5 天,有并发症隔离到出疹后 10 天

4. 无并发症的水痘患儿应隔离至(   )。

A. 体温正常　　　　　B. 发病后 1 周　　　　　C. 出疹后 1 周

D. 疱疹开始结痂　　　E. 疱疹全部结痂

5. 治疗水痘首选药物是(   )。

A. 青霉素　　B. 阿昔洛韦　C. 吗啉胍　　D. 红霉素　　E. 头孢噻肟

6. 水痘皮疹的重要特征是(   )。

A. 疱疹先透明,而后混浊　　　　　　B. 疱疹有脐凹现象

C. 同一部位可见不同形状的皮疹　　　D. 预后多不留瘢痕

E. 皮疹呈离心性分布

7. 猩红热的致病菌是(   )。

A. B 组乙型溶血性链球菌　　　B. A 组乙型溶血性链球菌　　　C. 金黄色葡萄球菌

D. 流感嗜血杆菌　　　　　　　　E. 肺炎链球菌

8. 患儿,男,5岁,2周前曾患猩红热,现出现眼睑水肿,尿液呈洗肉水样,尿量减少,无其他明显症状。最有可能是(　　)。

A. 并发急性肾炎　　　　　B. 并发尿路感染　　　　　C. 并发肾盂肾炎

D. 休息不好引起　　　　　E. 以上都不对

9. 腮腺炎患儿,出现高热、剧烈头痛、呕吐、颈项强直等症状,最可能是(　　)。

A. 并发胰腺炎　　　　　B. 并发肝炎　　　　　C. 病情加重

D. 并发脑膜脑炎　　　　　E. 毒血症症状

10. 以下哪项不属于百日咳的临床表现?(　　)

A. 阵发性痉咳　　　　　B. 舌系带溃疡　　　　　C. 呼吸暂停

D. 发出鸡鸣样吼声　　　　　E. 昏迷

11. 手足口病患儿的护理措施不正确的是(　　)。

A. 体温过高,给予物理降温　　　　　B. 勤剪指甲,防止抓破皮疹

C. 保持患儿口腔清洁,饭前饭后用生理盐水漱口　　　D. 遵医嘱给予抗生素治疗

E. 禁止食用冰冷、辛辣、咸等刺激性食物

(鲍　莹)

岗位任务拓展 17

第十八章　寄生虫病患儿的护理

第一节　蛔　虫　病

 任务目标

> **思政素质目标：**
> 研究蛔虫病、蛲虫病的流行病学特点，培养学生科学严谨的工作作风。
> **知识目标：**
> 说明蛔虫病、蛲虫病的临床表现及防治要点。
> **技能目标：**
> 能运用所学知识对蛔虫病、蛲虫病患儿及家长进行健康教育。

案例导入

　　患儿，女，4岁，1999年1月16日诊。其父代诉：5天前因发热、腹痛、吐泻入某医院治疗4天，出院时腹痛、吐泻止，但仍有低热。出院第2天腹痛、吐泻复发，呕出蛔虫2条，大便排出4条，其后腹痛未见缓解，伴腹胀、纳差。诊见：发热（37.8 ℃），腹痛时发，痛时烦躁不安、呻吟哭闹、面色苍黄。诊为蛔虫病。作为护理人员，应给予该患儿哪些护理措施？

　　蛔虫病是蛔虫寄生于人体所致，是小儿寄生虫病发生率最高的一种。轻者无明显症状，重者可引起多种并发症而危及生命。

　　【病因及流行病学】

　　蛔虫是寄生于人体的最大线虫之一，形似蚯蚓。它生殖力强，雌虫平均日产卵20万个，随粪便排出。如条件适宜，经2~3周发育成感染期蚴虫。能在湿土或水中存活数月。人吞食被虫卵污染的食品后，胃酸可将大部分虫卵杀灭，但少数进入小肠，蚴虫破壳而出，移行入血至肺，再入肠。发育至成虫需2~3个月，蛔虫在体内生存的时间一般为1年左右。

　　蛔虫的致病作用可由蛔虫的蚴虫及成虫引起。蚴虫在移行的过程中，损伤人的小肠、肝、肺，重度感染时，蚴虫还可侵入淋巴结、甲状腺、脾、脑、脊髓等处，引起异位病变。成虫寄生在小肠内，除引起炎症外，还可造成肠痉挛与局部出血，重度感染者还可引起肠梗阻、肠套叠，少数并发肠坏死。

　　当受到高热、驱虫不当等刺激时，蛔虫可钻空乱窜，引起胆道蛔虫病、胆结石、急性阑尾炎等，偶可钻入胰管引起出血性坏死性胰腺炎。严重者蛔虫穿破肠壁，形成蛔虫性化脓性腹膜炎。

　　传染源为蛔虫寄生者。经口吞入被虫卵污染的食品、蔬菜、瓜果或因手接触了被虫卵污染的物品而带入口中是主要传播途径，也可随飞扬的尘土被吸入咽下。小儿由于卫生习惯不良，发病率明显高于成人，农村发病率高于城市。

　　【临床表现】

　　人体感染后，个体的反应性、病情的轻重及症状的有无与虫数量相关。多数患者有并发症才就诊。

1. 蛔虫移行引起的症状 短期内大量吞食感染性蛔虫卵，移行至肺使细支气管上皮细胞脱落、肺部出血而造成肺蛔虫病。常引起蛔虫性哮喘，严重者可致肺炎。患者发热、乏力、阵发性咳嗽、胸闷、痰少，偶有痰中带血丝。血中嗜酸性粒细胞增多，胸片显示点状、片状或絮状阴影。严重感染时蛔虫还可侵入脑、肝、脾、肾、甲状腺和眼，引起相应的临床表现，如癫痫、肝大、腹痛等。

2. 成虫引起的症状 成虫还可引起人体胃肠失调、食欲不佳、腹泻、便秘、腹痛等。腹痛多反复发作，喜按，痛的部位和时间均不定，但以脐周和稍上方为主。不伴肌紧张和压痛，痛后活动如常。常伴有贫血、营养不良、生长发育落后。虫体的代谢物质或毒素被吸收，可引起小儿不安、易惊、磨牙、异食癖等。血中嗜酸性粒细胞显著增多。

常见并发症有胆道蛔虫病、蛔虫性肠梗阻、阑尾炎、腹膜炎，其中以胆道蛔虫病最常见。患儿表现为急剧的腹部绞痛、曲体弯腰、恶心呕吐，腹部检查常无明显阳性体征或仅有右上腹压痛。部分患儿可发生胆道感染，出现发热、黄疸、外周血白细胞数增多。蛔虫性肠梗阻也是常见的并发症，多为不完全性肠梗阻，表现为阵发性腹痛、呕吐，可吐出食物、胆汁甚至蛔虫，肠鸣音亢进，腹部 X 线检查可见肠充气和气液面，严重病例甚至发生肠穿孔和腹膜炎。

【辅助检查】

（1）大便查蛔虫卵。

（2）根据虫体主要累及的部位不同而出现不同的症状，可选择性地检查血象，做胸部或腹部 X 线平片等。

【治疗原则】

1. 驱虫治疗 常用的驱虫药物有枸橼酸哌嗪（驱蛔灵）、甲苯达唑（安乐士）、左旋咪唑、肠虫清等。其中首选的药物是甲苯达唑，此药为广谱驱虫药，能杀灭蛔虫、蛲虫、钩虫等，既能杀灭幼虫，也能抑制虫卵发育。2 岁以上的小儿驱蛔虫剂量为每次 100 mg，每天 2 次，连服 3 天。偶见胃肠不适、呕吐、腹泻、头痛、头晕、皮疹、发热等副作用。服药期间不忌饮食。

2. 并发症治疗 胆道蛔虫病的治疗原则是解痉止痛、驱虫、控制感染及纠正水、电解质紊乱和酸中毒。内科治疗效果不佳者，必要时可进行手术治疗。

3. 不完全性肠梗阻治疗 首先采用禁食、胃肠减压、解痉止痛等内科疗法，待腹痛缓解后再进行驱虫治疗。完全性肠梗阻、阑尾炎、肠穿孔、腹膜炎应及时外科手术。

【主要护理诊断/问题】

（1）疼痛 与蛔虫寄生于肠道引起肠痉挛有关。

（2）营养失调：低于机体需要量 与蛔虫夺取营养及妨碍正常消化吸收有关。

（3）潜在并发症：蛔虫性肠梗阻、胆道蛔虫症、肠穿孔、腹膜炎。

（4）知识缺乏：缺乏个人卫生、饮食卫生和环境卫生知识。

【护理措施】

1. 减轻疼痛 ①注意观察腹痛的性质、发作时间、程度、部位及伴随症状，有无压痛及肌紧张。在患儿没有急腹症表现时，局部给予按揉或俯卧位用软枕垫压腹部，也可热敷。②按医嘱使用解痉镇痛药及驱虫治疗，观察疗效及副作用，并注意观察大便有无虫体排出。

2. 加强营养 给予营养丰富且易消化的饮食，并注意变换食物种类，以增进小儿食欲。

3. 监测病情，及时发现与处理并发症 ①如患儿出现脐周剧痛、腹胀、恶心、呕吐，并吐出食物、胆汁，甚至蛔虫，应及时报告并予以禁食、胃肠减压、输液、解痉、止痛等处理。②如患儿突然发生阵发性右上腹剧烈绞痛、哭叫翻滚、屈体弯腰、面色苍白、呕吐等提示并发胆道蛔虫症，应及时配合给予解痉止痛、驱虫、控制感染，同时做好手术准备。

【健康教育】

向患儿及家长讲解疾病的防治知识，每年秋、冬季对幼儿园、中小学生进行普查、普治 1～2 次。指导家长搞好饮食卫生及环境卫生，培养小儿养成良好的个人卫生习惯，不随地大小便，饭前便后洗手，不吮手指头，不生食未洗净的瓜果、生菜，不饮生水。消灭苍蝇，做好粪便管理，减少感染机会。

第二节　蛲　虫　病

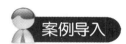

患儿，女，5 岁，家住江苏省某城镇。患儿在当地幼儿园日托，近 1 个月来，会阴部瘙痒，反复发作，常用手指抓搔肛门，失眠，常有夜惊磨牙，白天食欲不振。在患儿夜间入睡后，发现肛周有白色线状小虫活动，来医院门诊。查体：患儿消瘦，痛苦面容，会阴部及肛周有皮肤红肿及抓痕。用透明胶纸法黏肛门皮肤镜检，查见大量虫卵，呈不对称椭圆形，无色透明，卵壳光滑，内含盘曲幼虫。该患儿最主要的护理问题是什么？

蛲虫病是小儿时期常见的寄生虫病，多见于 2～9 岁的儿童。以肛门和会阴部瘙痒、睡眠不安为特征。在集体儿童机构可引起流行。

【病因及流行病学】

蛲虫呈乳白色细线状，约 1 cm 长，寄生在小肠下段、回盲部、结肠和直肠。雌虫于夜间移行至肛门皮肤皱褶处附近产卵，虫卵在 6 h 内发育为含幼虫的感染性虫卵，被吞食后在肠内发育为成虫，此过程需 2～4 周。成虫寿命短，不超过 2 个月。

蛲虫病患者是唯一的传染源，经口传染。肛门-手-口直接传播为自身重复感染的主要途径。

【临床表现】

蛲虫感染可引起局部和全身症状，最常见的症状是肛门瘙痒和睡眠不安，因为雌虫移行至肛门产卵，引起肛门及会阴部皮肤强烈瘙痒，多在睡眠后发作而影响睡眠。局部皮肤可因抓破而继发感染。全身症状有小儿夜惊、哭闹、烦躁、食欲减退、恶心呕吐、腹泻、腹痛、消瘦等。蛲虫在肛门移行至女孩尿道或阴道时，可引起尿道和阴道感染，如钻入阑尾或腹膜，还可致阑尾炎、腹膜炎。

【辅助检查】

1. 胶带纸取卵法　用透明胶纸胶面抹拭肛周皮肤皱褶处黏取虫卵，将该透明胶纸置于滴有生理盐水的玻片上找虫卵。也可用生理盐水浸润的棉签刮拭患儿肛门皮肤皱褶处获取虫卵。

2. 血常规　查血可见嗜酸性粒细胞增多。

【治疗原则】

蛲虫的寿命一般为 20～30 天，如能避免重复感染，即使不进行治疗也能自愈。单纯药物治疗而不结合预防则疗效不佳并可重复感染。口服药常用噻嘧啶及甲苯达唑、驱蛲灵等。外用药可在睡前与大便后清洗会阴及肛周后，用 2% 氧化氨基汞软膏或 10% 氧化锌软膏涂擦，有杀虫止痒作用。

【主要护理诊断/问题】

（1）舒适的改变　与肛门周围瘙痒有关。

（2）知识缺乏：缺乏蛲虫病的防治知识。

【护理措施】

1. 减轻或消除肛周及会阴部瘙痒　每晚睡前用温水洗净肛门及会阴部后涂抹药膏，有杀虫止痒的效果。并遵医嘱给予驱虫药，观察驱虫效果，可每天清晨用透明胶纸从肛门周围采集标本，检查虫卵，直至虫卵消失后再连查 7 天。

2. 防止反复自身感染　患儿因肛周瘙痒而用手抓，手指上黏了虫卵，如不洗手就拿东西吃或爱咬指甲（虫卵在指缝中可存活 10 天），虫卵被吞入，造成患儿反复自身感染。此外，肛门周围的虫卵容易污染衣裤、被褥、玩具及生活用品等，小儿接触后，如不讲卫生，也可以吞入感染。因此，家长要培养小孩饭前便后洗手、勤剪指甲的卫生习惯，纠正咬指甲、吮手指的不良行为，做好个人

NOTE

卫生,勤洗澡、勤换内衣,穿满裆裤,要教育孩子养成良好的卫生习惯。

【健康教育】

指导家长夜间检查成虫和收集虫卵的方法,并按医嘱定期驱虫治疗,注意药物副作用。为防止自身感染,患儿睡觉时应穿睡裤、戴手套。患儿内衣裤、被褥等需煮沸,或用开水浸泡后在日光下暴晒,连续10天。集体、儿童机构中应定期进行普查、普治。对密切接触患儿者应同时进行治疗,以杜绝再感染。宣传正确的个人卫生、饮食习惯,搞好环境卫生,做到饭前便后洗手、勤剪指甲,教导患儿不吮手指、婴幼儿尽早穿满裆裤。

考点链接

1. 蛔虫病常见的并发症有(　　　)。

A. 蛔虫性肠梗阻　　　　　　B. 蛔虫性阑尾炎　　　　　　C. 胆道蛔虫

D. 蛔虫性腹膜炎　　　　　　E. 蛔虫性尿道炎

2. 蛔虫的感染途径是(　　　)。

A. 丝状蚴侵入皮肤　　　　　　　　B. 呼吸道吸入感染期虫卵

C. 经口吞入感染期虫卵　　　　　　D. 接触疫水

E. 经口吞入丝状蚴

3. 蛔虫对人体的严重危害是由于(　　　)。

A. 幼虫的移行　　　　　　B. 成虫的机械性损伤　　　　　　C. 夺取人体营养

D. 成虫有钻孔习性　　　　E. 影响消化和吸收

4. 预防蛔虫病最重要的措施是(　　　)。

A. 不要施用人粪肥　　　　　　B. 便后洗手　　　　　　C. 饭前洗手

D. 勤剪指甲　　　　　　　　　E. 不饮生水

5. 蛲虫为乳白色线状虫,长约1 cm,寄生于大肠内,雌虫于夜间移行至肛门附近产卵,虫卵从接触空气到成为感染性虫卵的时间是(　　　)。

A. 2 h　　　　B. 3 h　　　　C. 4 h　　　　D. 5 h　　　　E. 6 h

6. 蛲虫感染性的虫卵若被吞食,在肠道内发育为成虫,成虫的寿命为(　　　)。

A. 不超过1个月　　　　　B. 不超过2个月　　　　　C. 不超过3个月

D. 不超过4个月　　　　　E. 不超过6个月

7. 胆道蛔虫症的临床表现特点是(　　　)。

A. 腹痛症状严重而体征较少　　　　　　B. 腹痛症状轻微和体征较少

C. 腹痛症状和体征均较明显　　　　　　D. 有明显腹痛可伴发热

E. 腹痛伴排虫史

8. 患儿,9岁,右上腹疼痛伴呕吐,有排出蛔虫史,临床拟诊为胆道蛔虫。其确诊方法是(　　　)。

A. 试验性驱虫治疗　　　　　　B. 大便找到蛔虫　　　　　　C. 腹部X线平片

D. 外科剖腹探查　　　　　　　E. 胆道B超检查

9. 患儿,男,5岁,近2个月来入睡后常有突然惊哭或睡眠不安。平时入幼儿园,穿开裆裤,常抓挠肛周,入眠后1 h见肛周有白色线样成虫。其诊断是(　　　)。

A. 肠蛔虫病　　　B. 蛲虫病　　　C. 钩虫病　　　D. 绦虫病　　　E. 囊虫病

(豆银霞)

岗位任务拓展18

参考答案

第一章

1. A   2. C   3. B   4. D   5. B   6. E   7. D   8. A   9. C   10. B
11. A

第二章

1. C   2. A   3. D   4. E   5. E   6. B   7. C   8. C   9. C   10. D
11. D   12. B   13. A   14. A

第三章

1. B   2. A   3. C   4. B   5. B   6. E   7. B   8. E   9. D   10. B
11. E   12. D

第四章

1. C   2. A   3. D   4. D   5. E   6. E   7. C   8. D   9. C   10. B

第五章

1. C   2. B   3. C   4. C   5. D   6. D   7. A   8. C   9. E   10. C
11. E   12. B   13. E   14. A   15. A   16. E   17. A   18. E   19. D
20. E   21. C   22. E   23. C   24. B   25. D   26. E   27. E   28. D

第六章

1. B   2. A   3. A   4. B   5. C   6. A   7. C   8. C   9. B   10. A
11. D   12. E   13. D   14. E

第七章

1. A   2. D   3. E   4. C   5. B   6. B   7. B   8. A   9. D   10. B
11. E

第八章

1. E   2. C   3. D   4. A   5. E   6. C   7. C   8. D   9. C   10. A
11. E   12. C   13. D   14. E   15. A   16. D

第九章

1. A   2. B   3. C   4. B   5. E   6. C   7. D   8. D   9. D   10. C
11. B   12. C   13. C   14. B   15. B

第十章

1. C   2. D   3. A   4. B   5. B   6. D   7. B   8. B   9. E   10. B
11. B   12. D   13. B   14. C   15. E   16. A

第十一章

1. D   2. B   3. C   4. B   5. D   6. E   7. E   8. C   9. B   10. C
11. E   12. C   13. C   14. D   15. C   16. D   17. B

第十二章

1. C   2. A   3. B   4. D   5. A   6. C   7. C   8. A   9. B   10. C
11. A   12. C

第十三章

1. D   2. B   3. E   4. D

第十四章

1. B   2. C   3. C   4. B   5. E   6. E   7. B   8. D   9. E   10. E

第十五章

1. E   2. E   3. A   4. E   5. B   6. D   7. A   8. B   9. C   10. A
11. B   12. B

第十六章

1. C   2. A   3. C   4. C   5. C   6. D   7. C   8. E   9. B

第十七章

1. D   2. B   3. E   4. E   5. B   6. C   7. B   8. A   9. D   10. E
11. D

第十八章

1. A   2. C   3. D   4. C   5. E   6. B   7. A   8. E   9. B

参考文献

[1] 金中杰,林海英.内科护理[M].2版.北京:人民卫生出版社,2008.
[2] 胡春铃.内科护理[M].2版.北京:军事医学科学出版社,2011.
[3] 王生云,涂映.内科护理学[M].西安:第四军医大学出版社,2011.
[4] 严鹏霄,王玉升.外科护理[M].2版.北京:人民卫生出版社,2008.
[5] 李召,马晓飞.外科护理学[M].2版.西安:第四军医大学出版社,2011.
[6] 刘文娜.妇产科护理[M].2版.北京:人民卫生出版社,2013.
[7] 胡向莲,陈芬.妇产科护理学[M].2版.西安:第四军医大学出版社,2011.
[8] 叶春香.儿科护理[M].2版.北京:人民卫生出版社,2008.
[9] 赵欣荣.儿科护理[M].北京:军事医学科学出版社,2011.
[10] 周琦,朱鹏云.儿科护理学[M].2版.西安:第四军医大学出版社,2011.
[11] 全国护士职业资格考试用书编写专家委员会.2013全国护士职业资格考试指导[M].北京:人民卫生出版社,2013.
[12] 全国护士职业资格考试用书编写专家委员会.2013全国护士职业资格考试指导同步练习题集[M].北京:人民卫生出版社,2013.
[13] 王平,罗晨玲.2009护理学(士)与护士职业应试指导及历年考点串讲[M].北京:人民军医出版社,2008.
[14] 王卫平.儿科学[M].8版.北京:人民卫生出版社,2013.
[15] 史良俊,付昌萍.儿科护理学[M].北京:中国医药科技出版社,2013.
[16] 王萍,李砚池.儿科护理学习指导[M].北京:人民军医出版社,2012.
[17] 陈永红.儿科教学案例选编[M].北京:北京大学出版社,2006.
[18] 杨锡强,易著文,沈晓明,等.儿科学[M].6版.北京:人民卫生出版社,2004.
[19] 李小妹.护理学导论[M].长沙:湖南科学技术出版社,2001.
[20] 王玉香.儿科护理学[M].北京:人民卫生出版社,2014.
[21] 崔焱.儿科护理学[M].5版.北京:人民卫生出版社,2012.
[22] 张玉兰.儿科护理学[M].3版.北京:人民卫生出版社,2013.
[23] 朱念琼.儿科护理学[M].北京:人民卫生出版社,2001.